150项
护理操作流程及考核标准

张 英
胡丽霞
王 芳
主编

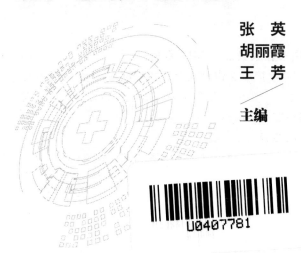

化学工业出版社
·北京·

内容简介

该书收录了150项临床护理操作，包括基础护理操作60项、专科护理操作90项，每一操作均用表格的形式列出详细操作流程及要求、评分细则等内容，并在表后补充了操作目的、注意事项等内容。该书收录的护理操作项目较多、较全，内容实用，具有较高的参考性，是护理专业人员备考、培训及提高护理水平的重要参考书。该书适合参加护士执业资格考试、护理入职考试、护理操作考核等的考生及医院护理专业人员、护理专业学生参考阅读。

图书在版编目（CIP）数据

150项护理操作流程及考核标准 / 张英，胡丽霞，王芳主编. -- 北京：化学工业出版社，2025.6. -- ISBN 978-7-122-47675-3

Ⅰ. R47

中国国家版本馆CIP数据核字第20256E3X87号

| 责任编辑：赵兰江 | 文字编辑：何　芳 |
| 责任校对：王鹏飞 | 装帧设计：张　辉 |

出版发行：化学工业出版社
　　　　　（北京市东城区青年湖南街13号　邮政编码100011）
印　　装：河北延风印务有限公司
850mm×1168mm　1/32　印张15　字数445千字
2025年6月北京第1版第1次印刷

购书咨询：010-64518888　　　　　售后服务：010-64518899
网　　址：http://www.cip.com.cn
凡购买本书，如有缺损质量问题，本社销售中心负责调换。

定　　价：69.00元　　　　　　　　版权所有　违者必究

编写人员名单

主　审　肖春祥　宣永华

主　编　张　英　胡丽霞　王　芳

副主编　蒋荣俊　崔秀娟　张　颖　崔红霞　魏国敏
　　　　　于树芳

编　委　王红霞　刘晓英　齐美丽　张艳平　李　莹
　　　　　刘海霞　梁　晶　孙艳峰　舍平丽　王　伟
　　　　　耿文真　李　霞　孟伟哲　徐文鹃　黄晓君
　　　　　杜卫娟　冯雪民　仝姗姗　王　会　冯　燕
　　　　　辛　红　徐爱荣　胡晓娜　陆　坦　张　娟
　　　　　舒立萍　代　冰　李　梅　赵洪婷　兰小妹
　　　　　熊银环　李　倩　崔　凯　董雅萌　李　松
　　　　　邱美琦　王明珠　王德梅　王　娜

前 言

护理工作是医疗卫生事业的重要组成部分，护理操作是护理工作的核心内容，其水平的高低直接关系到患者的健康安全及医疗质量。随着医学科学的不断进步、医疗技术的日益更新以及人们对健康需求的不断提高，对护理操作的标准化要求也越来越高。国家卫健委一直高度重视护理工作的质量与安全，并出台了一系列文件，旨在提升护理质量及服务水平，保障患者权益，本书正是在这样的背景下应运而生。在内容上，本书涵盖了基础护理操作 60 项、专科护理操作 90 项，形成了一个全面、系统且科学的体系，各项护理操作流程及考核标准的制定经过了严谨的调研、论证以及多轮专家研讨，具有以下特点：

1. 先进性：本考核标准紧跟国际护理发展趋势，融入了现代整体护理理念。强调以患者为中心，不仅关注疾病护理，更注重患者的生理、心理、社会等全方位需求。

2. 科学性：依据最新的临床研究成果、行业标准、规范指南等资料，对各项护理操作的流程及考核标准进行了论证及研讨，确保每一项护理操作的流程及考核标准都具有科学基础。

3. 全面性：涵盖了基础护理、专科护理、急救护理、重症护理等各个领域的常见护理操作，包括从操作前的准备、操作过程的实施到操作后的处理等各个环节。

4. 实用性：首先为护理人员日常工作提供了清晰明确的操作指南，无论是新入职护士的规范化培训，还是资深护士的继续教育，都能依据本书进行有针对性的学习和练习。其次评分标准具有明确的量化指标和客观的评价依据，每个操作步骤都对应相应的分值，考核人员能够按照标准进行客观公正的评价，避免主观因素的干扰，保证考评结果的一致性和公正性。

在本书编写过程中，编者广泛征求了护理专家、一线医护人员以及患者的意见和建议。经过多轮修订和完善，确保内容既具有专业性又符合实际需求。该书的出版将有助于加强护理队伍建设，提高护理人员的专业素质和技术水平。同时，也有利于规范护理教育教学内容，促进护理学科的发展。

在此，我们要感谢所有为本书编写做出贡献的专家、学者和一线护理工作者，感谢他们的辛勤付出和无私奉献！也希望广大读者对本书内容提出宝贵的意见和建议。

编 者

2025 年 1 月

目　录

第一篇　基础护理操作流程及考核标准 ························· 1
　一、手卫生 ··· 1
　　（一）手卫生（一般洗手）技术 ································· 1
　　（二）手卫生（外科免冲洗手消毒）技术 ····················· 3
　二、生命体征监测技术 ·· 5
　三、密闭式静脉输液技术 ··· 11
　四、静脉留置针技术 ··· 14
　五、静脉注射技术 ·· 18
　六、皮内注射技术 ·· 20
　七、肌内注射技术 ·· 23
　八、皮下注射技术 ·· 26
　九、静脉采血技术 ·· 29
　十、动脉采血技术 ·· 32
　十一、输血标本采集技术 ·· 35
　十二、密闭式静脉输血技术 ······································· 37
　十三、血培养标本采集技术 ······································· 42
　十四、输液泵使用技术 ··· 45
　十五、微量泵使用技术 ··· 48
　十六、氧气雾化吸入技术 ·· 51
　　（一）氧气雾化（氧气瓶）吸入技术 ························· 51
　　（二）氧气雾化（中心供氧）吸入技术 ······················ 53

（三）氧气雾化（压缩空气式雾化器）吸入技术 ·········· 54
十七、血糖监测技术 ································· 57
十八、氧气吸入技术 ································· 60
　　（一）吸氧（氧气瓶）技术 ······················ 60
　　（二）吸氧（中心供氧）技术 ···················· 62
　　（三）经鼻高流量湿化氧疗技术 ·················· 64
十九、更换卧位技术 ································· 68
　　（一）翻身侧卧法 ······························ 68
　　（二）轴线翻身技术 ···························· 70
　　（三）床上更换卧位技术——一人翻身法 ·········· 73
　　（四）床上更换卧位技术——双人翻身法 ·········· 75
二十、床旁心电监护技术 ····························· 77
二十一、简易呼吸器使用技术 ························· 81
二十二、心电图技术 ································· 83
二十三、血氧饱和度监测技术 ························· 86
二十四、单人心肺复苏术 ····························· 88
二十五、双人心肺复苏术 ····························· 91
二十六、院内急救生存链 ····························· 93
二十七、非同步电除颤技术 ··························· 97
二十八、有创机械通气技术 ·························· 100
二十九、无创机械通气技术 ·························· 103
三十、经鼻/口腔吸痰技术 ··························· 107
三十一、经气管插管吸痰技术 ························ 110
三十二、经气管切开吸痰技术 ························ 113
三十三、成人有创机械通气气道内吸引技术（开放式）·· 116
三十四、成人有创机械通气气道内吸引技术（密闭式）·· 119
三十五、成人有创机械通气痰标本采集技术 ············ 121
三十六、俯卧位通气技术 ···························· 124
三十七、有创动脉血压监测技术 ······················ 128
三十八、胃肠减压技术 ······························ 132

三十九、鼻饲技术 ... 135
四十、成人鼻肠管技术 ... 139
四十一、导尿技术 ... 142
 （一）导尿技术（女） ... 142
 （二）导尿技术（男） ... 146
 （三）清洁间歇导尿技术 ... 150
四十二、口腔护理技术 ... 154
 （一）口腔护理技术（口护包） ... 154
 （二）口腔护理技术（一次性KO吸痰管） ... 157
 （三）成人经口气管插管机械通气患者口腔护理技术 ... 160
四十三、会阴护理技术 ... 163
 （一）会阴护理（女）技术 ... 163
 （二）会阴护理（男）技术 ... 165
四十四、灌肠技术 ... 167
 （一）大量不保留灌肠技术 ... 167
 （二）小量不保留灌肠技术 ... 170
 （三）保留灌肠技术 ... 173
四十五、尿标本采集技术 ... 175
四十六、粪便标本采集技术 ... 178
四十七、痰标本采集技术 ... 181
四十八、咽拭子标本采集技术 ... 183
四十九、肛拭子采集技术 ... 185
五十、穿脱隔离衣技术 ... 187
五十一、物理降温技术 ... 190
 （一）床上温水擦浴技术 ... 190
 （二）温水/乙醇擦浴降温技术 ... 194
 （三）冰毯及冰帽降温技术 ... 196
五十二、口服给药法 ... 198
五十三、无菌技术 ... 201
五十四、冷湿敷技术 ... 205

五十五、床上洗头法 ································ 207
　　五十六、卧床患者更换床单技术（双人） ·············· 209
　　五十七、协助患者床上移至平车技术 ·················· 212
　　五十八、轮椅使用技术 ······························ 215
　　五十九、协助患者翻身、叩背及有效咳嗽 ·············· 217
　　六十、保护性约束具使用 ···························· 220

第二篇　专科护理操作流程及考核标准 ················ 224

　　六十一、缩唇腹式呼吸技术 ·························· 224
　　六十二、精神病患者约束法（磁扣式） ················ 226
　　六十三、多发性创伤止血包扎技术 ···················· 228
　　六十四、创伤急救固定与搬运技术 ···················· 231
　　六十五、肠内营养泵使用技术 ························ 235
　　六十六、ECMO管路安装预冲技术 ···················· 237
　　六十七、腹内压测量（经膀胱测压）技术 ·············· 240
　　六十八、中心静脉压监测技术 ························ 242
　　六十九、膀胱冲洗技术 ······························ 245
　　七十、更换一次性引流袋技术 ························ 248
　　七十一、T管引流护理技术 ·························· 249
　　七十二、胸腔闭式引流管的护理 ······················ 252
　　七十三、肛管排气技术 ······························ 255
　　七十四、颈围领佩戴技术 ···························· 257
　　七十五、胸腰椎支具佩戴技术（趴爬版） ·············· 260
　　七十六、腰围使用技术（趴爬版） ···················· 262
　　七十七、翻身床使用技术 ···························· 264
　　七十八、间歇性充气压力泵使用技术 ·················· 267
　　七十九、胎心监护技术 ······························ 270
　　八十、骨盆外测量技术 ······························ 272
　　八十一、四步触诊技术 ······························ 273
　　八十二、会阴切开及缝合技术 ························ 275

八十三、产时会阴消毒技术 …… 278
八十四、会阴红外线照射技术 …… 280
八十五、产后会阴擦洗技术 …… 281
八十六、母乳喂养技术 …… 283
八十七、挤奶技术 …… 285
八十八、乳房按摩加穴位刺激技术 …… 287
八十九、新生儿听力筛查技术 …… 289
九十、新生儿足底血采集技术 …… 290
九十一、新生儿心肺复苏技术（双人） …… 292
九十二、儿童单人心肺复苏技术 …… 296
九十三、新生儿非同步电除颤技术 …… 299
九十四、小儿静脉留置针单人单手技术 …… 301
九十五、新生儿股静脉采血技术 …… 306
九十六、新生儿桡动脉采血技术 …… 308
九十七、新生儿经胃管饲喂养技术 …… 311
九十八、新生儿洗胃技术 …… 313
九十九、新生儿灌肠技术 …… 315
一百、暖箱使用技术 …… 317
一百零一、光照疗法 …… 320
一百零二、新生儿PICC维护技术 …… 322
一百零三、新生儿脐部护理技术 …… 326
一百零四、新生儿臀部护理技术 …… 328
一百零五、新生儿沐浴技术 …… 330
一百零六、新生儿抚触技术 …… 332
一百零七、新生儿体重测量技术 …… 335
一百零八、新生儿身长测量技术 …… 337
一百零九、新生儿头、胸、腹测量技术 …… 338
一百一十、血液净化技术 …… 339
一百一十一、血液透析经内瘘上机 …… 343
一百一十二、血液透析经内瘘下机 …… 347

一百一十三、血液透析滤过经内瘘上机 ……………………… 350
一百一十四、血液透析滤过经内瘘下机 ……………………… 354
一百一十五、血液透析联合灌流经内瘘上机 ………………… 357
一百一十六、血液透析联合灌流经内瘘下机 ………………… 362
一百一十七、血液透析经中心静脉导管上机 ………………… 365
一百一十八、血液透析经中心静脉导管下机 ………………… 370
一百一十九、血液透析滤过经中心静脉导管上机 …………… 373
一百二十、血液透析滤过经中心静脉导管下机 ……………… 378
一百二十一、自体造血干细胞输注技术 ……………………… 381
一百二十二、腹膜透析换液技术 ……………………………… 384
一百二十三、自动化腹膜透析（APD）技术 ………………… 387
一百二十四、超声引导下 PICC 穿刺技术 …………………… 390
一百二十五、中心静脉维护技术 ……………………………… 396
 （一）CVC 维护技术 ………………………………………… 396
 （二）PICC 维护技术 ……………………………………… 399
 （三）输液港维护技术 …………………………………… 401
一百二十六、伤口造口护理技术 ……………………………… 403
一百二十七、脑卒中患者吞咽功能评定技术 ………………… 406
一百二十八、脑卒中患者肌力评估技术 ……………………… 407
一百二十九、成人机械辅助排痰技术 ………………………… 410
一百三十、经口至食管管饲技术 ……………………………… 413
一百三十一、脑室外引流管护理技术 ………………………… 416
一百三十二、鼻腔滴药技术 …………………………………… 418
一百三十三、鼻腔冲洗技术 …………………………………… 420
一百三十四、睡眠呼吸检查技术 ……………………………… 422
一百三十五、滴耳技术 ………………………………………… 425
一百三十六、耳浴技术 ………………………………………… 427
一百三十七、泪道冲洗技术 …………………………………… 429
一百三十八、点眼技术 ………………………………………… 431
一百三十九、肛周护理技术 …………………………………… 433

一百四十、无菌擦浴技术 ……………………………………… 435
一百四十一、全身无菌药浴技术 ………………………………… 437
一百四十二、ACT 监测技术 ……………………………………… 439
一百四十三、气囊压力监测技术 ………………………………… 441
一百四十四、半导体激光治疗技术 ……………………………… 443
一百四十五、蜡疗（蜡饼贴敷法）技术 ………………………… 446
一百四十六、软式内镜手工清洗消毒技术 ……………………… 449
一百四十七、软式内镜洗消机清洗消毒技术 …………………… 453
一百四十八、器械、器具和物品分类技术 ……………………… 456
一百四十九、器械、器具和物品清洗消毒技术 ………………… 458
一百五十、包装技术 ……………………………………………… 461

第一篇

基础护理操作流程及考核标准

一、手卫生

（一）手卫生（一般洗手）技术

项目	操作流程及要求	分值	评分细则❶	扣分及记录
操作前准备（10）	1. 护士要求：着装整洁、仪表端庄	5	指甲过长、涂指甲油、戴手链/戒指各扣2分，1项不符合要求扣2分	
	2. 用物准备：洗手池设备、洗手液（肥皂）、干手用品、污物桶	5	缺1件扣0.5分	
操作步骤（80）	1. 知晓手卫生的指征，评估设备设施齐全、性能良好。调节水流量适宜	5	不知晓手卫生的指征扣2分，未评估扣2分，评估不全扣1分，水流量过大或过小扣2分	
	2. 在流动水下，淋湿双手，取适量洗手液（肥皂），均匀涂抹至整个手掌、手背、手指和指缝	4	未涂洗手液（肥皂）扣3分，洗手液量过多或过少扣2分，洗手液涂抹不均匀扣2分	
	3. 认真揉搓双手至少15秒，注意清洗双手所有皮肤，包括指背、指尖和指缝	4	揉搓时间不足2分，双手皮肤清洗遗漏扣2分	
	(1) 掌心相对，双手并拢，相互揉搓	10	未实施此步骤扣10分，手法不对扣5分	
	(2) 手心对手背沿指缝相互揉搓，交换进行	10	未实施此步骤扣10分，手法不对扣5分	

❶ 评分细则中如果出现扣分加起来超过分值的情况，扣至零分即止。——编者注

续表

项目	操作流程及要求	分值	评分细则	扣分及记录
操作步骤(80)	(3)掌心相对,双手交叉沿指缝相互揉搓	10	未实施此步骤扣10分,手法不对扣5分	
	(4)弯曲手指使关节在另一手掌心旋转揉搓,交换进行	10	未实施此步骤扣10分,手法不对扣5分	
	(5)一手握住另一手大拇指旋转揉搓,交换进行	10	未实施此步骤扣10分,手法不对扣5分	
	(6)一手五个手指尖并拢放在另一手掌心旋转揉搓,交换进行	10	未实施此步骤扣10分,手法不对扣5分	
	4.在流动水下彻底冲净双手,关闭水龙头(用避免手部再污染的方式)	5	冲洗不彻底扣2分,手被污染扣3分	
	5.用干手用品擦干双手	2	手未擦干扣2分	
效果评价(10)	1.操作熟练;动作标准;手部清洗干净 2.竞赛操作时间1分钟	10	动作不熟练扣1~4分,动作不标准扣1分,手部清洗不干净扣2分 每超时10秒扣0.1分	

1. 目的

去除手部皮肤污垢、碎屑和部分微生物。

2. 手卫生的指征

(1)接触患者前。

(2)清洁、无菌操作前,包括进行侵入性操作前。

(3)暴露患者体液风险后,包括接触患者黏膜、破损皮肤或伤口、血液、体液、分泌物、排泄物、伤口敷料等之后。

(4)接触患者后。

(5)接触患者周围环境后,包括接触患者周围的医疗相关器械、用具等物体表面后。

3. 注意事项

(1)当手部有血液或其他体液等肉眼可见的污染时应洗手;手部没

有肉眼可见污染时,宜使用手消毒剂进行卫生手消毒。

(2) 进行手卫生时不得佩戴戒指、手镯、手链等饰品。

(3) 洗手液或消毒液取量适宜,涂抹均匀,每步揉搓次数和时间足够,使用一次性纸巾擦干双手。

(4) 戴手套不能代替手卫生,摘手套后应进行手卫生。

(二) 手卫生 (外科免冲洗手消毒) 技术

项目	操作流程及要求	分值	评分细则	扣分及记录
操作前准备 (10)	1. 要求:着装规范,穿专用洗手衣、裤、鞋,戴帽子、医用外科口罩,修剪指甲,不佩戴饰物	5	1项不符合要求扣2分,指甲过长或涂指甲油或戴手链/戒指扣3分	
	2. 用物准备:洗手设备(水龙头为非手触式)、洗手液、手消毒剂、干手用品、镜子、污物桶、剪指甲刀、计时器	5	缺1件扣1分	
操作步骤 (80)	1. 评估设备设施齐全、性能良好。检查手臂皮肤无破损,挽起衣袖至上臂下1/3以上,检查口罩、帽子佩戴(头发、鼻、内衣领、袖等不外露)符合要求	4	未评估设备设施扣2分,未检查扣2分,1项不符合要求扣1分	
	2. 流动水淋湿双手、前臂和上臂下1/3(水从指尖流向肘部,避免水溅湿衣裤)	4	1项不符合要求扣2分	
	3. 取适量洗手液清洗双手,旋转均匀揉搓前臂和上臂下1/3(认真清洗指甲、指尖、指缝和指关节等易污染部位)	6	未涂洗手液扣5分,涂抹不均匀扣2分,漏掉1步扣1分,手法不对扣1分	
	4. 流动水从指尖流向肘部冲洗手臂(冲洗时避免水由肘部流向指尖,避免水倒流,手不能放在最低位),禁止来回冲洗	6	冲洗不彻底扣3分,冲洗方法不对扣3分	
	5. 使用干手用品擦干双手、前臂和上臂下1/3	6	擦干顺序不正确扣3分,未擦干扣1分	
	6. 取适量手消毒剂置于左手掌心	2	手消毒液量过多或过少扣2分	

续表

项目	操作流程及要求	分值	评分细则	扣分及记录
操作步骤(80)	7. 右手手指尖浸泡在消毒液中≥5秒	5	指尖未浸泡扣5分,浸泡时间不够扣3分	
	8. 将手消毒液均匀涂抹右手、前臂至上臂下1/3	5	未均匀涂抹扣3分	
	9. 环形运动环绕自右手手腕、前臂至上臂下1/3,将手消毒剂完全覆盖皮肤,持续揉搓10～15秒,直至消毒剂干燥	8	未完全覆盖皮肤扣3分,未揉搓干燥扣3分	
	10. 取适量手消毒剂置于右手掌心	2	手消毒液量过多或过少扣2分	
	11. 左手手指尖浸泡在消毒液中≥5秒	5	指尖未浸泡扣5分,浸泡时间不够扣3分	
	12. 将手消毒液均匀涂抹左手、前臂、上臂下1/3	5	未均匀涂抹扣3分	
	13. 环形运动环绕自左手手腕、前臂至上臂下1/3,将手消毒剂完全覆盖皮肤区域,持续揉搓10～15秒,直至消毒剂干燥	8	未完全覆盖皮肤扣3分,未揉搓干燥扣3分	
	14. 取适量手消毒液置于掌心,均匀涂抹双手	2	手消毒液量过多或过少扣2分	
	15. 按洗手法揉搓双手至手腕,直至消毒剂干燥	7	漏掉一步扣2分,未揉搓干燥扣3分	
	16. 整个过程中双手位于胸前,手高肘低;衣物无溅湿	5	双手位置不正确扣3分,衣物溅湿扣2分	
效果评价(10)	1. 操作熟练;动作顺序正确;清洗消毒符合要求 2. 竞赛操作时间10分钟	10	动作不熟练扣1～4分,顺序不正确扣2分,清洗消毒不符合要求扣2分,污染1处扣3分,每超时10秒扣0.1分	

1. 目的

(1) 杀灭手部、前臂至上臂下1/3的暂居菌和减少常居菌。

(2) 抑制微生物的快速再生。

2. 外科手消毒指征

进行外科手术或者其他按外科手术洗手要求的操作之前。

3. 外科手消毒应遵循的原则

（1）先洗手，后消毒。

（2）不同患者手术之间、手套破损或手被污染时，应重新进行外科手消毒。

4. 注意事项

（1）洗手之前应先摘除手部饰物，不得戴假指甲、装饰指甲，修剪指甲，指甲长度不超过指尖，保持指甲和指甲周围组织的清洁，手臂皮肤无破损。

（2）取适量的洗手液清洗双手、前臂和上臂下 1/3，并认真揉搓干净。

（3）流动水冲洗时应保持双手位于胸前并高于肘部，使水由手部流向肘部，避免倒流、来回冲洗和溅湿衣裤，并使用擦手纸擦干。

（4）洗手液或消毒液取量适宜，涂抹均匀，每步揉搓次数和时间足够。

（5）洗手与消毒可双手相互揉搓或使用海绵及其他揉搓用品，用品应一人一用一消毒或者一次性使用，用后放至指定的容器中。

二、生命体征监测技术

项目	操作流程及要求	分值	评分细则	扣分及记录
操作前准备(10)	1. 护士要求：着装整洁，仪表端庄	5	1项不符合要求扣1分	
	2. 用物准备：治疗盘2个[其一放已消毒的体温计、另一盛放(500mg/L)/(1000mg/L)含氯消毒剂]、弯盘、血压计、听诊器、垫巾、护理个人数字助理（PDA）、秒表、纱布/纸巾2块、消毒巾、免洗手消毒液	5	缺1件扣0.5分	

续表

项目	操作流程及要求	分值	评分细则	扣分及记录
操作步骤(83)	1. 检查体温计、听诊器、血压计性能是否良好,将体温计甩至35℃以下	5	未检查血压计、听诊器、体温计各扣1分,未将体温计甩至35℃以下扣1分,1项不符合要求扣1分	
	2. 携用物至床旁,洗手,戴口罩,PDA扫描腕带,核对患者信息	5	未洗手扣1分,未使用PDA、未核对均扣2分,核对无效扣2分	
	3. 评估患者:评估患者病情、意识、治疗、上肢、腋下、手腕部皮肤情况、饮食、运动及心理状况等,向患者及家属解释,取得合作	5	未评估扣5分,未解释扣2分,漏评估1项扣0.5分	
	4. 测体温(以腋温为例):协助患者取舒适卧位,用纱布/纸巾擦干汗液,将体温计水银端放于腋窝正中,紧贴皮肤,屈臂过胸,嘱患者夹紧,勿移动,防止滑落(不能合作者应协助完成)	8	未取舒适体位扣1分,未擦干腋窝扣1分,体温计倒置或放置位置不正确扣5分,未指导扣2分,指导姿势不到位扣1分,缺1项扣1分,1项不符合要求扣0.5分	
	5. 测量脉搏 (1)体位:协助患者取舒适卧位或坐位,手臂放舒适位置,手腕伸展 (2)测量:以示指、中指、无名指的指腹端按压桡动脉,力度适中,以能清楚测得脉搏搏动为宜 (3)计数:正常脉搏测30秒,乘2;异常脉搏测量1分钟,脉搏细弱难以触及时,可用听诊器测心率1分钟;脉搏短绌者,2人同时测量,一人听心率(最佳听诊部位在第5肋间左锁骨中线稍内侧处),另一人测脉搏,由听心率者发出"起"或"停"口令,测量1分钟	10	未取舒适体位扣1分,测量部位、手法不正确各扣2分,测量时间不正确扣3分,听诊部位偏离过大扣2分,异常脉搏测量方法不正确扣1分,数值不准确扣5分,1项不符合要求扣1分	

续表

项目	操作流程及要求	分值	评分细则	扣分及记录
操作步骤(83)	6. 测量呼吸 (1)方法:护士将手放在患者的诊脉部位似诊脉状,眼睛观察胸部或腹部的起伏 (2)观察:呼吸频率(一起一伏为一次呼吸)、深度、节律、音响、形态及有无呼吸困难 (3)计数:正常呼吸测 30 秒,乘以 2,异常呼吸病人或婴儿应测 1 分钟	5	测量方法不正确各扣 1 分,未观察扣 1 分,测量时间不正确扣 3 分,数值不准确扣 5 分,1 项不符合要求扣 1 分	
	7. 测量血压 (1)水银血压计 ① 体位:手臂位置(肱动脉)与心脏及血压计 0 点呈同一水平。坐位平第 4 肋,仰卧位平腋中线 ② 手臂:卷袖,露臂,手掌向上,肘部伸直,外展,放垫巾 ③ 血压计:打开、垂直放妥,开启水银槽开关 ④ 缠袖带:驱尽袖带内空气,平整放于上臂中部,袖带下缘距肘窝 2～3cm,松紧以容一指为宜 ⑤ 充气:触摸肱动脉搏动,将听诊器胸件置肱动脉搏动最明显处,一手固定,另一手握住加压气球,关气门,充气至肱动脉搏动消失再升高 20～30mmHg ⑥ 放气:缓慢放气,速度以恒定速率(4mmHg/s)为宜,注意水银柱刻度和肱动脉声音的变化,眼睛视线保持与水银柱弯月面同一水平,准确测量收缩压、舒张压的数值 ⑦ 整理血压计:撤去袖带,驱尽袖带内空气,关气门,整理后放入盒内,血压计盒盖右倾 45°,使水银全部流入水银槽后,关闭开关,盖上盒盖,平稳放置	30	肱动脉与心脏及血压计 0 点不在同一水平位置扣 5 分,姿势不正确扣 3 分,未放垫巾扣 1 分,袖带过松或过紧各扣 2 分,袖带不平整、位置过高或过低各扣 1 分,视线与血压表刻度不平行扣 3 分,放气过快/过慢扣 3 分,听诊器放于袖带以下扣 1 分,数值不正确(上下偏差 5mmHg)扣 10 分,未告知病人数值扣 2 分,1 项不符合要求扣 1 分 不知晓按"开始"键扣 10 分,结束未按"停止"键扣 5 分,1 项不符合要求扣 1 分	

7

续表

项目	操作流程及要求	分值	评分细则	扣分及记录
操作步骤(83)	（2）电子血压计 ① 体位：手臂位置（肱动脉）与心脏及血压计呈同一水平，坐位平第四肋，仰卧位平腋中线 ② 手臂：卷袖，露臂，手掌向上，肘部伸直，外展，放垫巾 ③ 缠袖带：驱尽袖带内空气，按袖带标识正确平整放于上臂中部，袖带下缘距肘窝2～3cm，松紧以容一指为宜 ④ 按"开始"键，自动充气 ⑤ 读取数值 ⑥ 整理血压计：撤去袖带，按"停止"键关闭血压计，归位			
	8. 5～10分钟后取出体温计，消毒巾擦拭后读数，读表方法正确（平视），将体温计放于含氯消毒液内	5	未平视扣2分，数值不正确扣3分，时间不够扣2分，未擦拭扣1分，体温计未消毒扣1分	
	9. 再次核对，整理床单位和衣物，爱护、体贴患者	2	未核对、未整理各扣2分，缺1项扣1分	
	10. 正确处理用物，洗手，PDA记录。将测量结果告知患者及医生	5	未处理、未记录各扣2分，未告知患者、医生数值扣2分，1项不符合要求扣1分	
效果评价(10)	1. 操作熟练，沟通有效，注重人文关怀 2. 竞赛操作时间10分钟	10	操作不熟练扣1～3分，缺乏沟通技巧和人文关怀扣1～3分 超时10秒扣0.1分，以此类推	

（一）目的

（1）判断体温、脉搏、呼吸、血压有无异常。

（2）动态监测体温、脉搏、呼吸、血压变化，分析热型及伴随症状，间接了解心脏、呼吸功能、循环系统功能的情况。

(3) 协助诊断，为预防、治疗、康复和护理提供依据。

(二) 注意事项

1. 测量体温

(1) 测量体温前应清点体温计数量，并检查有无破损。定期检查体温计的准确性。

(2) 婴幼儿、精神异常、昏迷、口腔疾病、口鼻手术、张口呼吸者禁忌口温测量。腋下有创伤、手术、炎症、腋下出汗较多者，肩关节受伤或体型消瘦夹不紧体温计者禁用腋温测量；直肠或肛门手术、腹泻禁用肛温测量；心肌梗死患者不宜测肛温，以免刺激肛门引起迷走神经反射，导致心动过缓。

(3) 婴幼儿、危重患者、躁动患者、精神异常患者测体温时，应设专人守候，防止意外。

(4) 婴幼儿除了肛门、腋窝可作为测量体温的部位外，还可使用奶嘴式的电子体温计或红外线耳温枪进行体温测量。

(5) 测口温时勿用牙咬体温计，如患者不慎咬破汞温度计，应立即清除口腔内玻璃碎屑，以免损伤唇、舌、口腔、食管、胃肠道黏膜，口服蛋清或者牛奶延缓汞的吸收。若病情允许，可食用粗纤维食物，加速汞的排出。病情紧急时送医救治。

(6) 汞泄漏处理的应急程序

① 暴露人员管理：a. 一旦发生汞泄漏，室内人员应转移到室外，如果有皮肤接触，立即用水清洗；b. 打开门窗通风，关闭室内所有热源。

② 收集漏出汞滴：a. 穿戴防护用品，如戴防护口罩、乳胶手套、防护围裙或防护服、鞋套；b. 用一次性注射器抽吸泄漏的汞滴，也可用纸卷成筒回收汞滴，放入盛有少量水的容器内，密封好并注明"废弃汞"字样，送交医院专职管理部门处理。

③ 处理散落汞滴：对散落在地缝内的汞滴，取适量硫磺粉覆盖，保留3小时，硫和汞能生成不易溶于水的硫化汞；或用20%三氯化铁5～6g加水10mL，使其呈饱和状态，然后用毛笔蘸其溶液在汞残留处涂刷，生成汞和铁的合金，消除汞的损害。

④ 处理污染房间：a. 关闭门窗；b. 用碘 $1g/m^3$ 加乙醇点燃熏蒸或用碘 $0.1g/m^3$ 撒在地面 8~12 小时，使挥发的碘与空气中的汞生成不易挥发的碘化汞，可以降低空气中汞蒸气的浓度；c. 熏蒸结束后开窗通风。

（7）避免影响体温测量的各种因素　如运动、进食、冷热饮、冷热敷、洗澡、坐浴、灌肠等，应当推迟 30 分钟测量，以免测量值不准确。

（8）发现体温与病情不符合时，要查找原因，予以复测。

2. 测量脉搏

（1）勿用拇指诊脉，因拇指小动脉搏动较强，易与患者脉搏相混淆。

（2）测量婴幼儿的脉搏应在测量体温与血压之间，避免婴幼儿哭闹引起脉率增加。

3. 测量呼吸

（1）呼吸会受到意识的影响，测量时不必告诉患者，测量过程中不使患者察觉，以免因紧张影响测量的准确性。

（2）危重患者呼吸不易观察时，可用少许棉絮置于患者鼻孔前，观察棉絮被吹动次数，计数 1 分钟。

4. 测量血压

（1）定期检测、校对血压计。测量前检查血压计：玻璃管有无破裂，刻度是否清晰，加压气球和橡胶管有无老化、是否漏气，袖带宽窄是否合适，水银是否充足、无断裂；检查听诊器：橡胶管有无老化、是否衔接紧密，听诊器传导是否正常。

（2）对需持续观察血压患者，应做到"四定"即定时间、定部位、定体位、定血压计，有助于测定的准确性和对照的可比性。

（3）发现血压异常或听不清时，应重测。重测时，应先驱尽袖带内空气，使水银柱降至"0"点，稍等片刻再测量。必要时作双侧对照。

（4）注意测压装置、测量者、受检者、测量环境等因素引起血压测量的误差，以保证测量血压的准确性。

（5）保持血压计（零点）、肱动脉与心脏同一水平，保持测量者视线与血压计刻度平行。

(6) 若衣袖过紧或者太多，应脱掉衣袖，以免影响测量结果。

(7) 偏瘫患者应在健侧手臂测量。

(8) 推荐使用经过验证的上臂式医用电子血压计，使用标准规格的袖带（气囊长22～26cm，宽12cm），肥胖者或臂围大者（＞32cm）应使用大规格气囊袖带（袖带过紧使血管在未充气前已受压，测得血压值偏低；袖带过松，充气后呈气球状，有效面积变窄，测得血压值偏高）。首诊时应测量两上臂血压，以血压读数较高的一侧作为测量的上臂。测量血压时，应相隔1～2分钟重复测量，取2次读数的平均值记录。如果收缩压（SBP）或舒张压（DBP）的2次读数相差5mmHg以上，应再次测量，取3次读数的平均值记录。

(三) 健康指导

(1) 向患者及家属解释体温、脉搏、呼吸、血压监测的重要性及注意事项，学会正确测量的方法，以保证测量结果的准确性。

(2) 教会患者对体温、脉搏、呼吸、血压的动态观察，使患者具有识别异常情况的判断能力，提供异常情况的护理指导，增强自我护理能力。

(3) 教会患者正确判断降压效果，及时调整用药。

(4) 指导患者采用合理的生活方式，提高自我保健能力。

三、密闭式静脉输液技术

项目	操作流程及要求	分值	评分细则	扣分及记录
操作前准备(10)	1. 护士要求：着装整洁，仪表端庄	5	1项不符合扣1分	
	2. 用物准备：注射盘内放一次性输液器2套、止血带、垫巾、弯盘、0.5%碘伏或复合碘消毒液、无菌棉签、胶布、一次性头皮针、输液药物、输液架、免洗手消毒液、笔、表、PDA、锐器盒、垃圾小桶，必要时备网套、启瓶器。按顺序放置合理	5	缺1件扣0.5分	

续表

项目	操作流程及要求	分值	评分细则	扣分及记录
操作步骤(80)	1. 核对医嘱、输液标签及药物,洗手,戴口罩	5	缺1项扣1分,1项不符合要求扣0.5分	
	2. 备齐用物携至床旁,洗手,PDA扫描输液标签核对信息并检查药物,PDA扫描患者腕带,核对患者信息,评估患者(病情及合作程度、血管情况及穿刺处皮肤情况),做好解释工作,以取得合作,询问并协助患者大小便。取合适体位,备胶布	13	未核对、未解释各扣2分,未使用PDA扣2分,未检查药物扣3分,未评估扣5分,未备胶布、卧位不适各扣1分,缺1项扣1分,1项不符合要求扣0.5分	
	3. 洗手,消毒瓶塞中心及瓶颈,挂于输液架上,检查输液器完整性、有效期。打开输液器,插入瓶塞至针头根部	7	消毒不符合要求扣2分,输液器针头未全插入扣2分,污染1次扣5分;1项不符合要求扣0.5分	
	4. 排气,关闭调节夹,对光检查空气是否排尽,针头放入输液器袋内	5	一次排气不成功扣3分,排出药液过多、未对光检查、针头放置不正确各扣2分	
	5. 穿刺部位下铺垫巾,扎止血带,嘱病人握拳,消毒皮肤待干	5	消毒不符合要求扣3分,扎止血带不符合要求扣2分,缺1项扣0.5分	
	6. 再次核对,并检查空气是否排尽,排净针头内空气,关闭调节夹。穿刺时绷紧皮肤,进针稳准,一针见血;穿刺后及时"三松"(松止血带、打开调节夹、松拳)	20	未核对、未检查各扣1分,一次穿刺不成功扣10分,第二次不成功再扣5分,退针1次扣2分;输液管内有气泡扣2~5分。未绷紧皮肤、未及时松止血带、未嘱病人松拳、未及时打开调节夹各扣1分	
	7. 正确固定针头,遮盖针眼,调节滴速	5	未调节滴速扣3分,滴速不正确扣2分,固定不牢、不美观各扣2分	
	8. 再次核对,PDA点击开始,取下止血带和垫巾,整理床单位,爱护病人,告知注意事项,观察输液情况	8	未核对扣2分,未告知注意事项扣5分,缺1项扣1分,1项不符合要求扣0.5分	

续表

项目	操作流程及要求	分值	评分细则	扣分及记录
操作步骤（80）	9. 分类整理用物,洗手,记录	3	未整理、未洗手、未记录各扣1分,1项不符合要求扣0.5分	
	10. 输液过程中,加强巡视,观察病人情况和输液情况(结合口述)	2	未观察扣2分,未口述、观察内容不全各扣0.5分	
	11. 输液毕,PDA扫描输液标签,点击结束,除去胶布,拔针,按压穿刺点片刻至无出血,关爱病人	5	未使用PDA扫描结束扣1分,缺1项扣1分,1项不符合要求扣0.5分	
	12. 正确处理用物,洗手,记录	2	未处理、未记录、未洗手各扣1分	
效果评价（10）	1. 操作熟练,手法正确;沟通有效,注重人文关怀;病人痛感较小;遵守查对制度和无菌操作原则 2. 竞赛操作时间8分钟	10	操作不熟练扣1~4分,缺乏沟通技巧和人文关怀扣1~4分,污染1次扣5分,严重违反原则不及格 超时10秒扣0.1分,以此类推	

（一）目的

（1）补充水及电解质，预防和纠正水、电解质及酸碱平衡紊乱。

（2）增加循环血量，改善微循环，维持血压及微循环灌注量。

（3）供给营养物质，促进组织修复，增加体重，维持正氮平衡。

（4）输入药物，治疗疾病。

（二）注意事项

（1）严格执行无菌操作及查对制度，预防感染及差错事故的发生。

（2）根据病情需要合理安排输液顺序，并根据治疗原则，按急、缓及药物半衰期等情况合理分配药物。

（3）宜选择上肢静脉作为穿刺部位，避开静脉瓣、关节部位以及有瘢痕、炎症、硬结等处的静脉。

（4）成年人不宜选择下肢静脉进行穿刺，小儿不宜首选头皮静脉。

（5）一次性静脉输液钢针穿刺处的皮肤消毒范围直径应≥5cm。

（6）严防空气进入血管，及时更换输液瓶，输液完毕后及时拔针。

（7）注意药物的配伍禁忌，对于刺激性或特殊药物，应在确认针头已刺入静脉后再输入。

（8）严格掌握输液的速度。根据药液的性质及病情调节输液速度，注意观察输液部位皮肤变化。

（9）加强巡视，随时观察输液管道是否通畅、滴速和患者对药物的反应，局部是否肿胀、疼痛等，如发现异常及时处理，必要时立即通知医生，停止输液。

（10）大量输液时，根据医嘱合理安排输液计划，连续输液应每24小时更换输液器一次。

（11）对昏迷、小儿等不合作的患者应选择易固定部位进行静脉输液，并以夹板固定肢体。

（三）健康教育

（1）向患者说明年龄、病情及药物性质是决定输液速度的主要因素，嘱患者不可自行随意调节输液滴速，以免发生意外。

（2）向患者介绍常见输液反应的症状及预防方法，告知患者一旦出现输液反应的表现，应及时告知护理人员。

（3）对于需要长期输液的患者，护士应做好患者的心理护理，消除其焦虑和厌烦情绪。

四、静脉留置针技术

项目	操作流程及要求	分值	评分细则	扣分及记录
操作前准备（10）	1. 护士要求：着装整洁，仪表端庄	5	1项不符合要求扣0.5分	
	2. 用物准备：治疗盘、一次性输液器2套、静脉留置针2个、敷贴2个、输液接头2个、胶布、止血带、垫巾、弯盘、符合国家要求的皮肤消毒剂、无菌棉签、输注药物、预冲式冲洗器、酒精棉片、免洗手消毒液、笔、表、PDA。按顺序合理放置	5	缺1件扣0.5分	

续表

项目	操作流程及要求	分值	评分细则	扣分及记录
操作步骤（80）	1. 双人核对医嘱、输液标签及药物，洗手，戴口罩，携带物至床旁，PDA扫描输液标签核对信息并检查药物，核对患者信息（腕带、瓶签、患者自述三者一致），PDA扫描患者腕带，评估患者（病情、血管、穿刺处皮肤、药物对血管的影响程度、用药史、过敏史、意识状态、营养状况、心理状态、肢体活动度等），做好解释，取得合作，询问并协助患者大小便	13	未核对、未解释各扣2分，无效核对扣2分，未使用PDA扣2分，未检查药物扣3分（药物检查内容漏1项扣1分），未评估扣5分（缺1项扣0.5分），1项不符合要求扣0.5分	
	2. 协助取合适体位，备胶布和敷贴	2	未备胶布及敷贴、卧位不合适各扣1分	
	3. 洗手，消毒瓶塞中心及瓶颈，挂于输液架上。打开输液器，插入瓶塞至针头根部，一次排气成功，对光检查有无气泡	10	消毒不符合要求扣1分，输液器针头未全插入扣2分，一次排气不成功扣3分，排出药液过多、未对光检查各扣2分，缺1项扣1分，1项不符合要求扣0.5分	
	4. 取下输液器头皮针，将输液器与输液接头、留置针依次连接，放入输液器袋内	3	连接方法不正确扣2分，留置针放置不正确扣1分	
	5. 穿刺部位下铺垫巾，在穿刺点上方8～10cm处扎止血带，确定穿刺点，以穿刺点为中心，由内向外，消毒皮肤直径≥8cm，自然待干	4	消毒不符合要求扣3分，未扎止血带、扎止血带位置不正确、松紧不适宜各扣1分，未自然待干扣1分，1项不符合要求扣0.5分	
	6. 再次核对，检查空气是否排尽，取下针头保护套，旋转松动针芯，检查针尖及套管尖端完好。排净针头内空气，关闭调节夹	8	未核对扣2分，核对无效扣2分，未对光检查扣1分，输液管内有气泡扣1分，未松动针芯或方法不正确各扣1分，缺1项扣1分，1项不符合要求扣0.5分	

续表

项目	操作流程及要求	分值	评分细则	扣分及记录
操作步骤（80）	7. 15°～30°角进针成功穿刺,松止血带,嘱患者松拳,打开调节夹	15	穿刺一次不成功扣8分,第二次不成功再扣5分,退针1次扣2分。未松拳、未松止血带、未打开调节夹各扣2分,内套管未全部送入血管扣2分,送管方法不正确扣2分,进针角度不正确扣2分,未撤针芯扣10分	
	8. 用敷贴做封闭式固定,延长管U形固定,注明穿刺日期。根据病情、年龄和药物性质调节滴速,报滴数并解释	6	敷贴粘贴方法不正确、未完全封闭、未U形固定、固定方法不正确、固定不牢、未注明日期各扣2分,不美观扣0.5分,未调节滴速扣3分,滴速不正确扣3分,缺1项扣1分	
	9. 再次核对,PDA点击开始。取下止血带和垫巾,整理床单位,爱护患者,告知注意事项,观察输液情况	4	未核对扣2分,核对无效扣2分,未告知注意事项扣2分,未点击开始、未观察输液情况各扣1分,缺1项扣1分,1项不符合要求扣0.5分	
	10. 分类整理用物,洗手	2	未整理、未洗手各扣1分,锐器二次分拣扣1分,1项不符合要求扣0.5分	
	11. 输液过程中,加强巡视,观察患者情况和输液情况（结合口述）,PDA点击巡视	3	未巡视扣3分,巡视内容不全缺一项扣1分,未点击巡视扣1分,1项不符合要求扣0.5分	
	12. 输液毕,PDA扫描输液瓶签,点击结束,断开输液器,消毒分隔膜接头,用3～5mL封管液脉冲式冲管正压封管	6	未使用PDA扫描结束扣1分,PDA扫描时机不正确扣1分,未消毒扣1分,未封管扣3分,冲封管手法不正确扣2分	
	13. 再次输液时,评估、冲洗导管,连接输液器为患者输液（口述）	2	未口述扣2分,缺1项扣1分,1项不符合要求扣0.5分	

续表

项目	操作流程及要求	分值	评分细则	扣分及记录
操作步骤 (80)	14. 输液毕,除去胶布,拔针,检查导管的完整性沿血管方向按压穿刺点片刻至无出血,关爱患者。正确处理用物	2	撕胶布手法不正确扣1分,未检查导管的完整性扣1分,未沿血管方向按压扣1分,未处理用物扣1分,1项不符合要求扣0.5分	
效果评价 (10)	1. 操作熟练,手法正确;沟通有效,注重人文关怀;患者痛感较小;遵守查对制度和无菌操作原则 2. 竞赛操作时间12分钟	10	操作不熟练扣1~4分,缺乏沟通技巧和人文关怀1~4分,污染1次扣5分,严重违反原则不及格 超时10秒扣0.1分,以此类推	

(一) 目的

(1) 为患者建立静脉通路,便于抢救。

(2) 减轻患者(特别是患儿)痛苦。

(3) 减轻护士工作量。

(4) 保护浅表静脉,宜用于短期静脉输液治疗,不宜持续静脉输注具有刺激性或发疱性的药物。

(二) 注意事项

(1) 严格执行无菌操作,穿刺处的皮肤消毒范围直径应≥8cm,应待消毒液自然干燥后再进行穿刺。

(2) 宜选择上肢静脉作为穿刺部位,避开静脉瓣、关节部位以及有瘢痕、炎症、硬结等处的静脉。

(3) 接受乳房根治术和腋下淋巴结清扫术的患者应选健侧肢体进行穿刺,有血栓史和血管手术史的静脉不宜进行置管。

(4) 成年人不宜选择下肢静脉进行穿刺,小儿不宜首选头皮静脉。

(5) 外周静脉留置针宜72~96小时拔除导管或根据留置针说明书要求执行。

(6) 注意观察穿刺部位的变化及患者主诉,及时发现并发症。每次输液前后应检查患者穿刺部位及静脉走向有无红、肿等,若发现异常应及时拔除留置针并给予处理。

（7）保持局部清洁干燥，无菌透明敷贴卷边或污染时应及时更换，更换时消毒穿刺部位，避免局部感染。更换贴膜时，注意标记穿刺当时的日期。

（8）输液完毕后，使用脉冲式冲管正压封管法进行封管，以免发生堵管或血栓性静脉炎。①输注药物前宜通过输入生理盐水确定导管在静脉管腔内；②冲管和封管应使用一次性专用冲洗装置；③给药前后宜用生理盐水脉冲式冲洗导管，如果遇到阻力应进一步确定导管的通畅性，不应强行冲洗导管；④输液完毕应用导管容积加延长管容积1.2倍以上的生理盐水正压封管。

（9）透明敷贴更换注意事项：无菌透明敷贴应至少每7天更换一次。穿刺部位发生渗液、渗血时应及时更换敷贴。穿刺部位的敷贴发生松动、污染、完整性受损时立即更换。

（三）健康指导

（1）向患者及家属解释使用静脉留置针的目的和作用。

（2）告知患者或其家属注意保护使用静脉留置针的肢体。输液时肢体不能活动过多或幅度过大，不输液时也尽量避免肢体下垂姿势，以免由于重力作用造成回血而堵塞导管。

（3）应告知患者穿刺部位出现肿胀、疼痛等异常不适时，及时告知医务人员，并注意保持穿刺部位清洁干燥。

五、静脉注射技术

项目	操作流程及要求	分值	评分细则	扣分及记录
操作前准备（10）	1. 护士要求：着装整洁、仪表端庄	5	1项不符合要求扣1分	
	2. 用物准备：治疗盘、无菌巾、一次性注射器2个、药液、符合国家要求的皮肤消毒剂、无菌棉签、胶布、弯盘、一次性垫巾、砂轮、酒精棉片、免洗手消毒液、笔、手表、PDA。按顺序合理放置	5	缺1件扣0.5分	

续表

项目	操作流程及要求	分值	评分细则	扣分及记录
操作步骤（80）	1. 核对医嘱、注射标签及药物，洗手，PDA扫描患者腕带，核对患者信息，评估患者（意识状态、身体状况、配合程度、留置针情况），解释用药的作用、目的、方法、注意事项，取得配合	10	未核对医嘱、注射标签、药物各扣1分，未使用PDA扣2分，未评估扣5分，未解释扣2分，缺1项扣1分，1项不符合要求扣0.5分	
	2. PDA扫描标签并核对药物，遵医嘱按无菌操作原则抽取药液，第二人核对药物，套安瓿放于治疗巾内	10	未核对扣2分，抽药手法不正确扣3分，污染1次扣5分，缺1项扣1分，1项不符合要求扣0.5分	
	3. 洗手，携用物至床旁，PDA扫描患者腕带并扫描输液标签核对患者信息，为患者解释操作注意事项	5	未查对扣3分，缺1项扣1分，未解释注意事项扣1分	
	4. 协助患者取舒适体位，使用酒精棉片消毒输液接头，取出预冲，打开留置针夹子进行冲管，关闭夹子，断开预冲再次使用酒精棉片进行消毒	10	未取舒适卧位、消毒不符合要求各扣2分，断开注射器未再次消毒扣3分，污染扣2分，未关闭夹子扣2分	
	5. 再次核对，PDA点击开始。排尽注射器内空气，缓慢注入药物，操作过程中密切观察患者局部及全身情况，及时沟通，转移患者注意力（推注时口述）	20	未点击开始扣2分，未核对扣2分，未排尽空气扣5分，推药快扣2分，缺1项扣1分，1项不符合要求扣0.5分	
	6. 推药毕，断开注射器再次使用酒精棉片消毒输液接头后封管	12	未再次消毒扣3分，未脉冲式冲管扣3分，未正压封管扣3分，手法不正确扣3分	
	7. 再次核对，PDA点击结束。观察用药后的反应，告知注意事项	5	未核对扣2分，未告知2分，未观察扣1分	
	8. 整理床单位，协助取舒适体位，爱护体贴病人，感谢患者的配合	3	缺1项扣1分，1项不符合要求扣0.5分	
	9. 正确整理用物，洗手，记录签字	5	未整理、未洗手、未记录各扣1分	

续表

项目	操作流程及要求	分值	评分细则	扣分及记录
效果评价(10)	1. 操作熟练,手法正确;沟通有效,注重人文关怀;遵守无菌操作原则 2. 竞赛操作时间5分钟	10	操作不熟练扣1~4分,缺乏沟通技巧和人文关怀扣1~4分,污染1次扣5分,严重违反原则不及格 超时10秒扣0.1分,此类推	

(一)目的

(1)注入药物,用于药物不宜口服、皮下注射、肌内注射或需迅速发挥药效时。

(2)注入药物,做某些诊断性检查。

(二)注意事项

(1)严格执行查对制度和无菌操作制度。

(2)选择粗直、弹性好、易于固定的静脉,避开关节和静脉瓣。

(3)静脉注射刺激性药物时,须先用生理盐水引导穿刺,一定要在确认针头在静脉内后方可推注药液,以免药液外溢导致组织坏死。

(4)根据患者年龄、病情及药物性质以适当速度注入药物,推注过程中要观察患者反应。

六、皮内注射技术

项目	操作流程及要求	分值	评分细则	扣分及记录
操作前准备(10)	1. 护士要求:着装整洁、仪表端庄	5	1项不符合扣1分	
	2. 用物准备:治疗盘铺无菌治疗巾、一次性注射器2个(1mL、5mL)、0.5mm针头、符合国家要求的皮肤消毒剂、75%乙醇、注射用青霉素钠、10mL生理盐水、无菌棉签、垃圾小桶、弯盘、启瓶器、免洗手消毒液、PDA、盐酸肾上腺素。按顺序合理放置	5	缺1件扣0.5分	

续表

项目	操作流程及要求	分值	评分细则	扣分及记录
操作步骤(80)	1. 核对医嘱和注射标签及药物,PDA扫描患者腕带,查对患者信息,评估患者(身体状况及注射部位皮肤状况),询问患者药物过敏史、饮酒史、酒精过敏史),向患者解释(告知所用药物、作用及注射方法),以取得配合	12	未核对医嘱、注射标签、药物、患者各扣2分,核对无效扣2分,未使用PDA扣2分,未询问过敏史扣3分,头孢菌素类药物未询问饮酒史扣2分,未评估身体状况及注射部位各扣1分,未解释扣1分,缺1项扣1分,1项不符合要求扣0.5分	
	2. 洗手,戴口罩,PDA扫描标签并核对药物,开生理盐水。检查药液、注射器,开启青霉素中心铝盖并消毒	5	未核对药物扣2分,未检查药液扣1分,未检查注射器扣1分,消毒方法不正确扣1分,1项不符合要求扣0.5分	
	3. 打开5mL注射器,抽吸生理盐水,稀释青霉素,每毫升含20万U。用1mL注射器配制皮试液,配制好的皮试液每毫升含500U,每次配制时均须将药液混匀(上下晃2次)。配制好后,第二人PDA扫描标签并核对药物,更换针头,分类整理用物,放于治疗巾内	10	取注射器方法不正确、抽取药液方法不正确各扣1分,剂量不准确扣5分,未分类整理用物2分,1次未混匀扣0.5分,未核对1分,1项不符合要求扣0.5分	
	4. 携用物至床旁,洗手,PDA扫描注射标签核对信息,PDA扫描患者腕带,核对患者信息,询问过敏史。协助病人取舒适体位	5	未洗手扣1分,未核对、核对无效各扣2分,未询问扣2分,未使用PDA扣2分,1项不符合要求扣0.5分	
	5. 选择注射部位:过敏试验在前臂掌侧下段,预防接种在上臂三角肌下缘	4	部位不正确扣4分	
	6. 用75%乙醇消毒皮肤(乙醇过敏者用生理盐水),待干	2	消毒不符合要求扣2分	
	7. 再次核对,排尽注射器内空气	2	未核对、核对无效各扣2分,未排尽空气扣1分,1项不符合要求扣0.5分	

续表

项目	操作流程及要求	分值	评分细则	扣分及记录
操作步骤(80)	8. 左手绷紧注射部位皮肤,右手持注射器,针头斜面向上,与皮肤成5°角刺入皮内,待针头斜面全部进入皮内后以左手拇指固定针栓,右手推注药液0.1mL(50U)可见圆形隆起的皮丘,并显露毛孔	17	手法不正确扣5分,进针过深或过浅各扣3分,未绷紧皮肤、未显露毛孔各扣2分,皮丘过大或过小扣5分	
	9. 注射完毕,迅速拔出针头,切勿按压。再次核对,PDA点击开始	6	按压扣1分,未查对扣2分,核对无效扣2分,PDA未点击开始扣2分,拔针过慢扣1分	
	10. 床边观察3分钟,向病人及家属告知注意事项(不远离、不按揉、有不适立即报告)。按规定时间(PDA提醒)由2名护士观察结果,记录结果并告知。皮试结果阳性时,应告知医师、患者、家属以及相关事项,并做好标识	12	未指导、未记录、未观察各扣2分,时间不正确、判断不准确各扣3分,缺1项1分,1项不符合要求扣0.5分	
	11. 协助患者整理床单位,取舒适卧位;分类整理用物,洗手,记录	5	未记录扣2分,未关爱病人、未整理、未洗手各扣1分,1项不符合要求扣0.5分	
效果评价(10)	1. 操作熟练,动作轻巧;沟通有效,注重人文关怀;遵守无菌原则 2. 竞赛操作时间8分钟	10	操作不熟练扣1~4分,缺乏沟通技巧和人文关怀扣1~4分,污染1次扣5分,严重违反原则不及格 超过规定时间10秒扣0.1分,以此类推	

(一) 目的

(1) 进行药物过敏试验,以观察有无过敏反应。

(2) 预防接种。

(3) 局部麻醉的起始步骤。

(二) 注意事项

(1) 做皮试前必须详细询问患者的用药史、过敏史及家族史,如患者对皮试药物有过敏史，应禁止皮试，并及时与医生联系。

（2）做药物过敏试验勿用碘酊、碘伏消毒皮肤，嘱患者勿揉擦或盖住注射部位，以免影响结果的观察。

（3）皮试药液要现用现配，剂量要准确，并备肾上腺素等抢救药品及物品。

（4）进针角度以针尖斜面能全部进入皮内为宜，进针角度过大易将药液注入皮下，影响结果的观察和判断。注射完毕拔出针头，切勿按压。

（5）皮试结果阳性时，应告知医师、患者及家属，并做好标识（床头卡、腕带、医嘱单）。

（6）必要时药敏试验需作对照。即在另一前臂相同部位注入0.1mL生理盐水，20分钟后对照观察结果。

（7）严格执行三查七对制度和无菌操作制度。

（三）健康指导

（1）给患者做药物过敏试验后，嘱患者勿离开病室，等待护士，于20分钟后观察结果，同时告知患者，如有不适应立即通知护士，以便及时处理。

（2）拔针后指导患者勿揉擦局部，以免影响结果的观察。

七、肌内注射技术

项目	操作流程及要求	分值	评分细则	扣分及记录
操作前准备（10）	1. 护士要求：着装整洁、仪表端庄	5	1项不符合扣1分	
	2. 用物准备：治疗盘铺无菌治疗巾，一次性注射器2个、注射药物、符合国家要求的皮肤消毒剂、无菌棉签、垃圾小桶、砂轮、弯盘、免洗手消毒液、PDA，必要时备肾上腺素。按顺序合理放置	5	缺1件扣0.5分	

续表

项目	操作流程及要求	分值	评分细则	扣分及记录
操作步骤(80)	1. 核对医嘱和注射标签及药物，PDA扫描患者腕带，查对患者信息，评估患者（身体状况及注射部位状况），必要时了解患者有无药物过敏史，向患者解释（告知所用药物、作用及注射方法），以取得配合。必要时为患者遮挡屏风	10	未核对医嘱、注射标签、药物、患者各扣2分，核对无效扣2分，未使用PDA扣2分，未评估身体状况、注射部位、过敏史各扣1分，未解释扣2分，1项不符合要求扣0.5分	
	2. 洗手、戴口罩，PDA扫描标签并核对药物，检查药液、注射器，消毒安瓿并打开	5	未核对药物扣2分，未检查药液扣1分，未检查注射器扣1分，消毒方法不正确扣1分，1项不符合要求扣0.5分	
	3. 打开注射器，抽吸药液，第二人PDA扫描标签并核对药物，套安瓿放于治疗巾内	10	取注射器方法不正确、抽取药液方法不正确各扣2分，未核对扣1分，剂量不准确或药物吸不净扣5分	
	4. 携用物至床旁，洗手，PDA扫描注射标签核对信息，PDA扫描患者腕带，核对患者信息，为患者进行遮挡，协助病人取正确姿势，选择注射部位，定位准确	12	未核对扣2分，核对无效扣2分，未使用PDA扣2分，未遮挡扣1分，姿势不正确扣3分，定位不准确扣5分，缺1项扣1分	
	5. 消毒注射部位皮肤	3	消毒不符合要求扣3分	
	6. 再次核对，排尽注射器内空气，PDA点击开始	7	未查对扣2分，核对无效扣2分，未排尽空气扣5分	
	7. 左手指分开绷紧皮肤，右手持针以中指固定针栓，将针柄的1/2~2/3快速垂直刺入（小儿或消瘦者酌减）	10	手法不正确扣5分，进针过深或过浅各扣3分，未绷紧皮肤扣2分	
	8. 注药前抽回血，缓推药液（小儿除外）并指导（告知患者注射时勿紧张，肌肉放松，利于药液进入及吸收，注意观察患者反应	10	未抽回血扣5分，推药快扣3分，未指导、未观察各扣2分	
	9. 注射毕，用干棉签压针眼，迅速拔针，按压片刻至不出血	3	未按压进针点、未观察出血点、拔针缓慢各扣1分	

续表

项目	操作流程及要求	分值	评分细则	扣分及记录
操作步骤(80)	10. 协助患者整理衣被,取舒适卧位,告知患者用药后注意事项	2	缺1项扣1分	
	11. 再次核对,PDA点击结束	2	未查对扣2分,核对无效扣2分,未点击开始扣3分	
	12. 分类整理用物,洗手,记录	6	未整理、未洗手、未记录各扣2分,1项不符合要求扣0.5分	
效果评价(10)	1. 操作熟练,动作轻巧;沟通有效,注重人文关怀;遵守无菌原则 2. 竞赛操作时间6分钟	10	操作不熟练扣1~4分,缺乏沟通技巧和人文关怀扣1~4分,污染1次扣5分,严重违反原则不及格 超时10秒扣0.1分,以此类推	

(一) 目的

(1) 注入药物,用于不宜或不能口服、静脉注射且要求比皮下注射更快发生疗效时。

(2) 预防接种。

(二) 注意事项

(1) 两种及以上药物同时注射时应注意配伍禁忌。

(2) 选择合适的注射部位,避免刺伤神经和血管,无回血方可注射,注射部位应当避开炎症、硬结、瘢痕等部位。长期注射的患者,应当更换注射部位,并选用细长针头。

(3) 注射时切勿将针梗全部刺入,以防针梗从根部折断。若针头折断,应先稳定患者情绪,并嘱患者保持原位不动,固定局部组织,以防断针移位,同时尽快用无菌血管钳夹住断端取出,如断端全部埋入肌肉,应速请外科医师处理。

(4) 同时注射多种药液时,应先注射刺激性较弱的药液,后注射刺激性较强的药液。根据药液的量、黏稠度和刺激性的强弱选择合适的注射器和针头。

(5) 应用无痛注射技术，注射时做到二快一慢（进针、拔针快，推药慢），分散患者注意力等。

(6) 对2岁以下婴幼儿不宜选用臀大肌注射，因臀大肌尚未发育好，注射时有损伤坐骨神经的危险，最好选择股外侧肌、臀中肌和臀小肌注射。

(7) 严格执行查对制度和无菌操作原则。

(三) 健康指导

(1) 臀部肌内注射时，为使臀部肌肉放松，减轻疼痛与不适，可嘱患者取侧卧位、俯卧位、仰卧位或坐位。为使局部肌肉放松，嘱患者侧卧时上腿伸直，下腿稍弯曲；俯卧位时足尖相对，足跟分开，头偏向一侧。

(2) 对因长期多次注射出现局部硬结的患者，教给其局部热敷、理疗的方法。

八、皮下注射技术

项目	操作流程及要求	分值	评分细则	扣分及记录
操作前准备(10)	1. 护士要求：着装整洁，仪表端庄	5	1项不符合扣1分	
	2. 用物准备：治疗盘铺无菌治疗巾，一次性注射器2个、PDA、注射药物，符合国家要求的皮肤消毒剂、无菌棉签、垃圾小桶、砂轮、弯盘、免洗手消毒液，必要时备肾上腺素。按顺序合理放置	5	缺1件扣0.5分	
操作步骤(80)	1. 核对医嘱和注射标签及药物，PDA扫描患者腕带，查对患者信息，评估患者（身体状况及注射部位状况），必要时了解患者有无药物过敏史，向患者解释（告知所用药物、作用及注射方法），以取得配合	10	未核对医嘱、注射标签、药物、患者各扣2分，核对无效扣2分，未评估身体状况、注射部位、过敏史各扣2分，未解释扣2分，1项不符合要求扣0.5分	

续表

项目	操作流程及要求	分值	评分细则	扣分及记录
操作步骤(80)	2. 洗手,PDA 扫描标签并核对药物,检查药液、注射器,消毒安瓿并打开	5	未核对药物扣2分,未检查药液扣1分,未检查注射器扣1分,消毒方法不正确扣1分,1项不符合要求扣0.5分	
	3. 打开注射器,抽吸药液,第二人 PDA 扫描标签并核对药物,套安瓿放于治疗巾内	10	取注射器方法不正确、抽取药液方法不正确各扣2分,未核对扣1分,剂量不准确或药物吸不净扣4分	
	4. 携用物至床旁,洗手,PDA 扫描注射标签核对信息,PDA 扫描患者腕带,核对患者信息,协助病人取正确姿势,选择注射部位,定位准确	12	未核对扣2分,核对无效扣2分,未使用 PDA 扣2分,姿势不正确扣3分,定位不准确扣5分	
	5. 消毒注射部位皮肤	3	消毒不符合要求扣3分	
	6. 再次核对,排尽注射器内空气,PDA 点击开始	7	未查扣2分,核对无效扣2分,未排尽空气扣5分	
	7. 左手绷紧注射部位的皮肤,夹一干棉签于环指与小指之间,右手食指固定针栓,针头斜面向上与皮肤成 30°～40°角,快速将针梗的 1/2～2/3 刺入皮下(根据病人体型胖瘦调节进针深度)	10	手法不正确扣5分,进针过深或过浅各扣3分,未绷紧皮肤扣2分	
	8. 注药前抽回血,缓推药液并指导,注意观察患者反应	10	未抽回血扣5分,推药快扣3分,未指导、未观察各扣2分	
	9. 注射毕,用干棉签压针眼,迅速拔针,按压片刻至不出血	3	未按压进针点、未观察出血点、拔针缓慢各扣1分	
	10. 协助患者整理衣被,取舒适卧位,告知患者用药后注意事项	2	缺1项扣0.5分	

续表

项目	操作流程及要求	分值	评分细则	扣分及记录
操作步骤(80)	11. 再次核对,PDA点击结束	2	未核对、核对无效各扣2分,未点击开始扣2分	
	12. 分类整理用物、洗手、记录	6	未整理、未洗手、未记录各扣2分,1项不符合要求扣0.5分	
效果评价(10)	1. 操作熟练,动作轻巧;沟通有效,注重人文关怀;遵守无菌原则 2. 竞赛操作时间4分钟	10	操作不熟练扣1～4分,缺乏沟通技巧和人文关怀扣1～4分,污染1次扣5分,严重违反原则不及格 超时10秒扣0.1分,以此类推	

（一）目的

（1）注入小剂量药物,用于不宜经口服给药而需在一定时间内发生药效时。如胰岛素口服在胃肠道内易被消化酶破坏而失去作用,但皮下注射即迅速被吸收。

（2）预防接种。

（3）局部麻醉用药。

（二）注意事项

（1）严格遵守无菌操作原则及查对制度。

（2）对皮肤有刺激的药物一般不做皮下注射。

（3）在注射前详细询问患者的用药史。

（4）对于体型消瘦者,护士可捏起局部组织,适当减小穿刺角度,进针角度不宜>45°,以免刺入肌层。

（5）注射少于1mL的药液,必须用1mL注射器,以保证注入药液剂量准确。

（6）需长期反复皮下注射者,应有计划地更换部位,轮流注射,这样达到最大的药量吸收效果。每个针眼间距2.5cm。

（7）低分子肝素注射参照《2020抗凝剂皮下注射护理规范专家共识》执行。

九、静脉采血技术

项目	操作流程及要求	分值	评分细则	扣分及记录
操作前准备（10）	1. 护士要求：着装整洁、仪表端庄	5	1项不符合要求扣0.5分	
	2. 用物准备：治疗盘内放一次性采血针2个（或注射器）、符合国家要求的皮肤消毒剂、无菌棉签、弯盘、胶布、垫巾、PDA、止血带、标本试管、免洗手消毒液、锐器盒、垃圾小桶。按顺序合理放置	5	缺1件扣0.5分	
操作步骤（80）	1. 双人核对医嘱，根据医嘱打印条码，选择合适的标本试管并检查质量，贴条形码，双人核对	5	未核对医嘱扣2分，缺1项扣1分，1项不符合要求扣0.5分	
	2. 洗手，戴口罩，携用物至床旁，PDA扫描腕带及条形码，核对患者及试管信息，了解病情，询问进食情况及有无晕血史，评估患者局部皮肤、血管情况。解释采血目的、方法及配合指导，以取得合作	10	未评估扣5分，未核对、核对无效各扣2分，未解释扣2分，缺1项扣1分，1项不符合要求扣0.5分	
	3. 协助患者取舒适体位，备胶布，铺垫巾，扎止血带，选合适静脉，以穿刺点为中心常规消毒皮肤，待干	6	消毒不符合要求扣3分，未取舒适卧位、未铺垫巾、局部暴露不充分各扣1分，止血带部位不正确各扣2分	
	4. 再次核对患者信息，检查采血针并取出	8	未核对、核对无效、未检查各扣2分，1项不符合要求扣0.5分	
	5. 左手绷紧皮肤，右手持采血针，针头斜面向上，与皮肤成15°～30°角穿刺皮肤进入静脉	20	1次穿刺不成功扣10分，退针1次扣2分，穿刺方法不正确扣3分	
	6. 将试管与采血针橡皮塞头连接，观察有无血液开始流入试管内，松止血带	6	连接方法不正确扣3分，注入血标本不正确扣3分，未及时松止血带、扎止血带时间过长各扣2分	

续表

项目	操作流程及要求	分值	评分细则	扣分及记录
操作步骤(80)	7. 抽取正确血量，将试管从橡皮塞头移出	4	血量不合适扣4分	
	8. 迅速拔针并按压，指导患者沿血管方向按压	5	拔针慢扣2分，按压方法不正确扣3分，未指导按压方法扣1分	
	9. 抗凝试管轻轻倾倒5~8次	5	方法不正确扣2分	
	10. 核对无误后PDA点击"确认核对"，协助病人取舒适卧位，整理床单位，爱护体贴病人，告知注意事项（发现瘀斑、红肿、出血等及时告知护士）	5	未核对扣2分，核对无效扣2分，PDA未点击"确认核对"扣2分，缺1项扣1分，1项不符合要求扣0.5分	
	11. 标本及时送检	3	未及时送标本扣3分	
	12. 正确整理用物，洗手	3	未整理、未洗手各扣1.5分	
效果评价(10)	1. 操作熟练，手法正确；沟通有效，注重人文关怀；遵守无菌操作原则；血标本符合要求 2. 竞赛操作时间5分钟	10	操作不熟练扣1~4分，缺乏沟通技巧和人文关怀扣1~4分，污染1次扣5分，严重违反原则不及格 超时10秒扣0.1分，以此类推	

（一）目的

（1）全血标本主要用于对血细胞成分的检查。如血细胞计数和分类、形态学检查等。

（2）血浆标本主要用于凝血因子测定和游离血红蛋白以及部分临床生化检查。如内分泌激素、血栓等检查。

（3）血清标本主要用于大部分临床生化检查和免疫学检查。如测定肝功能、血清酶、脂类、电解质等。

（4）血培养标本主要用于培养检测血液中的病原菌。

(二) 注意事项

（1）采集穿刺前，捆扎止血带的时间不要超过1分钟，过长会导致血液成分变化而影响检验结果。

（2）抽血前要求病人不能做剧烈运动和长久站立，以免影响检验结果。

（3）根据检查目的不同选择正确的标本试管。

（4）大多生化检查要求采集空腹血，宜在清晨未进餐前进行，距前餐12～14小时采集最佳。需空腹采血时，应提前通知病人。

（5）严禁在输液、输血针头处抽取血标本；不宜在正在进行静脉输液、输血侧手臂采血。

（6）采集血量应准确而足够。采血时，将血液沿试管壁缓慢注入试管，避免溶血。

（7）采全血标本时，需注意抗凝，血液注入试管后，立即轻轻旋转摇动试管5～8次，使血液与抗凝剂混匀，避免血液凝固而影响检查结果。

（8）如同时抽取不同种类的血标本，应先注入血培养瓶、柠檬酸钠抗凝采血管、血清采血管［促凝剂和（或）分离胶］、含有或不含分离胶的肝素抗凝采血管、含有或不含分离胶的EDTA抗凝采血管、葡萄糖酵解抑制采血管。

（9）如一次穿刺失败，需重新穿刺，且更换穿刺部位及采血针，以免发生溶血。

（10）采血做微生物培养时，要严格无菌操作，皮肤消毒要彻底。

（11）查找疟原虫宜在病人寒战发作时采集，并立即送检，因寒战时查得疟原虫的阳性率最高。心肌酶谱等各种酶类检查以及免疫学检查等，采血后应立即送检。

（12）采血完毕，应沿血管方向按压至不出血为止，不可揉搓，避免出血。

（13）抽血时如有疑问，不能在标签上直接修改，应重新核对，确认无误后重新打印标签。

十、动脉采血技术

项目	操作流程及要求	分值	评分细则	扣分及记录
操作前准备（10）	1. 护士要求：着装整洁、仪表端庄	5	1项不符合要求扣0.5分	
	2. 用物准备：治疗盘内放一次性动脉血样采集器2个，符合国家要求的皮肤消毒剂、无菌棉签、灭菌纱布、弯盘、垫巾、PDA、免洗手消毒液、锐器盒、垃圾小桶。必要时备弹力绷带和垫枕	5	缺1件扣0.5分	
操作步骤（80）	1. 双人核对医嘱、打印条码，选择合适采血工具，双人核对。洗手，戴口罩，携用物至床旁，PDA扫描腕带、标签，核对病人信息，评估患者（病情、吸氧、呼吸机参数的设置、体温、局部皮肤及动脉搏动情况等），向患者解释目的及穿刺方法，指导患者平静呼吸，取得合作	15	未核对扣2分，核对无效扣2分，洗手不符合要求扣1分，未评估扣5分，未解释扣2分，缺1项扣1分，1项不符合要求扣0.5分	
	2. 协助患者取舒适体位，选择合适的穿刺部位，并充分暴露。桡动脉穿刺时需做艾伦试验	10	体位不舒适、部位暴露不充分各扣2分，未做艾伦试验扣5分，艾伦试验手法不正确扣2分，艾伦试验无效扣3分，1项不符合要求扣0.5分	
	3. 洗手，打开专用血气针	5	未洗手扣2分，打开血气针方法不正确扣3分	
	4. 选择合适的穿刺点，必要时放软枕，铺垫巾，备灭菌纱布。消毒穿刺点，再次核对，消毒左手食指和中指。检查血气针	10	未核对、核对无效各扣2分，穿刺点不正确扣5分，消毒不符合要求扣3分，手法不正确扣2分，缺1项扣1分，1项不符合要求扣0.5分	

续表

项目	操作流程及要求	分值	评分细则	扣分及记录
操作步骤(80)	5. 穿刺者左手食指和中指,触摸动脉搏动最明显处,确定动脉及走向后,以两手指固定动脉。右手持针迅速刺入动脉(根据选择动脉位置选择合适进针角度),动脉血自动顶入血气针内,一般需要1~1.5mL	15	穿刺1次不成功扣10分,手法不正确扣2分,进针角度不正确扣2分,抽取血量不符合要求扣3分	
	6. 拔针后用灭菌纱布按压,立即将针尖斜面刺入橡皮塞或专用针帽隔绝空气。按压穿刺点3~10分钟	10	拔针后未立即将针尖隔绝空气扣5分,注射器内有空气扣8分,按压方法不正确扣3分,按压时间不够扣2分	
	7. 将血气针颠倒混匀5次,手搓5秒,使血液与针筒内专用抗凝剂充分混匀,在标签上填写患者体温及吸氧浓度并粘贴于血气针上,PDA核对信息,点击"确认核对"	6	未转动混匀扣2分,混匀时间不足扣2分,未填写信息扣2分,未核对、核对无效各扣2分,PDA未点击"确认核对"扣2分,未立即送检扣1分,1项不符合要求扣0.5分	
	8. 观察穿刺处情况,告知有关注意事项,协助患者取舒适体位,整理床单位,爱护体贴病人	5	1项不符合要求扣0.5分	
	9. 正确整理用物,洗手	4	未整理、未洗手各扣2分,1项不符合要求扣0.5分	
效果评价(10)	1. 操作熟练;沟通有效,注重人文关怀;遵守无菌原则。采血标本符合检查项目要求 2. 竞赛操作时间4分钟	10	操作不熟练扣1~4分,缺乏沟通技巧和人文关怀扣1~4分,污染1次扣5分,严重违反原则不及格 超时10秒扣0.1分,以此类推	

(一) 目的

(1) 采集动脉血进行血气分析。

(2) 判断患者氧合及酸碱平衡情况,为诊断、治疗、用药提供依据。

(3) 做乳酸和丙酮酸测定等。

(二) 注意事项

(1) 严格执行查对制度及无菌操作原则,预防感染。

(2) 新生儿首选桡动脉穿刺,因股动脉穿刺垂直进针易伤及髋关节。

(3) 进针角度　针头斜面逆血流方向,桡动脉与皮肤呈 30°～45°角,肱动脉与皮肤呈 45°角,股动脉与皮肤呈 90°角,足背动脉与皮肤呈 15°角。

(4) 消毒范围　常规消毒皮肤,直径至少 8cm。桡穿刺部位按压 3～10 分钟至不出血为止。

(5) 有出血倾向者慎用(不选用深动脉穿刺,延长按压时间或加压止血)。

(6) 使患者处于情绪稳定状态,饮热水、洗澡、运动后、情绪激动或哭闹的患者呼吸平稳 30 分钟后采血。

(7) 吸痰后 20 分钟、氧浓度改变 15 分钟、呼吸机参数调节 30 分钟后采血。

(8) 血气分析标本必须与空气隔绝,注射器内不要有空气,取血时不可抽拉注射器以免空气进入,如果有气泡应立即针头向上竖直排出。

(9) 标本立即送检,从采集到检测不能超过 30 分钟,如有 $PaCO_2$、PaO_2、乳酸等检测应 15 分钟内送检,特殊情况下冷藏不超过 1 小时。在运送过程中应避免使用气动传送装置,避免造成血标本剧烈振荡而影响 PaO_2 检测值的准确性。

(10) 注射器采血量 2～3mL,一次性动脉采血针采血量 1～1.5mL。

(11) 进行血气分析时需注明氧浓度、体温,颠倒混匀 5 次,手搓采样管 5 秒以保证抗凝剂完全发挥作用。

(12) 尽量避免在输液侧采血。

(三) 知识拓展——艾伦试验 (Allen 试验) 的目的和方法

艾伦试验的目的:临床中用于检查桡动脉与尺动脉之间的吻合状态,评估手部的血液供应。

艾伦试验方法：操作者用双手同时按压患者尺动脉和桡动脉，嘱患者反复用力握拳和张开手指5～7次至手掌变白，松开对尺动脉的压迫，继续压迫桡动脉，观察手掌颜色变化。若手掌颜色在10秒之内迅速变红或恢复正常，表明尺动脉和桡动脉间存在良好的侧支循环，即Allen试验阴性，可以经该侧桡动脉进行穿刺；若10秒后手掌颜色仍为苍白，Allen试验阳性，表明手掌侧支循环不良，不应选择该侧的桡动脉行穿刺。

十一、输血标本采集技术

项目	操作流程及要求	分值	评分细则	扣分及记录
操作前准备（10）	1. 护士要求：着装整洁、仪表端庄	5	1项不符合要求扣0.5分	
	2. 用物准备：治疗盘内放一次性采血针（或注射器）2个、符合国家要求的皮肤消毒剂、无菌棉签、胶布、弯盘、垫巾、止血带、合血专用试管、免洗手消毒液、笔。按顺序合理放置	5	缺1件扣0.5分	
操作步骤（80）	1. 核对医嘱、打印合血条形码，选择并检查试管质量，双人核对无误后粘贴于合血专用试管上	5	未核对医嘱、核对无效各扣2分，试管错误扣3分，1项不符合要求扣0.5分	
	2. 洗手，戴口罩。携用物至床旁，2人核对患者信息，PDA扫描腕带、扫描试管条码、了解病情，询问是否有晕血史，评估患者局部皮肤、血管情况。解释采血目的、方法及配合指导，以取得合作	10	未评估扣5分，未双人核对扣3分，核对无效扣2分，未解释扣2分，缺1项扣1分，1项不符合要求扣0.5分	
	3. 协助患者取舒适体位，备胶布、铺垫巾、扎止血带，选择合适静脉，以穿刺点为中心常规消毒皮肤2遍，待干	7	消毒不符合要求扣3分，未扎止血带、止血带部位不正确各扣2分，未取舒适卧位、未铺垫巾、局部暴露不充分各扣1分	
	4. 再次核对患者信息，检查采血针并取出	7	未核对、核对无效各扣2分，未检查扣1分	

续表

项目	操作流程及要求	分值	评分细则	扣分及记录
操作步骤（80）	5. 左手绷紧皮肤，右手持采血针，针头斜面向上，与皮肤成15°～30°角穿刺皮肤进入静脉	20	一次穿刺不成功扣10分，退针1次扣2分，穿刺方法不正确扣3分，未绷紧皮肤扣2分	
	6. 将试管与采血针橡皮塞头连接，观察有无血液开始沿管壁流入试管内，松止血带	6	连接方法不正确扣3分，血标本注入不正确扣3分，未及时松止血带、扎止血带时间过长各扣2分	
	7. 抽取正确血量，将试管从橡皮塞头移出	7	血量不合适扣3分	
	8. 迅速拔针并按压，指导患者沿血管方向按压	5	按压方法不正确扣3分，未指导按压方法扣1分	
	9. 将试管轻轻倾倒5～8次	3	倾倒方法不正确扣3分	
	10. 再次核对，无误后PDA点击"确认核对"，协助病人取舒适卧位，整理床单位，爱护、体贴病人，告知注意事项（发现瘀斑、红肿、出血等及时告知护士）	5	未核对扣2分，核对无效扣2分，PDA未点击"确认核对"扣2分，未告知注意事项扣1分，缺1项扣1分，1项不符合要求扣0.5分	
	11. 标本及时送检	2	未及时送标扣2分	
	12. 正确整理用物，洗手	3	未整理、未洗手各扣1分	
效果评价（10）	1. 操作熟练，手法正确，沟通有效，注重人文关怀；遵守无菌操作原则；血标本符合要求 2. 竞赛操作时间5分钟	10	操作不熟练扣1～4分，缺乏沟通技巧和人文关怀扣1～4分，污染1次扣5分，严重违反原则不及格 超时10秒扣0.1分，以此类推	

（一）目的

输血前准备，采集血样，化验血型，进行交叉配血试验。

（二）注意事项

（1）采集穿刺前，扎止血带的时间不要超过1分钟，过长可导致血液成分变化影响检验结果。

(2) 抽血前要求病人不能做剧烈运动和长久站立,以免影响检验结果。

(3) 选择正确的标本容器。

(4) 严禁在输液、输血针头处抽取血标本;不宜在正在进行静脉输液、输血侧手臂采血。

(5) 采集血量应准确且足够。采血时,将血液沿试管壁缓慢注入试管,避免导致溶血。

(6) 如一次穿刺失败,需重新穿刺,更换穿刺部位及注射器,以免发生溶血。

(7) 采血完毕,应指导病人沿血管方向按压至不出血为止,不可揉搓,避免出血。

(8) 采血时禁止同时采集2名患者的血标本,以免发生混淆。

(9) 抽血时如有疑问,不能在标签上直接修改,应重新核对,确认无误后重新打印标签。

(三) 健康教育

(1) 向患者或家属说明采集血液标本的目的与配合要求。

(2) 采血后,压迫止血的时间不宜过短。

十二、密闭式静脉输血技术

项目	操作流程及要求	分值	评分细则	扣分及记录
操作前准备(10)	1. 护士要求:着装整洁、仪表端庄	5	1项不符合要求扣0.5分	
	2. 用物准备:一次性输血器2套、同型血液、生理盐水、胶布、止血带、垫巾、弯盘、符合国家标准的消毒剂、无菌棉签、5mL或10mL预冲、血型牌、留置针2个、无菌敷贴2个、免洗手消毒液、笔、PDA、手表。按顺序合理放置	5	缺1件扣0.5分	

37

续表

项目	操作流程及要求	分值	评分细则	扣分及记录
操作步骤(80)	1. 接到输血科取血电话,测量患者生命体征,通知临床支持中心取血;在PDA首页中扫描血液成分码,与临床支持中心工作人员共同核对血袋标签内容,并检查血液质量,核对无误后点击"入科"录入生命体征,接收血液	3	未测量患者生命体征扣2分,未双人核对扣2分,漏核对一项扣0.5分,未在PDA接收血液扣1分,未录入生命体征扣1分,1项不符合要求扣0.5分	
	2. 通知医生下达输血医嘱,打印标签,核对医嘱、输液瓶签、输血标签。洗手,戴口罩。携用物至床旁,PDA扫描患者腕带,识别患者身份(腕带、输血标签、患者自述、血袋标签一致),评估患者病情、留置针情况、自理能力、合作程度、环境等,解释输血原因、方法,告知患者根据医嘱已做好交叉配血试验,询问患者血型、有无输血史及输血反应,取得患者合作,询问并协助患者大小便	12	未通知医生下达输血医嘱、未打印标签各扣1分,未核对医嘱、输液瓶签、输血标签、PDA扣2分,未评估扣5分,评估缺一项扣0.5分,未核对患者信息扣2分,核对无效扣2分,未使用PDA扣5分,未解释扣2分,未询问大小便扣1分,未询问血型、输血史及输血反应各扣1分,缺1项扣1分,1项不符合要求扣0.5分	
	3. 双人核对血液,输血护士持PDA扫描血液成分码及血袋编号、核对护士手持血袋读取标签内容:床号、姓名、住院号、血型、血袋号、血液种类、血液剂量、交叉配血结果是否正确,输血护士跟读;检查血液有无凝血块/溶血、变色、气泡,血袋有无破损及封口是否严密,检查血液的有效期,核对无误后,PDA点击"核对"	10	未双人核对血液扣5分,核对无效扣5分,核对缺1项扣1分,未使用PDA扣5分,未点击PDA上"核对"扣1分,核对方法错误扣2分	
	4. 按密闭式静脉输液流程输入少量生理盐水。必要时遵医嘱给予抗过敏药物	5	静脉输液流程缺1项扣1分,1项不符合要求扣0.5分	

续表

项目	操作流程及要求	分值	评分细则	扣分及记录
操作步骤(80)	5. 再次核对:确认患者身份,核对护士持PDA扫描血液成分码及血袋号,扫描腕带,核对护士读出患者腕带信息,输血护士跟读(确保患者自述、腕带、PDA、血袋标签四者信息一致),确认无误后,输血护士持血袋并读取标签信息,核对护士持PDA跟读,并检查血液质量	10	未双人核对患者信息及核对无效扣2分,未扫描腕带扣2分,未双人核对血液扣5分,核对漏1项扣1分,核对方法错误扣2分,1项不符合要求扣0.5分	
	6. 轻轻旋转血袋使血液摇匀,打开血袋封口并消毒,平放血袋,将输血器针头从生理盐水瓶上拔出,插入血袋塑料管内,缓缓将血袋倒挂于输液架上,合理调节输血速度;输血开始速度宜慢(<20滴/分),在PDA上点击"开始输血",将生命体征、滴速、输注途径填写于PDA上	10	未调节滴速或不正确扣5分,点击开始输血时机不正确扣3分,未消毒扣2分,消毒不正确扣1分,未将血袋摇匀或摇匀不正确扣2分,PDA未记录扣1分,漏1项扣1分,不符合要求扣0.5分	
	7. 双人再次核对患者信息及血型,悬挂血型牌,告知注意事项,PDA执行输血医嘱,扫描腕带,执行输血,协助患者取舒适卧位,整理床单元	10	未核对患者身份或核对无效扣2分,未悬挂血型牌扣1分,未询问血型扣1分,未执行输血医嘱扣2分,未告知注意事项3分,告知注意事项不全扣1分,未取舒适卧位、未整理床单元各扣0.5分	
	8. 正确整理用物,洗手	3	未整理、未洗手各扣1分	
	9. 15分钟后若无反应,应以患者能够耐受的最快速度完成输注。呼叫器置于易取处,协助患者取舒适卧位,整理床单元	2	血液输注15分钟未调节速扣2分,调节滴速不正确扣1分,未取舒适卧位、未整理床单元各扣0.5分	
	10. 点击"巡视"填写患者生命体征、滴速;观察患者情况和输血情况及有无输血反应	3	未巡视扣3分,未记录生命体征扣1分,未观察患者、输血情况及有无输血反应各扣1分	

续表

项目	操作流程及要求	分值	评分细则	扣分及记录
操作步骤（80）	11. 待输血完毕，再输入少量生理盐水，使输血器内血液全部输入体内，并检查穿刺部位情况，PDA扫描血液成分码及血袋编号，点击"结束"	5	血液未输尽扣3分，未检查穿刺部位情况扣1分，未点击"结束"或时机不正确扣1分，冲封管手法不正确扣1分，1项不符合要求扣0.5分	
	12. 询问患者感受，协助患者取舒适卧位，整理床单元，正确处理用物，洗手	3	用物处理1件不符合要求扣1分，未洗手扣1分，未取舒适卧位扣0.5分，1项不符合要求扣0.5分	
	13. 输血完毕1小时内，PDA扫描血液成分码及血袋编号，点击"巡视"填写患者生命体征，点击"确认"，再次PDA扫描血液成分码及血袋编号，点击"出科"，输血记录单检查无误后及时发送，废血袋及时送回输血科，在2~6℃冰箱中保存24小时	4	输血结束后未巡视扣2分，未录入生命体征扣1分，未点击巡视或出科各扣1分，输血记录单检查无误后未及时发送扣1分，废血袋未及时送回输血科扣1分	
效果评价（10）	1. 操作熟练，手法正确；沟通有效，注重人文关怀；患者痛感较小；遵守查对制度和无菌操作原则 2. 竞赛操作时间12分钟	10	操作不熟练扣1~4分，缺乏沟通技巧和人文关怀扣1~4分，污染1次扣5分，严重违反原则不及格 超时10秒扣0.1分，以此类推	

（一）目的

（1）补充血容量　增加有效循环血量，改善心肌功能和全身血液灌流，提升血压，增加心输出量，促进循环。用于失血、失液引起的血容量减少或休克患者。

（2）纠正贫血　增加血红蛋白含量，促进携氧功能。用于血液系统疾病引起的严重贫血和某些慢性消耗性疾病的患者。

（3）补充血浆蛋白　增加蛋白质，改善营养状态，维持血浆胶体渗透压，减少组织渗出和水肿，保持有效循环血量。用于低蛋白血症以及大出血、大手术的患者。

（4）补充各种凝血因子和血小板　改善凝血功能，有助于止血。用于凝血功能障碍（如血友病）及大出血的患者。

（5）补充抗体、补体等血液成分　增强机体免疫力，提高机体抗感染的能力。用于严重感染的患者。

（6）排除有害物质一氧化碳、苯酚等　化学物质中毒时，血红蛋白失去了运氧能力或不能释放氧气供机体组织利用。为了改善组织器官的缺氧状况，可以通过换血疗法，把不能释放氧气的红细胞换出。溶血性输血反应及重症新生儿溶血病时，可采用换血治疗。为了排除血浆中的自身抗体，可采用换血浆法。

（二）注意事项

（1）在取血和输血过程中，要严格执行无菌操作及查对制度。在输血前，一定要由两名护士按照需查对的项目再次进行查对，避免差错事故的发生。

（2）输血前后及两袋血之间需要滴注少量生理盐水，以防发生不良反应。

（3）血液内不可随意加入其他药品，如钙剂、酸性或碱性药品、高渗或低渗液体，以防血液凝集或溶解。

（4）输血过程中，一定要加强巡视，观察有无输血反应的征象，并询问患者有无任何不适反应。一旦出现输血反应，应立刻停止输血，并按输血反应进行处理。

（5）严格掌握输血速度，对年老体弱、严重贫血、心衰患者应谨慎，滴速宜慢。

（6）对急症输血或大量输血患者可行加压输血，输血时可直接挤压血袋、卷压血袋输血或应用加压输血器等。加压输血时，护士须在床旁守护，输血完毕及时拔针，避免发生空气栓塞反应。

（7）输完的血袋送回输血科保留24小时，以备患者在输血后发生输血反应时检查分析原因。

（三）健康教育

（1）向患者说明输血速度调节的依据，告知患者勿擅自调节滴速。

(2) 向患者介绍常见输血反应的症状和防治方法。并告知患者,一旦出现不适症状,应及时使用呼叫器。

(3) 向患者介绍输血的适应证和禁忌证。

(4) 向患者介绍有关血型的知识和做血型鉴定及交叉配血试验的意义。

十三、血培养标本采集技术

项目	操作流程及要求	分值	评分细则	扣分及记录
操作前准备(10)	1. 护士要求:着装整洁,仪表端庄	5	1项不符合要求扣0.5分	
	2. 用物准备:治疗盘内放一次性采血针(或注射器)2个、75%乙醇、75%乙醇棉片、无菌棉签、弯盘、垫巾、止血带、血培养瓶2套、免洗手消毒液、PDA、笔。按顺序合理放置	5	缺1件扣0.5分	
操作步骤(80)	1. 核对医嘱,选择合适的培养瓶并检查,打印条码、粘贴条形码,并双人核对	5	未核对医嘱、未双人核对各扣2分,未检查培养瓶扣1分,缺1项扣1分,1项不符合要求扣0.5分	
	2. 洗手、戴口罩。携用物至床旁,PDA扫描腕带及条形码确认患者及试管信息	5	未使用PDA扣2分,未核对扣2分,核对无效扣2分	
	3. 询问是否有晕血史,铺垫巾,评估患者局部皮肤、血管情况。解释采血目的、方法及注意事项,以取得合作。协助患者取舒适体位	9	未取合适体位扣3分,评估少1项扣1分,未评估扣3分,解释少1项扣1分,1项不符合要求扣0.5分	
	4. 洗手,用75%乙醇棉片用力擦拭消毒培养瓶瓶塞及瓶口,消毒两遍,待自然干燥。扎止血带,选择合适静脉,松止血带,用75%乙醇按要求消毒皮肤两遍,待干	10	消毒不符合要求扣3分,未待干扣2分,未铺垫巾扣1分,1项不符合要求扣0.5分	

续表

项目	操作流程及要求	分值	评分细则	扣分及记录
操作步骤(80)	5. 再次核对患者信息,扎止血带。左手绷紧皮肤,右手持采血针,针头斜面向上,与皮肤成15°～30°角穿刺皮肤进入静脉	10	未核对均扣2分,核对无效扣2分。未扎止血带、止血带位置不合适、止血带松紧不合适各扣1分,一次穿刺不成功扣3分,退针1次扣2分,穿刺方法不正确扣3分,1项不符合要求扣0.5分	
	6. 将培养瓶与采血针橡皮塞头连接,观察有无血液开始流入培养瓶内,松止血带,采血针先注入需氧瓶,后注入厌氧瓶。使用注射器时,先注入厌氧瓶,后注入需氧瓶	6	连接方法不正确扣2分,注入培养瓶不正确扣3分,未及时松止血带、扎止血带时间过长各扣2分。1项不符合要求扣0.5分	
	7. 抽取正确血量,成人8～10mL,婴儿1～3mL,幼儿3～5mL,将培养瓶从橡皮塞头移出	7	抽取血量不符合要求扣3分,注入血标本不正确扣3分	
	8. 用干棉签置穿刺点处迅速拔针并按压,指导患者沿血管方向按压	6	按压方法不正确扣3分,未指导按压方法扣1分	
	9. 培养瓶轻轻摇匀,用记号笔在培养瓶上记录留取部位和体温,同一部位的两个培养瓶绑在一起	6	未摇匀扣5分,摇匀方法不正确扣2分,未标示扣2分,未绑标本扣5分	
	10. 核对无误后PDA点击"确认核对",协助病人取舒适卧位,整理床单位,爱护、体贴病人,告知注意事项	6	PDA未确认扣3分,未核对扣2分,核对无效扣2分。未交代注意事项、未取舒适卧位、未整理床单位各扣1分,1项不符合要求扣0.5分	
	11. 对侧同法抽取,标本及时送检	5	未及时送标本扣3分,1项不符合要求扣0.5分	
	12. 正确整理用物,洗手	5	未整理、未洗手各扣2分	

续表

项目	操作流程及要求	分值	评分细则	扣分及记录
效果评价(10)	1. 操作熟练,手法正确;沟通有效,注重人文关怀;遵守无菌操作原则;血标本符合要求 2. 竞赛操作时间5分钟	10	操作不熟练扣1~4分,缺乏沟通技巧和人文关怀扣1~4分,污染1次扣5分,严重违反原则不及格 　超时10秒扣0.1分,以此类推	

(一)目的

(1) 用于菌血症、败血症及脓毒症的病因学诊断。

(2) 减少抗菌药物的误用和滥用。

(3) 降低患者的病死率,减少医疗花费。

(二)注意事项

(1) 采集穿刺前,捆扎止血带的时间不要超过1分钟,过长可导致血液成分变化影响检验结果。

(2) 抽血前要求患者不能做剧烈运动和长久站立,以免影响检验结果。

(3) 根据医嘱选择正确的血培养瓶。

(4) 标本采集中必须严格无菌操作,以免将污染菌误以为病原菌。

(5) 严禁在输液、输血针头处抽取血标本。

(6) 采集血量应准确且足够,以提高血液培养阳性率。

(7) 采血时机　在患者发热期间越早越好,最好在抗菌治疗前。

(8) 如穿刺失败,需重新穿刺,且更换穿刺部位及注射器,以免发生溶血。

(9) 采血完毕,应指导患者在穿刺点上方按压止血达5分钟或更长时间,不可揉搓,避免出血。

(三)健康教育

(1) 向患者或家属说明采集血培养的目的与配合要求。

(2) 向患者说明采血后压迫止血的时间不宜过短。

(3) 向患者或家属说明如在采集标本前患者已使用抗生素,应向医护人员说明。

(四) 血培养特殊消毒需求

(1) 一步法　0.5%葡萄糖氯己定作用 30 秒;或 70%异丙醇消毒后自然干燥。

(2) 三步法　①75%乙醇擦拭静脉穿刺部位,待干 30 秒以上;②1%~2%碘酊或 10%碘伏擦拭静脉穿刺部位,碘酊作用 30 秒、碘伏作用 90~120 秒;③75%乙醇脱碘 60 秒,待挥发干燥后采血。

十四、输液泵使用技术

项目	操作流程及要求	分值	评分细则	扣分及记录
操作前准备(10)	1. 护士要求:着装整洁,仪表端庄	5	1 项不符合要求扣 0.5 分	
	2. 用物准备:输液泵、一次性输液器 2 套、弯盘、0.5%碘伏或复合碘消毒液、75%乙醇、无菌棉签、预冲式导管冲洗器 2 个、酒精棉片 2~4 个、胶布、输液药物、输液架、免洗手消毒液、PDA、锐器盒、垃圾小桶,必要时备网套、启瓶器、纱布。按顺序合理放置	5	缺 1 件扣 0.5 分	
操作步骤(80)	1. 核对医嘱、输液瓶签及药物,洗手、戴口罩。携用物至床旁,PDA 扫描输液标签核对信息并检查药物,PDA 扫描患者腕带,核对患者信息,评估病人(身体状况、病情、穿刺处局部皮肤、血管、输液工具固定等情况),向病人及家属解释(输液目的及药物作用、过敏史及用药史),以取得合作,询问并协助病人大小便。取合适体位,备胶布	12	未核对、未解释各扣 2 分,未使用 PDA 扣 2 分,未检查药物扣 3 分,未评估扣 5 分,缺 1 项扣 1 分,1 项不符合扣 0.5 分	
	2. 将输液泵垂直固定在输液架上,接通电源	3	输液泵未垂直扣 2 分,未接电源扣 1 分,1 项不符合扣 0.5 分	

45

续表

项目	操作流程及要求	分值	评分细则	扣分及记录
操作步骤(80)	3. 洗手,消毒瓶塞中心及瓶颈,挂于输液架上。打开输液器,插入瓶塞至针头根部,一次排气成功,对光检查有无气泡	10	消毒不符合要求扣1分,输液器针头未全插入扣2分,一次排气不成功扣3分,排出药液过多、未对光检查各扣2分,缺1项扣1分,1项不符合要求扣0.5分	
	4. 打开电源开关,检查性能。将输液器置于泵的卡式管道内	9	未打开电源扣2分,输液器置于位置不正确扣7分	
	5. 遵医嘱设定输液速度、输液量其他需要设置的参数,确认正确,打开调节夹	6	设定输液速度、输液量不正确各扣3分,其他参数不正确各扣1分	
	6. 酒精棉片消毒输液接头,冲洗输液工具	10	未消毒扣5分,消毒不符合要求扣2分,未冲管扣3分,冲管方法不正确扣2分,1项不符合扣1分	
	7. 再次核对,检查空气是否排尽后连接输液工具,启动输液泵	5	未查对扣2分,核对无效扣2分,未检查扣1分,未启动输液泵扣2分	
	8. 再次核对,PDA点击开始。观察输液泵运行情况、患者反应及输液情况等。协助病人取舒适卧位,整理床单位,告知注意事项	10	未查对扣2分,核对无效扣2分,未观察、未告知、未体现人文关怀各扣2分,1项不符合要求扣0.5分	
	9. 输液过程中,注意观察病人的反应、输液泵运行情况及输液情况等,PDA点击巡视	3	未观察扣2分,不符合要求扣1分	
	10. 输液完毕,PDA扫描瓶签,点击结束。先按停止键,与病人分离,消毒输液接头,正确冲封管。再关闭输液泵	10	未使用PDA扫描结束扣1分,未关停止键扣3分,未消毒扣1分,未正压封管扣3分,方法不正确扣2分,缺1项扣1分,1项不符合要求扣0.5分	
	11. 处理用物,洗手,记录	2	用物处理不正确扣2分,缺一项扣1分,1项不符合要求扣0.5分	

续表

项目	操作流程及要求	分值	评分细则	扣分及记录
效果评价 (10)	1. 操作熟练、规范；提倡人文关怀，注意沟通技巧；遵守无菌操作原则；熟悉机器性能 2. 竞赛操作时间 10 分钟	10	操作不熟练扣 1～4 分，缺乏沟通技巧和人文关怀扣 1～4 分，污染 1 次扣 5 分，严重违反原则不及格 超时 10 秒扣 0.1 分，以此类推	

（一）目的

准确控制输液速度，使药物速度均匀、用量准确并安全地进入患者体内发生作用。

（二）注意事项

（1）护士应了解输液泵的工作原理，熟练掌握其使用方法。

（2）详细记录输液泵使用的起始时间、输液总量、输液速度以及输入液体种类、药物名称及剂量。

（3）在使用输液泵控制输液的过程中，护士应加强巡视。注意实际速度与设定速度是否一致等，及时发现问题并及时解决。

（4）如输液泵出现报警，应查找可能的原因，如有气泡、输液管堵塞或输液结束等，并及时给予处理。

（5）使用中注意观察静脉注射局部皮肤有无红肿，防止刺激性的药液外渗引起的组织损害。

（6）观察患者有无寒战、发绀、发热等全身反应，如有上述反应应立即停止输液，并及时报告医生给予处理。

（7）连续使用输液泵泵入 24 小时以上时，每 24h 更换输液器。

（8）将输液器墨菲式滴管下端输液器部分正确安装在输液泵槽内，拉直输液器。关闭泵门前，需确保泵门没有异物阻挡。

（9）如果输液管路安装松弛或过紧，可能导致输液量不准确。

（10）输液过程中，如需要更换药液或输液器，需先停止输液，关闭输液器调节夹后再更换。

（11）确保输液管路处于气泡传感器的位置，避免空气进入患者体内。

（12）输液泵依据说明书擦拭消毒，放置于清洁干燥处备用。

（三）健康教育

（1）告知患者，护士不在场的情况下，一旦输液泵出现报警，应及时按呼叫器求助护士，以便及时处理出现的问题。患者、家属不要随意搬动输液泵，防止输液泵电源线因牵拉而脱落。

（2）患者输液侧肢体不要剧烈活动，防止输液管道被牵拉脱出。

（3）告知患者，输液泵内有蓄电池，患者如需如厕，可以请护士帮忙暂时拔掉电源线，返回后重新插好。

十五、微量泵使用技术

项目	操作流程及要求	分值	评分细则	扣分及记录
操作前准备（10）	1. 护士要求:着装整洁、仪表端庄	5	1项不符合要求扣0.5分	
	2. 用物准备:微量泵、延长管2根、弯盘、0.5%碘伏或复合碘消毒液、无菌棉签、无菌纱布、治疗盘（内放置配制好的药物）、预冲式导管冲洗器2个、酒精棉片2~4个、免洗手消毒液、表、PDA、锐器盒、垃圾小桶	5	缺1件扣0.5分	
操作步骤（80）	1. 核对医嘱、注射标签及药物，洗手，戴口罩。携用物至床旁，PDA扫描注射标签核对信息并检查药物，PDA扫描患者腕带，核对患者信息，评估病人（身体状况、病情、穿刺处局部皮肤、血管、输液工具固定等情况），向病人及家属解释（目的及药物作用、询问过敏史及用药史等），取得合作。取合适体位，备胶布	12	未核对、未解释各扣2分，未使用PDA扣2分，未检查药物扣3分，未评估扣5分，缺1项扣1分，1项不符合扣0.5分	

续表

项目	操作流程及要求	分值	评分细则	扣分及记录
操作步骤（80）	2. 妥善固定微量泵,连接电源,备用	3	微量泵固定不符合要求扣2分,未连接电源扣1分	
	3. 洗手,将注射器与延长管连接,手动排气,对光检查有无气泡	10	连接不正确、未对光检查各扣2分,排气不成功扣3分,排出药液过多扣2分,1项不符合扣0.5分	
	4. 打开微量泵电源开关,确认性能良好。将注射器正确安装于微量泵上,遵医嘱设定泵入速度	15	未打开电源扣2分,安装不正确扣5分,未设定速度扣8分,设定速度不正确扣3分	
	5. 协助患者取舒适体位,酒精棉片消毒输液接头,冲洗输液工具	10	未消毒扣5分,消毒不符合要求扣2分,未冲输液工具扣3分,冲管方法不正确扣2分,1项不符合扣1分	
	6. 再次查对,检查延长管无气泡后连接分隔膜接头,启动微量泵	5	未查对扣2分,未检查扣1分,未启动微量泵扣2分	
	7. 再次核对,PDA点击开始。观察微量泵运行情况、患者反应及输液情况等。协助病人取舒适卧位,整理床单位,告知注意事项	10	未查对扣2分,未观察、未告知、未体现人文关怀各扣2分,1项不符合要求扣0.5分	
	8. 注射过程中,注意观察病人的反应、微量泵运行情况及输液情况等,PDA点击巡视	3	未观察扣2分,不符合要求扣1分	
	9. 注射完毕,PDA扫描注射标签,点击结束。先按停止键,与病人分离,消毒输液接头,正确冲管、封管,再关闭微量泵	10	未使用PDA扫描结束扣1分,未关停止键扣3分,未消毒扣1分,未脉冲式冲管、正压封管各扣3分,方法不正确扣2分,1项不符合要求扣0.5分	
	10. 整理用物,洗手,记录	2	用物整理不正确扣2分,缺一项扣1分,1项不符合要求扣0.5分	

续表

项目	操作流程及要求	分值	评分细则	扣分及记录
效果评价(10)	1. 操作熟练、规范；提倡人文关怀，注意沟通技巧；遵守无菌操作原则 2. 竞赛操作时间7分钟	10	操作不熟练扣1~4分，缺乏沟通技巧和人文关怀扣1~4分，污染1次扣5分，严重违反原则不及格 超时10秒扣0.1分，以此类推	

（一）目的

准确控制药物速度，使药物速度均匀、用量准确并安全地进入患者体内发生作用。

（二）注意事项

（1）为保证用药剂量准确，应在注射速度设置准确后，方可开始注射。

（2）严格无菌操作，防止药物污染。

（3）注意保持静脉通路通畅，与输液器合用一条静脉通路时，可用三通器相连。

（4）尽量减少更换注射器所用时间，药物注射完毕前，微量泵会自动报警，此时应将另一注射器的药物准备好。

（5）注意观察用药效果及副作用，根据医嘱及时更换药物或改变注射速度。

（6）注射器安装到微量泵上时，必须排出注射器和延长管内的气泡。

（7）连续泵入时，根据情况每24小时更换注射器、延长管。

（8）微量泵依据说明书擦拭消毒，放置于清洁干燥处备用。

（三）健康教育

（1）告知患者，护士不在场的情况下，一旦微量泵出现报警，应及时按呼叫器求助护士，以便及时处理出现的问题。

（2）患者、家属不要随意搬动微量泵，防止微量泵电源线因牵拉而脱落。

十六、氧气雾化吸入技术

（一）氧气雾化（氧气瓶）吸入技术

项目	操作流程及要求	分值	评分细则	扣分及记录
操作前准备（10）	1. 护士要求：着装整洁、仪表端庄	5	1项不符合扣1分	
	2. 用物准备：氧气筒、扳手、雾化吸入器一套、吸氧装置一套、治疗巾、纱布、弯盘、纸杯（内放漱口水、吸水管）、5mL/10mL注射器1个、必要时备生理盐水（正确配制好药液）、免洗手消毒液、治疗卡、PDA。按顺序放置	5	缺1件扣0.5分	
操作步骤（80）	1. 核对医嘱，洗手，戴口罩，携用物至床旁，PDA扫描治疗卡，核对患者信息，评估患者病情、意识、自理能力、痰液情况，雾化吸入法的掌握及配合程度、过敏史，向患者及家属解释雾化吸入的目的、操作的程序和配合要点，以取得合作	10	未评估扣5分，未核对、核对无效、未查对、未解释各扣2分，缺1项扣1分，1项不符合要求扣0.5分	
	2. 装表：吹尘，检查流量开关是否关闭，装表	10	未吹尘、氧气表与地面不垂直、未连接湿化瓶各扣3分，未检查流量开关扣2分，缺1项扣1分，1项不符合要求扣0.5分	
	3. 开总开关，开流量开关，检查氧气表装置是否漏气、是否通畅	6	装表后漏气扣2分，未检查、未关小开关各扣2分。缺1项扣1分，1项不符合要求扣0.5分	
	4. 洗手，协助患者取坐位或半坐位（不能坐位者应尽量抬高床头），患者颌下放治疗巾或毛巾	3	未洗手、卧位不符合病情、未放治疗巾各扣2分，1项不符合要求扣0.5分	
	5. 检查雾化吸入器，核对患者，核对药液，将药物注入雾化罐内。将吸氧装置与雾化吸入器相连，调节氧流量为6~8L/min，观察出雾情况	10	未检查、未核对、核对无效、药物剂量不准确、湿化瓶内有水各扣2分，连接错误、氧流量不正确各扣5分，缺1项扣1分，1项不符合要求扣0.5分	

续表

项目	操作流程及要求	分值	评分细则	扣分及记录
操作步骤(80)	6. 指导其用口含吸嘴(或佩戴面罩),用双唇包住,深呼吸(口吸气,鼻呼气),核对无误后PDA点开始,告知有关注意事项	12	未指导、指导不正确、未观察各扣5分,药液未吸净、PDA未点开始各扣3分,缺1项扣1分,1项不符合要求扣0.5分	
	7. 整理用物,洗手	4	未整理,未洗手各扣2分,1项不符合要求扣0.5分	
	8. 加强巡视,注意观察病情变化(口唇、面色、咳嗽咳痰情况),如有不适及时停止	2	未巡视扣2分,观察不全扣1分	
	9. 治疗结束:核对患者信息,PDA点击结束,关闭氧气流量开关,取下雾化吸入装置,协助患者叩背排痰、有效咳嗽、漱口、擦干口唇、面部,取舒适卧位,整理床单位,评估治疗效果及反应	14	未核对信息、未点击结束、未协助叩背、未指导有效咳嗽各扣5分,指导不正确、手法不正确各扣3分,未评估治疗效果扣2分,缺1项扣1分,1项不符合要求扣0.5分	
	10. 查看氧气桶剩余压力,关闭氧气筒,放余气,关闭氧气流量开关,卸下吸氧装置并分离。湿化管、湿化瓶送供应室消毒,氧气表清洁消毒	5	关闭顺序不正确、未放余气、未查看压力、未卸吸氧装置各扣2分,缺1项扣1分,1项不符合要求扣0.5分	
	11. 正确处理用物,雾化吸入器用温水洗净,晾干后保存备用	2	缺1项扣1分,1项不符合要求扣0.5分	
	12. 洗手,必要时记录	2	缺1项扣1分,1项不符合要求扣0.5分	
效果评价(10)	1. 操作熟练,动作轻巧;沟通有效,注重人文关怀 2. 竞赛操作时间5分钟	10	操作不熟练扣1~4分,缺乏沟通技巧和人文关怀扣1~4分 超时10秒扣0.1分,以此类推	

（二）氧气雾化（中心供氧）吸入技术

项目	操作流程及要求	分值	评分细则	扣分及记录
操作前准备（10）	1. 护士要求：着装整洁、仪表端庄	5	1项不符合扣1分	
	2. 用物准备：雾化吸入器一套、吸氧装置一套、治疗巾、纱布、弯盘、纸杯（内放漱口水、吸水管）、5mL/10mL注射器1个、必要时备生理盐水（正确配制好药液）、免洗手消毒液、治疗卡、PDA。按顺序放置	5	缺1件扣0.5分	
操作步骤（80）	1. 核对医嘱，洗手，戴口罩，携用物至床旁，PDA扫描治疗卡，核对患者信息，评估病情、意识、自理能力、痰液情况、吸入法的掌握及配合程度、过敏史，向患者及家属解释雾化吸入的目的、操作的程序和配合要点，以取得合作	10	未评估扣5分，未核对、核对无效、未查对、未解释各扣2分，缺1项扣1分，1项不符合要求扣0.5分	
	2. 安装吸氧装置（吸氧装置插入气源接头前必须关闭流量调节阀），检查无漏气、流量表通畅，按需使用湿化瓶（正在吸氧的患者，将湿化瓶内的液体倒掉）	6	氧气表安装不正确、流量表未关闭、漏气各扣3分，湿化瓶内灭菌水未倾倒扣3分，湿化瓶未拧紧扣1分，1项不符合扣0.5分	
	3. 协助病人取坐位或半坐位（不能坐位者应尽量抬高床头），病人颌下放治疗巾或毛巾	3	卧位不符合病情、未放治疗巾各扣2分，1项不符合要求扣0.5分	
	4. 检查雾化吸入器，核对患者，核对药液，将药物注入雾化罐内。将吸氧装置与雾化吸入器相连，调节氧流量为6~8L/min，观察出雾情况	10	未检查、未核对、核对无效、药物剂量不准确、湿化瓶内有水各扣2分，连接错误、氧流量不正确各扣5分，缺1项扣1分，1项不符合要求扣0.5分	
	5. 指导其用口含吸嘴（或佩戴面罩），用双唇包住，深呼吸（口吸气，鼻呼气），核对无误后PDA点开始，告知有关注意事项	12	未指导、指导不正确、未观察各扣5分，药液未吸净、PDA未点开始各扣3分，缺1项扣1分，1项不符合要求扣0.5分	
	6. 整理用物，洗手	4	未整理、未洗手各扣2分，1项不符合要求扣0.5分	

续表

项目	操作流程及要求	分值	评分细则	扣分及记录
操作步骤（80）	7. 加强巡视，注意观察病情变化（口唇、面色、咳嗽咳痰情况），如有不适及时停止	2	未巡视扣2分，观察不全扣1分	
	8. 治疗结束，核对患者信息，PDA点击结束，取下雾化吸入装置，协助患者叩背排痰、有效咳嗽，漱口、擦干口唇、面部，取舒适卧位，整理床单位，评估治疗效果及反应	16	未核对信息、未协助叩背、指导有效咳嗽各扣4分，未点击结束、指导不正确、叩背手法不正确各扣3分，未评估治疗效果扣2分，缺1项扣1分，1项不符合要求扣0.5分	
	9. 卸下吸氧装置并分离。湿化管、湿化瓶送供应室消毒，氧气表清洁消毒	12	未卸下吸氧装置、未分离各扣2分，用物处理不正确扣3分，缺1项扣1分，1项不符合要求扣0.5分	
	10. 正确处理用物，雾化罐用温水洗净、晾干后保存备用	2	缺1项扣1分，1项不符合要求扣0.5分	
	11. 洗手，必要时记录	3	缺1项扣1分，1项不符合要求扣0.5分	
效果评价（10）	1. 操作熟练，动作轻巧；沟通有效，注重人文关怀 2. 竞赛操作时间5分钟	10	操作不熟练扣1~4分，缺乏沟通技巧和人文关怀扣1~4分 超时10秒扣0.1分，以此类推	

（三）氧气雾化（压缩空气式雾化器）吸入技术

项目	操作流程及要求	分值	评分细则	扣分及记录
操作前准备（10）	1. 护士要求：着装整洁，仪表端庄	5	1项不符合扣1分	
	2. 用物准备：雾化吸入器一套、压缩空气式雾化器、治疗巾、纱布、弯盘、纸杯（内放漱口水、吸水管）、5mL/10mL注射器1个、必要时备生理盐水（正确配制好药液）、免洗手消毒液、治疗卡、PDA。按顺序放置	5	缺1件扣0.5分	

续表

项目	操作流程及要求	分值	评分细则	扣分及记录
操作步骤(80)	1. 核对医嘱，洗手，戴口罩，携用物至床旁，PDA扫描治疗卡，核对患者信息，评估病情、意识、自理能力、痰液情况、吸入法的掌握及配合程度、过敏史，向患者及家属解释雾化吸入的目的、操作的程序和配合要点，以取得合作	10	未评估扣5分，未核对、查对、未解释各扣2分，缺1项扣1分，1项不符合要求扣0.5分	
	2. 协助病人取坐位或半坐位（不能坐位者应尽量抬高床头），病人颌下放治疗巾或毛巾	5	卧位不符合病情、未放治疗巾各扣2分，1项不符合要求扣0.5分	
	3. 插电源，打开开关，检查压缩空气式雾化器性能是否良好，预工作2~3分钟（或根据厂家说明），关闭开关	8	未插电源扣3分，未检查扣3分，未根据说明预工作扣2分。缺1项扣1分，1项不符合要求扣0.5分	
	4. 再次核对患者及药液	5	未核对患者、药液各扣3分，1项不符合要求扣1分	
	5. 检查雾化吸入器，取出连接管，一端连接压缩空气式雾化器出口，另一端连接雾化罐进气口，将药物注入雾化吸入器内。打开开关，观察出雾情况	10	未检查扣2分，连接错误扣5分，药物剂量不准确、未观察各扣2分，1项不符合要求扣1分	
	6. 指导其用口含吸嘴（或佩戴面罩），用双唇包住，深呼吸（口吸气，鼻呼气），核对无误后PDA点开始，告知有关注意事项	16	未指导、未观察各扣5分，指导不正确、药液未吸净、PDA未点开始各扣3分，缺1项扣1分，1项不符合要求扣0.5分	
	7. 整理用物，洗手	4	未整理、未洗手各扣2分，1项不符合要求扣0.5分	
	8. 加强巡视，注意观察病情变化（口唇、面色、咳嗽咳痰情况），如有不适及时停止	2	未巡视扣2分，观察不全扣1分	
	9. 治疗结束，核对患者信息，PDA点击结束，关闭开关，取下雾化吸入装置，协助患者叩背排痰，漱口，擦干口唇、面部，取舒适卧位，整理床单位，评估治疗效果及反应	15	未核对信息、未协助叩背各扣5分，未点击结束、指导不正确、叩背手法不正确扣3~5分，未评估治疗效果扣2分，缺1项扣1分，1项不符合要求扣0.5分	

续表

项目	操作流程及要求	分值	评分细则	扣分及记录
操作步骤(80)	10. 按要求处理用物,保存备用	2	缺1项扣1分,1项不符合要求扣0.5分	
	11. 洗手,必要时记录	3	缺1项扣1分,1项不符合要求扣0.5分	
效果评价(10)	1. 操作熟练,动作轻巧;沟通有效,注重人文关怀 2. 竞赛操作时间5分钟	10	操作不熟练扣1~4分,缺乏沟通技巧和人文关怀扣1~4分 超时10秒扣0.1分,以此类推	

1. 目的

(1) 湿化气道　常用于呼吸道湿化不足、长期使用人工呼吸机者等。

(2) 控制感染　消除炎症,常用于支气管、肺部感染的治疗。

(3) 改善通气　解除支气管痉挛。

(4) 祛痰镇咳　稀释痰液,帮助祛痰。

2. 注意事项

(1) 当患者呼吸道分泌物多时,可先拍背助患者咳痰,让呼吸道尽可能保持通畅,减少阻碍,提高雾化治疗的效果。

(2) 正确使用供氧装置,注意用氧安全,室内应避免火源。

(3) 氧气湿化瓶内勿盛水,以免液体进入雾化器内使药液稀释影响疗效。

(4) 密切关注患者雾化吸入治疗中潜在的药物不良反应。

(5) 进行叩背

① 叩背方法:患者取坐位或侧卧位,操作者将手固定成背隆掌空状态(即手背隆起,手掌中空,手指弯曲,拇指紧靠食指)。

② 叩背原则:自下而上、由外向内,力度适宜。背部从第十肋间隙。必要时胸部从第六肋间隙开始向上叩击至肩部,注意避开乳房及心前区。

③ 叩背时观察患者反应及叩背力度是否适宜。

(6) 有效咳痰 患者取坐位、半卧位或侧卧位,上身前倾,嘱患者数次深呼吸,深吸气后屏气3～5秒(有伤口者,护理人员应将双手压在切口的两侧,减轻伤口的压力,以减少疼痛),然后让患者腹肌用力,进行2～3次短促而有力的咳嗽(先示范,后指导患者做);将痰液吐至痰杯或一次性纸杯中,观察患者反应、咳痰情况以及痰液的颜色、性质和量,给予患者漱口,擦净口唇,听诊双肺的情况。

3. 健康教育

(1) 指导患者雾化吸入治疗前1小时尽量避免进食,以免因气雾刺激出现恶心、呕吐等症状导致误吸,特别是小儿和老年人。

(2) 告知患者雾化吸入治疗前洗脸,不抹油性面霜,以免药物黏附在皮肤上。

(3) 教给患者用嘴深吸气、鼻呼气的方式进行呼吸。

(4) 雾化吸入后,使用面罩者嘱其及时洗脸,或用湿毛巾擦净口鼻部的雾珠,以防残留雾滴刺激口鼻皮肤引起皮肤过敏或受损。婴幼儿面部皮肤薄、血管丰富,残留药液更易被吸收,更需及时洗脸。雾化吸入治疗完成后应漱口,年幼者可用棉球蘸水擦拭口腔后,再适量喂水,特别是使用激素类药物后,以减少口咽部的激素沉积,减少真菌感染等不良反应的发生。

(5) 指导家属协助患者及时翻身拍背,有助于使黏附于气管、支气管壁上的痰液脱落,保持呼吸道通畅。

十七、血糖监测技术

项目	操作流程及要求	分值	评分细则	扣分及记录
操作前准备(10)	1. 护士要求:着装整洁,仪表端庄	3	1项不符合要求扣1分	
	2. 用物准备:质控合格的血糖仪、采血针、血糖试纸、治疗盘(内置75%乙醇、棉签、弯盘、医疗垃圾小桶、PDA、免洗手消毒液)	7	缺1件扣0.5分	

续表

项目	操作流程及要求	分值	评分细则	扣分及记录
操作步骤（80）	1. 核对医嘱，洗手，戴口罩，备齐用物携至床旁，核对患者信息，PDA扫码腕带，点击"医嘱"（选择护理类），确认患者监测血糖时间（勾选对应时间段急查血糖），评估患者意识、病情、进食及用药情况、体位及合作程度，了解患者穿刺处皮肤情况。环境清洁、舒适、光线明亮，向患者解释测血糖的目的、方法	20	未核对患者及医嘱各扣3分，核对无效扣2分，PDA使用错误扣3分，未评估患者扣5分，未评估环境扣2分，未解释目的及方法各扣2分，缺1项扣1分，1项不符合要求扣0.5分	
	2. 指导病人揉擦或按摩准备采血的部位（如指腹侧面），手臂自然下垂5~10秒	5	未指导扣5分，指导不规范扣2分	
	3. 酒精消毒指尖，待干	8	消毒方法不正确扣3分，未待干扣3分，污染1次扣3分	
	4. 再次核对患者信息，查看仪器性能，确认血糖仪试纸代码与血糖试纸型号一致，插入试纸	12	未核对扣2分，未查看仪器性能扣2分，未核对型号扣3分，未正确插入试纸扣2分，拿取试纸方法不正确扣3分，缺1项扣1分，1项不符合要求扣0.5分	
	5. 选择手指两侧任一部位，将采血针紧紧压住采血部位采血，采血针用后放入锐器盒内	13	选择位置错误扣6分，采血方法不正确扣6分，采血针放置不规范扣1分，污染1次扣3分	
	6. 皮肤穿刺后，棉签擦拭弃去第一滴血，将血样置于试纸上的指定位置，即刻用干棉签按压采血部位，至不出血为止	8	未擦拭弃去第一滴血、吸取方法不正确各扣2分，过度挤压扣2分，未及时按压扣2分	
	7. 读取血糖值，将测得血糖值告知患者，核对患者信息，PDA点击"提交"，记录血糖结果，备注血糖时间段，并保存	4	未告知患者、未核对患者各扣2分，未在PDA记录扣2分，记录不完整扣1分，1项不符合要求扣0.5分	

续表

项目	操作流程及要求	分值	评分细则	扣分及记录
操作步骤(80)	8. 将试纸条弃于医疗垃圾桶	2	操作不规范扣2分	
	9. 整理床单位,协助患者取舒适卧位,告知注意事项	4	未整理床单位、未取舒适卧位各扣1分,未告知注意事项扣2分	
	10. 分类整理用物,洗手	4	缺1项扣2分,1项不符合要求扣0.5分	
效果评价(10)	1. 动作轻巧准确,操作熟练,注重人文关怀 2. 竞赛操作时间6分钟	10	操作不熟练扣1~4分,缺乏沟通技巧和人文关怀扣1~4分,严重违反原则不及格 超时10秒扣0.1分,以此类推	

(一) 目的

监测患者血糖水平,评价代谢指标,为临床治疗提供依据。

(二) 注意事项

(1) 测血糖前,确认血糖仪上的号码与试纸号码一致。

(2) 确认患者皮肤酒精待干后实施采血。

(3) 采血时应避开指腹神经末梢丰富部位,以减轻疼痛。水肿、感染的部位不宜采血。测血糖次数较多时应轮换采血部位。

(4) 血糖试纸依据说明书进行保存,在有效期内,无裂缝和折痕,避免试纸发生污染、受潮。拿取时勿用手指捏取试纸测试位置。

(5) 测试时建议一次性吸取足量的血样量,滴血量应使试纸测试区完全变成红色,以免影响测量数值。

(6) 切勿以过度挤压采血部位的方式获得血样,以免大量组织间液混入血样而影响血糖测试结果。

(7) 在测试中不要按压或移动血糖试纸和血糖仪等。

(8) 指导患者穿刺后按压直至不出血为止。

(9) 需长期监测血糖的患者,可以教会患者血糖监测的方法。

(10) 操作不当、血量不足、局部挤压、更换试纸批号时未调整校正码,或试纸保存不当等因素都会影响血糖检测值的准确性。

(三) 健康指导

(1) 告知患者血糖监测目的,取得合作。
(2) 指导末梢循环差的患者将手下垂摆动。
(3) 指导患者掌握自我监测血糖的技术和注意事项。

十八、氧气吸入技术

(一) 吸氧(氧气瓶)技术

项目	操作流程及要求	分值	评分细则	扣分及记录
操作前准备(10)	1. 护士要求:着装整洁,仪表端庄	5	1项不符合要求扣1分	
	2. 用物准备:氧气筒及吸氧装置一套、一次性吸氧管2根、治疗碗2个(一个内盛清水、另一个内放湿化管及纱布2块)、湿化瓶(内盛灭菌注射用水)、无菌棉签、弯盘、洗手液、PDA、扳手、胶布、垃圾小桶,必要时备乙醇。按顺序放置合理	5	缺1件扣0.5分	
操作步骤(80)	1. 核对医嘱,洗手,戴口罩,携用物至床旁,PDA扫描腕带核对患者信息,评估患者病情、意识、缺氧程度及鼻腔情况(确认气道通畅),向患者解释吸氧的目的和方法,检查用氧安全,以取得配合,协助取舒适体位	10	未核对医嘱、未核对患者、未评估、未解释、未使用PDA各扣2分,缺1项扣1分,1项不符合要求扣0.5分	
	2. 用湿棉签清洁鼻孔。吹尘、装表、连接湿化瓶、检查流量开关是否关闭	10	未清洁鼻腔、未吹尘、氧气表与地面不垂直、未连接湿化瓶各扣2分,未检查流量开关扣2分,缺1项扣1分,1项不符合要求扣0.5分	

续表

项目	操作流程及要求	分值	评分细则	扣分及记录
操作步骤(80)	3. 打开总开关,打开流量开关,检查吸氧装置是否漏气、是否通畅	10	装表后漏气扣4分,未检查是否通畅、未关流量开关、未开总开关各扣2分。缺1项扣1分,1项不符合要求扣0.5分	
	4. 正确连接吸氧管,调节氧流量(根据病情和年龄),将吸氧连接管鼻塞置入治疗碗中,检查氧气管是否通畅	10	未调流量扣4分,流量不正确扣3分,未检查管道通畅扣3分。缺1项扣1分,1项不符合要求扣0.5分	
	5. 再次核对患者信息,将鼻塞正确放入患者鼻腔内,固定吸氧管	9	未核对、未固定各扣2分,鼻塞放入不正确扣4分,固定不牢扣1分	
	6. 核对信息,PDA点执行,询问患者感受,指导患者并告知有关注意事项	5	未核对扣2分,未点击执行扣1分,未指导扣3分,缺1项扣1分,1项不符合要求扣0.5分	
	7. 整理用物,洗手,记录签字	4	缺1项扣1分,1项不符合要求扣0.5分	
	8. 吸氧过程中,密切观察缺氧改善情况和患者情况(结合口述)	2	未观察扣2分,不符合要求扣1分	
	9. 停氧:核对医嘱,评估患者用氧后的一般情况,解释停氧原因,取下吸氧管,检查氧气筒内剩余压力,关闭流量表,关闭总开关,放余气,关闭流量表,取下吸氧管,卸下吸氧装置并分离	10	未核对医嘱扣3分,未评估、未解释、未观察氧气剩余量、关闭顺序错误各扣2分,缺1项扣1分,1项不符合要求扣0.5分	
	10. 用棉签擦拭鼻腔后,用纱布擦净面部(必要时用乙醇拭去胶布痕迹),询问患者感受并告知注意事项	5	缺1项扣1分,1项不符合要求扣0.5分	
	11. 整理床单位,协助患者取舒适体位,正确处理用物,洗手记录	5	未整理、体位不舒适各扣2分,未洗手、未记录各扣1分,1项不符合要求扣0.5分	

续表

项目	操作流程及要求	分值	评分细则	扣分及记录
效果评价(10)	1. 操作熟练,步骤正确,动作轻巧;沟通有效,注重人文关怀 2. 竞赛操作时间5分钟	10	操作不熟练扣1~4分,缺乏沟通技巧和人文关怀扣1~4分 超时10秒扣0.1分,以此类推	

(二) 吸氧(中心供氧)技术

项目	操作流程及要求	分值	评分细则	扣分及记录
操作前准备(10)	1. 护士要求:着装整洁、仪表端庄	5	1项不符合扣1分	
	2. 用物准备:吸氧装置1套、一次性吸氧管2根、治疗碗2个(一个内盛清水,另一个内放湿化管及纱布2块)、湿化瓶(内盛灭菌注射用水)、无菌棉签、弯盘、洗手液、PDA、垃圾小桶,必要时备乙醇。按顺序合理放置	5	缺1件扣0.5分	
操作步骤(80)	1. 核对医嘱,洗手,戴口罩。携用物至床旁,PDA扫描腕带核对患者信息,评估患者病情、意识、缺氧程度及鼻腔情况(确认气道通畅),向患者解释吸氧的目的和方法,检查用氧安全,以取得配合,协助取舒适体位	10	未核对医嘱、未核对患者、未评估、未解释、未使用PDA各扣2分,缺1项扣1分,1项不符合要求扣0.5分	
	2. 用湿棉签清洁鼻孔。安装吸氧装置(吸氧装置插入气源接头前必须关闭流量调节阀),安装湿化瓶,拧紧,检查是否漏气	12	安装错误、未连接湿化瓶各扣3分,未关流量表、未检查是否漏气各扣2分,未清洁鼻腔、未拧紧各扣1分,缺1项1分,1项不符合要求扣0.5分	
	3. 正确连接吸氧管,调节氧流量(根据病情和年龄),将吸氧管鼻塞置入治疗碗中,检查吸氧管是否通畅	18	未正确连接吸氧管、未调流量各扣5分,流量不正确、未检查管道通畅性各扣3分,1项不符合要求扣0.5分	

续表

项目	操作流程及要求	分值	评分细则	扣分及记录
操作步骤(80)	4. 再次核对患者信息,将鼻塞正确放入患者鼻腔内,固定吸氧管	10	未核对、未固定各扣2分,鼻塞放入不正确扣4分,固定不牢扣1分,1项不符合要求扣0.5分	
	5. 再次核对,PDA点执行,询问患者感受,指导患者并告知注意事项	5	未核对、未点击执行各扣2分,未指导扣1分,缺1项扣1分,1项不符合要求扣0.5分	
	6. 整理用物,洗手,记录签字	3	缺1项扣1分,1项不符合要求扣0.5分	
	7. 吸氧过程中,密切观察缺氧改善情况和患者情况(口述)	2	未观察扣2分,不符合要求扣1分	
	8. 停氧:核对医嘱,评估患者用氧后的一般情况,解释停氧原因,取下鼻塞,关闭流量表,卸下吸氧装置并分离,盖好氧气活塞	10	未核对医嘱、取鼻塞方法不正确各扣3分,未评估、未解释各扣2分,缺1项扣1分,1项不符合要求扣0.5分	
	9. 用棉签擦拭鼻腔后,用纱布擦净面部(必要时用乙醇拭去胶布痕迹),询问患者感受并告知注意事项	5	缺1项扣1分,1项不符合要求扣0.5分	
	10. 整理床单位,协助患者取舒适体位。正确整理用物,洗手,记录	5	未整理、体位不舒适各扣2分,未洗手、未记录各扣1分,1项不符合要求扣0.5分	
效果评价(10)	1. 操作熟练,步骤正确,动作轻巧;沟通有效,注重人文关怀 2. 竞赛操作时间5分钟	10	操作不熟练扣1~4分,缺乏沟通技巧和人文关怀扣1~4分 超时10秒扣0.1分,以此类推	

1. 目的

(1) 纠正各种原因造成的缺氧状态,提高动脉血氧分压(PaO_2)和动脉血氧饱和度(SaO_2),增加动脉血氧含量(CaO_2)。

(2) 促进组织新陈代谢,维持机体生命活动。

2. 注意事项

(1) 用氧前，检查吸氧装置有无漏气、是否通畅。

(2) 严格遵守操作流程，注意用氧安全，切实做好"四防"即防火、防油、防震、防热，氧气筒放阴凉处，周围严禁烟火及放置易燃物品，距明火至少5m，距暖气至少1m，以防引起燃烧。

(3) 使用氧气前，应先调节流量；停用氧气时，应先拔出导管。中途改变流量，先分离鼻导管，调好氧流量再连接，以免开关出错，大量氧气进入呼吸道而损伤肺部组织。

(4) 常用湿化液是灭菌注射用水，急性肺水肿用20%～30%乙醇，具有降低肺泡内泡沫的表面张力，使肺泡泡沫破裂、消散，改善肺部气体交换，减轻缺氧症状的作用。

(5) 氧气筒内氧气勿用尽，压力表至少要保留0.5mPa（5kg/cm^2），以免灰尘进入筒内，再充气时引起爆炸。

(6) 对未用或已用尽的氧气筒，应悬挂"满"或"空"标志，便于及时调换，提高抢救速度。

3. 健康教育

(1) 向患者及家属解释氧疗的重要性。

(2) 指导患者及家属正确使用氧疗的方法及注意事项。

(3) 积极宣传呼吸道疾病的预防保健知识。

（三）经鼻高流量湿化氧疗技术

项目	操作流程及要求	分值	评分细则	扣分及记录
操作前准备(10)	1. 护士要求：着装整洁、仪表端庄	5	1项不符合扣1分	
	2. 用物准备：PDA、高流量湿化治疗仪、专用导管/面罩、高流量加温湿化专用管道、灭菌注射用水、无菌棉签、治疗碗、纱布、弯盘、表、免洗手消毒液、手电筒、垃圾小桶。按顺序放置合理	5	缺1件扣0.5分	

续表

项目	操作流程及要求	分值	评分细则	扣分及记录
操作步骤(80)	1. 核对医嘱,洗手,戴口罩。携用物至床旁,PDA 扫描腕带核对患者信息。评估患者(病情、意识、缺氧程度及鼻腔情况),解释高流量湿化氧疗的目的、方法及注意事项,以取得合作,协助取舒适卧位	10	未核对医嘱、未核对患者、未评估、未解释、未使用 PDA 各扣 2 分,缺 1 项扣 1 分,1 项不符合要求扣 0.5 分	
	2. 安装仪器 (1)连接电源、氧源 (2)安装湿化水罐,连接灭菌注射用水,观察是否有水流至水罐中 (3)连接氧气连接管:将氧气连接管两端分别连接至仪器氧气入口端和氧气流量表 (4)安装加热呼吸管路:将管路一端连接于仪器加热呼吸管连接口,另一端连接专用鼻导管	10	连接不正确、连接顺序不正确各扣 3 分,连接不紧密扣 2 分,未观察水罐内水位扣 2 分,缺 1 项扣 1 分,1 项不符合要求扣 0.5 分	
	3. 设置参数 (1)仪器开机,检查性能,进入参数设置界面 (2)根据患者病情设置目标温度:选择范围为 31~37℃ (3)根据患者病情设置目标流量,可选范围 8~100L/min (4)根据患者病情设置目标氧浓度(21%~100%):旋转氧气流量表上的调节旋钮,同时观察仪器屏幕上目标氧浓度数值的变化,通过调节氧气流量大小达到目标氧浓度。如吸入流量改变,须同时调节氧气流量方可达到目标氧浓度	12	参数未设置扣 5 分,数值设置不正确各扣 3 分,未观察扣 2 分,缺 1 项扣 1 分,1 项不符合要求扣 0.5 分	
	4. 再次核对患者信息,用湿棉签清洁鼻孔,将鼻塞正确放入患者鼻腔内,导管固定带套于患者头部	7	未核对、核对无效各扣 3 分,鼻导管放置或固定不正确扣 2 分,1 项不符合要求扣 2 分	

续表

项目	操作流程及要求	分值	评分细则	扣分及记录
操作步骤(80)	5. 询问患者感受,指导患者并告知注意事项,PDA点击开始	5	未询问、未指导各扣2分,PDA未点击开始扣1分,1项不符合要求扣0.5分	
	6. 整理用物,洗手,记录(仪器参数、生命体征)	3	未记录扣2分,缺1项扣1分,1项不符合要求扣0.5分	
	7. 吸氧过程中,密切观察缺氧改善情况,询问患者主观感受,及时处理仪器报警	5	未观察、未及时处理各扣2分,未关注感受扣1分,缺1项扣1分,1项不符合要求扣0.5分	
	8. 停用 (1)PDA核对医嘱,确认患者信息。评估患者治疗后效果,解释停用原因 (2)取下鼻塞 (3)关闭氧气流量表,待仪器上氧浓度下降至21%后,关闭电源,断开氧源	10	未核对、未评估各扣3分,未解释扣2分,停用顺序错误扣3分,缺1项扣1分,1项不符合要求扣0.5分	
	9. 棉签擦拭鼻腔,纱布擦净面部,询问患者感受并告知注意事项	5	未清洁各扣1分,未询问感受、未交代注意事项各扣2分,1项不符合要求扣0.5分	
	10. 整理床单位,协助患者取舒适卧位。正确处理用物,洗手,记录	5	缺1项扣1分,1项不符合要求扣0.5分	
	11. 消毒 (1)连接电源 (2)正确连接消毒管路 (3)按开关机键仪器自动进入消毒模式,进行55分钟消毒 (4)消毒完毕后关机 (5)待管路稍凉后取下管路,擦拭并妥善安置仪器	8	消毒管路连接不到位扣5分,未擦拭仪器扣2分,仪器未妥善安置扣1分,缺1项扣1分,1项不符合要求扣0.5分	

续表

项目	操作流程及要求	分值	评分细则	扣分及记录
效果评价（10）	1. 操作熟练，步骤正确，动作轻巧；沟通有效，注重人文关怀 2. 竞赛操作时间 10 分钟	10	操作不熟练扣 1~4 分，缺乏沟通技巧和人文关怀扣 1~4 分 超时 10 秒扣 0.1 分，以此类推	

1. 目的

（1）冲洗鼻咽部生理无效腔。

（2）降低上呼吸道阻力和呼吸功。

（3）降低代谢消耗。

（4）产生一定气道正压和增强肺泡复张效果。

（5）保持气道纤毛黏液系统功能完整。

2. 注意事项

（1）上机前应和患者充分交流，说明治疗目的，取得患者配合，建议半卧位或头高位（>20°）。

（2）选择合适型号的鼻塞，建议选取小于鼻孔内径 50％的鼻导管。

（3）严密监测患者生命体征、呼吸形式运动及血气分析的变化，及时做出针对性调整。

（4）张口呼吸患者需嘱其配合闭口呼吸，如不能配合且不伴有二氧化碳潴留，可应用转接头将鼻塞转变为鼻罩/面罩方式进行氧疗。

（5）舌后坠伴 HFNC 效果不佳者，先予以口咽通气道打开上气道，后将 HFNC 鼻塞与口咽通气道开口处连通，如仍不能改善，可考虑无创通气等其他呼吸支持方式。

（6）避免湿化过度或湿化不足，密切关注气道分泌物性状变化，按需吸痰，防止痰堵窒息等紧急事件的发生。

（7）注意管路积水现象并及时处理。警惕误入气道引起呛咳和误吸。应注意患者鼻塞位置应高于机器和管路水平。一旦报警，应及时处理管路冷凝水。

（8）如若出现患者无法耐受的异常高温，应停机检测，避免烧伤气道。

（9）为克服呼吸管路阻力，建议最低流量最好不小于15L/min。

（10）注意调节鼻塞固定带松紧，避免固定带过紧引起颜面部皮肤损伤。

（11）使用过程中如有机器报警，及时查看并处理，直至报警消除。

（12）使用过程中出现任何机器故障报错，应及时更换并记录报错代码提供厂家售后，严禁继续使用报错机器。

十九、更换卧位技术

（一）翻身侧卧法

项目	操作流程及要求	分值	评分细则	扣分及记录
操作前准备（7）	1. 护士要求：着装整洁、仪表端庄	3	1项不符合要求扣1分	
	2. 用物准备：软枕数个、床刷、床刷套、免洗手消毒液、PDA	4	缺1件扣0.5分	
操作步骤（83）	1. 洗手，携带物至床旁，PDA扫描腕带确认患者身份，评估患者病情（生命体征、意识状态、合作程度、肢体肌力、翻身时间、进食时间、皮肤情况等），向患者及家属做好解释工作，询问并协助患者大小便	10	未洗手扣1分，未核对患者信息扣5分，无效核对、未使用PDA各扣3分，未评估扣3分，未解释扣2分，缺1项扣1分，1项不符合要求扣0.5分	
	2. 安置：将各种导管及输液装置安置妥当，必要时将盖被折叠至床尾或一侧	3	各管路未安置妥善扣3分，盖被不符合要求扣2分	
	3. 协助卧位患者仰卧，双手放于腹部，双腿屈曲	5	1项不符合要求扣1分	
	4. 一人协助患者翻身侧卧法 （1）先将患者双下肢移向靠近护士侧的床沿，再将患者肩、腰、臀部向护士侧移动。扫净操作者对侧床单上渣屑	22	未移动患者扣8分，移动顺序错误扣5分，所托身体位置不合理扣3分，不节力或动作粗暴扣2分，翻身方向不正确扣3分，1项不符合要求扣0.5分	

续表

项目	操作流程及要求	分值	评分细则	扣分及记录
操作步骤(83)	(2)一手托肩,另一手托膝部,轻轻将患者推向对侧,使其背向护士。扫净操作者对侧床单上渣屑			
	5.二人协助患者翻身侧卧法 (1)两名护士站在床的同一侧,一人托住患者颈肩部和腰部,另一人托住臀部和腘窝部,同时将患者抬起移向近侧 (2)两人分别托扶患者的肩、腰、臀、膝部,轻推,使患者转向对侧	25	未移动患者扣8分,站位不正确、未同时用力各扣5分,所托身体位置不合理、移动位置错误各扣3分,不节力或动作粗暴扣2分,翻身方向不正确扣3分,1项不符合要求扣0.5分	
	6.观察背部皮肤,在背部、胸前及双膝间放置软枕,使患者安全舒适,必要时使用床挡	7	未观察、未垫软枕各扣3分,软枕放置不合理扣2分	
	7.检查并安置患者肢体各关节处于功能位置,各管道保持通畅,妥善固定	6	各肢体未处于功能位扣4分,管路未妥善固定扣2分,1项不符合要求扣0.5分	
	8.告知注意事项,分类整理用物,洗手,PDA记录	5	缺1项扣1分,1项不符合要求扣0.5分	
效果评价(10)	1.操作熟练,动作轻巧;有效沟通,注重人文关怀 2.竞赛操作时间10分钟	10	操作不熟练扣1~4分,缺乏沟通技巧和人文关怀扣1~4分 超时10秒扣0.1分,以此类推	

1. 目的

(1)协助不能起床的患者更换卧位,使其感觉舒适。

(2)满足检查、治疗和护理的需要,如背部皮肤护理、更换床单或整理床单位等。

(3)预防并发症,如压力性损伤、坠积性肺炎等。

2. 注意事项

(1)遵守节力原则 翻身时,让患者尽量靠近护士,使重力线通过支撑面来保持平衡,缩短重力臂而省力。

(2) 避免皮肤与脊柱的损伤　移动患者时动作应轻稳，协调一致，不可拖拉，以免擦伤皮肤。应将患者身体稍抬起再行翻身。

(3) 注意保暖与安全　翻身时应注意为患者保暖并防止坠床。翻身后，需用软枕垫好肢体，以维持舒适而安全的体位。

(4) 合理安排翻身的频率　根据患者病情及皮肤受压情况，确定翻身间隔的时间。如发现皮肤发红或破损应及时处理，酌情增加翻身次数，同时记录在翻身卡上，并做好交接班。

(5) 保持各种管路的位置与通畅　若患者身上有各种导管或输液装置时，应先将导管安置妥当，翻身后仔细检查导管是否有脱落、移位、扭曲、受压等，以保持导管通畅。

(6) 为有特殊情况的患者更换卧位时应区别对待。为手术患者翻身前应先检查伤口敷料是否潮湿或脱落，如已脱落或被分泌物浸湿，应先更换敷料并固定妥当后再行翻身，翻身后注意伤口不可受压；颈椎或颅骨牵引者，翻身时不可放松牵引，并使头、颈、躯干保持在同一水平位翻动，翻身后注意牵引方向、位置以及牵引力是否正确；颅脑手术者，头部转动过剧可引起脑疝，导致患者突然死亡，故应卧于健侧或平卧；石膏固定者，应注意翻身后患处位置及局部肢体的血运情况，防止受压。

3. 健康教育

(1) 向患者及家属说明正确更换卧位对预防并发症的重要性。

(2) 更换卧位前根据其目的的不同，向患者及家属介绍更换卧位的方法及注意事项。

(3) 教会患者及家属更换卧位和配合更换的正确方法，确保患者安全。

（二）轴线翻身技术

项目	操作流程及要求	分值	评分细则	扣分及记录
操作前准备（10）	1. 护士要求:着装整洁,仪表端庄	5	1项不符合要求扣1分	
	2. 用物准备:软枕3个,床刷、床刷套、免洗手消毒液、PDA,必要时备大单、看护垫	5	缺1件扣0.5分	

续表

项目	操作流程及要求	分值	评分细则	扣分及记录
操作步骤（80）	1. 洗手、戴口罩，携用物至床旁，PDA 核对患者信息。评估病人（年龄、病情、意识及配合能力，观察患者局部皮肤受压情况、伤口情况和管路情况等），向患者解释翻身目的和方法，取得配合，询问并协助患者大小便	10	未核对患者信息扣 5 分，无效核对、未使用 PDA 各扣 3 分，未评估扣 3 分，未解释扣 2 分，缺 1 项扣 1 分，1 项不符合要求扣 0.5 分	
	2. 移开床旁桌、椅，拉起对侧床挡	3	缺 1 项扣 1 分	
	3. 妥善安置各种引流管及输液装置，松开被尾，必要时将盖被折叠至床尾或一侧。协助患者取仰卧位，双手放于腹部	7	未妥善安置各管路、未松被尾各扣 2 分，卧位及双手摆放不符合要求各扣 1 分，1 项不符合要求扣 0.5 分	
	4. 协助患者轴线翻身法 （1）两名护士站在病床同侧，第一位护士将双手分别置于患者肩部、髋部；另一位护士将双手置于患者腰部、大腿 （2）同时将患者平移至护士同侧床沿 （3）第一位护士发出指令，两人同时翻身，使患者肩、腰、臀保持在同一水平线上，将患者翻转至侧卧位	45	未站同侧、未移至同侧床边各扣 5 分，手放置位置不正确各扣 5 分，未保持脊椎平直扣 10 分，未同时用力扣 5 分，翻身角度大于 60°扣 5 分，1 项不符合要求扣 1 分	
	5. 三人协助患者轴线翻身法 （1）第一位护士固定患者头部，纵轴向上略加牵引，使头、颈部随躯干一起慢慢移动；第二位护士双手分别放置于患者肩部、背部；第三位护士双手分别放置于患者腰部、臀部，使患者头、颈、腰、髋保持在同一水平线上，移至近侧 （2）第一位护士发出指令，三人同时翻身，使患者头、颈、腰、臀保持在同一水平线上，将患者翻转至侧卧位	45	未站同侧、未移至同侧床旁各扣 5 分，手放置位置不正确 1 人扣 5 分，未保持脊椎平直扣 10 分，未同时翻身扣 5 分，翻身角度大于 60°扣 5 分，1 项不符合要求扣 1 分	

续表

项目	操作流程及要求	分值	评分细则	扣分及记录
操作步骤(80)	6. 检查患者伤口、观察皮肤受压情况及翻身后有无呼吸困难等其他不适。各管道保持通畅，妥善固定。保持床铺整洁，必要时更换床单	5	未观察、管路未妥善固定各扣2分，1项不符合要求扣1分	
	7. 按侧卧位要求，在患者的背部、胸前及双膝间垫上软枕，检查并安置患者肢体各关节处于功能位置	5	未放软枕、未检查各扣2分，1项不符合要求扣1分	
	8. 整理好患者床单位，注意保暖	2	未整理、未关爱各扣1分	
	9. 整理用物、洗手，PDA记录翻身时间和皮肤情况并签字	3	未记录扣2分，未整理、未洗手各扣1分	
效果评价(10)	1. 操作熟练、规范、节力；沟通有效，注重人文关怀；移动平稳、协调，卧位得当 2. 竞赛操作时间5分钟	10	操作不熟练扣1~4分，缺乏沟通技巧和人文关怀扣1~4分 超时10秒扣0.1分，以此类推	

1. 目的

（1）协助颅骨牵引、脊椎损伤、脊椎手术、髋关节术后的患者在床上翻身。

（2）预防脊椎再损伤及关节脱位。

（3）协助不能起床的病人更换卧位，增进舒适。

（4）减轻病人局部组织受压，防止压力性损伤发生。

（5）减少并发症如坠积性肺炎等。

（6）满足检查、治疗和护理的需要，如背部皮肤护理、更换床单或整理床单位等。

2. 注意事项

（1）翻身时，应注意保持脊椎平直，以维持脊柱的正常生理弯曲，避免由于躯干扭曲，加重脊柱骨折、脊髓损伤和关节脱位。避免由于脊柱负重增大而引起关节突骨折。

（2）患者有脊椎损伤时，勿扭曲或旋转患者的头部，以免加重神经损伤引起呼吸肌麻痹而死亡。脊椎损伤或手术，骨盆损伤或术后患者需要两人协助轴线翻身法；颈椎骨折/脱位、颈椎术前/术后患者需要三人协助轴线翻身法；翻身前需戴好颈托，对于有头部牵引者，在翻身过程中不可放松牵引。

（3）颈椎损伤患者头颈部加用软枕以保持头部中立位。

（4）翻身时注意为患者保暖并防止坠床。准确记录翻身时间。

（5）遵守节力原则　翻身时，让患者尽量靠近护士，使重力线通过支撑面来保持平衡，缩短重力臂而省力。

（三）床上更换卧位技术——一人翻身法

项目	操作流程及要求	分值	评分细则	扣分及记录
操作前准备（7）	1. 护士要求：着装整洁、仪表端庄	3	1项不符合要求扣1分	
	2. 用物准备：海绵三角枕一个、浴巾一条、软枕两个、表、免洗手消毒液、PDA	4	缺1件扣0.5分	
操作步骤（83）	1. 洗手，携用物至床旁，PDA扫描腕带确认患者身份，评估患者病情（生命体征、意识状态、合作程度、肢体肌力、翻身时间、进食时间、皮肤情况等），向患者及家属做好解释工作，询问并协助患者大小便	10	未洗手扣1分，未核对患者信息扣5分，无效核对、未使用PDA各扣3分，未评估扣3分，未解释扣2分，缺1项扣1分，1项不符合要求扣0.5分	
	2. 卧床患者30°侧卧位翻身（一人协助翻身法） （1）护士站在病床一侧，协助患者仰卧位，双手放于腹部，双腿屈膝 （2）护士一手握住对侧浴巾将患者颈肩部托起，另一手握住浴巾将患者腰臀部托起，将患者翻转于侧卧位，患者面部朝向护士。根据情况进行叩背	55	护士站位不正确扣2分，未协助取仰卧位扣2分，未协助双手放于腹部、双腿屈膝各扣2分 翻身方法不正确扣5分，未将患者翻转至侧卧位、患者面部朝向不合理各扣2分	

73

续表

项目	操作流程及要求	分值	评分细则	扣分及记录
操作步骤(83)	(3)护士一手扶住患者的腰背部,另一手拿三角枕垫于患者的肩背部,整理衣服,避免出现褶皱,使背部平行斜靠于三角枕,使背面与床面呈30°角,协助合理摆放上肢 (4)协助患者小腿稍微屈膝,大腿屈髋屈膝位,双膝间及双踝部垫软枕 (5)保持床单元平整、干净,若患者清醒,询问患者体位是否舒适 (6)变换卧位后要注意观察患者身体局部受压部位、关节的情况 (7)至少每2小时用同样方法为患者更换另一侧卧位(口述)		未扶住患者的腰背部扣2分,未拿三角枕垫于肩背部扣2分,未整理衣服扣2分,背面与床面所呈角度不符合要求扣3分,未协助合理摆放上肢扣2分 双下肢摆放不符合要求各扣2分,双膝盖间及双踝部未垫软枕各扣2分 未整理床单元扣2分;未询问患者感受扣2分 未观察患者局部受压情况、关节摆放情况各扣5分 未按时更换体位扣5分 缺1项扣1分,1项不符合要求扣0.5分	
	3.卧床患者半坐卧位 (1)先摇高床尾至一定高度。没有条件摇高床尾时,可在臀部下方垫一支撑物,如软枕等 (2)再摇高床头,避免在骶尾部形成较大的剪切力 (3)充分抬高足跟,可在小腿下垫一个软枕,操作中要沿小腿分散整个腿部的重量,预防下滑产生骶尾部的摩擦力和剪切力,不可将压力作用在跟腱上 (4)床头超过30°体位、半卧位时间应小于30分钟(口述) (5)保持床单元平整、干净;若患者清醒,询问患者体位是否舒适	15	未先摇高床尾扣2分;摇高床头不符合要求扣2分;未充分抬高足跟扣2分,小腿下未垫软枕扣2分;卧位角度及时间不符合要求扣3分;未整理床单元扣2分,未询问患者感受扣2分;缺1项扣1分,1项不符合要求扣0.5分	
	4.取舒适卧位后,告知注意事项。分类整理用物,洗手,PDA记录	3	缺1项扣1分,1项不符合要求扣0.5分	

续表

项目	操作流程及要求	分值	评分细则	扣分及记录
效果评价(10)	1. 操作熟练,动作轻巧;有效沟通,注重人文关怀 2. 竞赛操作时间10分钟	10	操作不熟练扣1~4分,缺乏沟通技巧和人文关怀扣1~4分 超时10秒扣0.1分,以此类推	

1. 目的

(1) 协助长期卧床及肢体功能障碍的患者变换体位,预防压力性损伤的发生和关节挛缩。

(2) 为卧床患者提供舒适的卧位,维持患者肢体功能。

(3) 减少卧床患者并发症的发生。

2. 注意事项

(1) 严格执行查对制度和注意人文关怀。

(2) 在操作过程中注意保护患者的隐私,手法轻柔,禁忌粗暴牵拉患侧,避免造成软组织损伤。

(3) 至少每2小时为患者变换一次体位。

(4) 如有皮肤破损或压力性损伤,应避免患处再次受压。

(5) 整理床铺,维持床单位平整、干净。

(6) 避免进食后半小时内翻身。

(7) 注意保暖,询问患者感受。

(四) 床上更换卧位技术——双人翻身法

项目	操作流程及要求	分值	评分细则	扣分及记录
操作前准备(7)	1. 护士要求:着装整洁,仪表端庄	3	1项不符合要求扣1分	
	2. 用物准备:海绵三角枕一个、浴巾一条、软枕两个、表、免洗手消毒液、PDA	4	缺1件扣0.5分	

续表

项目	操作流程及要求	分值	评分细则	扣分及记录
操作步骤(83)	1. 洗手，携用物至床旁，PDA扫描腕带确认患者身份，评估患者病情（生命体征、意识状态、合作程度、肢体肌力、翻身时间、进食时间、皮肤情况等），向患者及家属做好解释工作，询问并协助患者大小便	10	未洗手扣1分，未核对患者信息扣5分，无效核对、未使用PDA各扣3分，未评估扣3分，未解释扣2分，缺1项扣1分，1项不符合要求扣0.5分	
	2. 卧床患者30°侧卧位翻身要求（双人协助翻身法，右侧卧位为例） （1）护士分别站于床的两侧，分别握住同侧患者身下的浴巾，一起用力，将患者稍移动于病床的左侧 （2）协助患者仰卧位，双手放于腹部，双腿屈膝 （3）右侧护士握住患者对侧身下浴巾将患者颈肩部、腰臀部托起，将患者翻转于侧卧位，患者面部朝向右侧。根据患者情况进行叩背 （4）左侧护士将三角枕垫于患者的肩背部，整理患者衣服，避免出现褶皱，使患者背部平行斜靠于三角枕，使背面与床面呈30°角。协助合理摆放上肢 （5）协助患者小腿稍微屈膝，大腿屈髋屈膝位，两膝间及双踝部垫软枕 （6）保持床单位平整、干净，若患者清醒，询问患者体位是否舒适 （7）变换卧位后要注意观察患者身体局部受压部位、关节的情况 （8）至少每2小时用同样方法为患者更换一次右侧卧位（口述）	68	护士站位不正确、未一起用力各扣3分 未协助取仰卧位扣2分，未协助双手放于腹部、双腿屈膝各扣2分 翻身方法不正确扣5分，未将患者翻转至侧卧位、患者面部朝向不合理各扣2分 未拿三角枕垫于肩背部扣3分，未整理衣服扣2分，背面与床面所呈角度不符合要求扣3分，未协助合理摆放上肢扣2分 双下肢摆放不符合要求各扣3分，双膝盖间及双踝部未垫软枕各扣2分 未整理床单元扣2分；未询问患者感受扣2分 未观察患者局部受压情况、关节摆放情况各扣5分 未按时更换体位扣5分 缺1项扣1分，1项不符合要求扣0.5分	
	3. 取舒适卧位后，告知注意事项。分类整理用物，洗手，PDA记录	5	缺1项扣1分，1项不符合要求扣0.5分	

续表

项目	操作流程及要求	分值	评分细则	扣分及记录
效果评价（10）	1. 操作熟练,动作轻巧;有效沟通,注重人文关怀 2. 竞赛操作时间10分钟	10	操作不熟练扣1~4分,缺乏沟通技巧和人文关怀扣1~4分 超时10秒扣0.1分,以此类推	

1. 目的

（1）协助长期卧床及肢体功能障碍的患者变换体位，预防压力性损伤的发生和关节挛缩。

（2）为卧床患者提供舒适的卧位，维持患者肢体功能。

（3）减少卧床患者并发症的发生。

2. 注意事项

（1）严格执行查对制度和注意人文关怀。

（2）在操作过程中注意保护患者的隐私，手法轻柔，禁忌粗暴牵拉患侧，避免造成软组织损伤。

（3）至少每2小时为患者变换一次体位。

（4）如有皮肤破损或压力性损伤，应避免患处再次受压。

（5）整理床铺，维持床单位平整、干净。

（6）避免进食后半小时内翻身。

（7）注意保暖，询问患者感受。

二十、床旁心电监护技术

项目	操作流程及要求	分值	评分细则	扣分及记录
操作前准备（10）	1. 护士要求:着装整洁、仪表端庄	5	1项不符合要求扣1分	
	2. 用物准备:心电监护仪、电极片5~7片、清水或肥皂水、纱布、弯盘、PDA、免洗手消毒液,必要时备电源插排	5	缺1件扣0.5分	

续表

项目	操作流程及要求	分值	评分细则	扣分及记录
操作步骤(80)	1. 查对医嘱,洗手,携用物至床旁,PDA扫腕带,核对患者信息,评估患者(病情、意识状态、皮肤)及周围环境、光照情况及有无电磁波干扰。做好解释工作,取得配合,必要时为患者遮挡	10	未核对医嘱、未核对患者各扣3分,核对无效、未评估、未使用PDA、未解释各扣2分,缺1项扣1分,1项不符合要求扣0.5分	
	2. 连接电源,打开监护仪,检查监护仪性能及导线连接是否正常	5	未连接好电源线、未检查仪器性能各扣2分,缺1项1分,1项不符合要求扣0.5分	
	3. 协助病人取平卧位或半卧位,暴露胸部,选择电极片粘贴部位	10	选择部位不正确1处扣2分,卧位不适扣2分,缺1项扣1分,1项不符合要求扣0.5分	
	4. 清洁患者皮肤(清水或肥皂水),保证电极与皮肤表面接触良好	3	未擦拭清洁皮肤扣3分,范围小扣2分,不符合要求扣0.5分	
	5. 将电极片连接至监护仪导联线上,再次核对,按照监护仪标识贴于患者胸部正确位置。避开伤口,必要时应避开除颤部位	20	未核对扣5分,连接粘贴错误1处扣3分,暴露时间过长扣2分,缺1项扣1分,1项不符合要求扣0.5分	
	6. 选择导联,保证监测波形清晰、无干扰。调节心电图波形大小,选择报警界限。观察示波屏上的心电波形	15	选择导联及QRS波群振幅不合适各扣5分,未调节报警界限3分,调节不正确扣2分,未观察扣2分。缺1项扣1分,1项不符合要求扣0.5分	
	7. 核对患者信息,PDA提交。告知注意事项	4	未核对、未告知注意事项各扣2分,未提交医嘱扣1分,1项不符合要求扣0.5分	
	8. 整理用物,洗手,PDA记录	3	缺1项扣1分,1项不符合要求扣0.5分	
	9. 监护过程中,严密观察病情变化和示波屏上的心电波形,注意观察电极片周围皮肤情况	2	未观察扣2分,不符合要求扣1分	

续表

项目	操作流程及要求	分值	评分细则	扣分及记录
操作步骤（80）	10. 病情平稳后,遵医嘱停止心电监护,核对医嘱。向患者说明,取得配合。关监护仪,分离导联线,取下电极片。观察局部皮肤情况,擦净电极片处皮肤。协助患者穿衣,整理床单位	5	未核对、未说明、未擦拭皮肤、未观察皮肤、未爱护病人各扣1分,缺1项扣1分,1项不符合要求扣0.5分	
	11. 拔下电源线,整理用物。洗手	3	未整理用物、未洗手各扣2分,1项不符合要求扣0.5分	
效果评价（10）	1. 操作熟练、规范;沟通有效,注重人文关怀;熟悉机器性能,导线连接正确,部位准确;熟悉常见故障排除方法 2. 竞赛操作时间6分钟	10	操作不熟练扣1~4分,缺乏沟通技巧和人文关怀扣1~4分,导线连接错误、严重影响监测结果时不及格 超时10秒扣0.1分,以此类推	

（一）目的

监测患者心率、心律的变化。持续监测病人的心率变化、ST-T的动态演变过程,尤其是各种心律失常的发生变化,为临床诊断治疗提供可靠信息。特别是对各种危重患者,及时发现各种恶性心律失常,便于及时抢救,具有重要意义。

（二）注意事项

（1）根据患者病情,协助患者取平卧位或者半卧位。

（2）密切观察心电图波形,及时处理干扰和电极脱落。

（3）正确设定报警界限,不能关闭报警声音。

（4）安装电极片时要使皮肤脱脂干净,尽可能降低皮肤电阻,避免QRS波群振幅过低或变形。电极应与皮肤紧密接触,出汗及脱落时及时更换。为便于除颤,必须留出除颤电极板的安放位置。定期观察患者粘贴电极片处的皮肤,定时更换电极片和电极片位置。

（5）对躁动患者,应当固定好电极和导线,避免电极脱位以及导线打折缠绕。

（6）停机时，先向患者说明，取得合作后关机，断开电源。

（7）注意安全，应用接地线的电源线。

（8）造成心电干扰的原因主要有：①交流电干扰；②皮肤清洁脱脂不彻底；③电极固定不良或脱落；④导线断裂；⑤导电糊干涸；⑥严重的肌电干扰。应认真查找原因并给予解决。

（9）一旦仪器出现故障，必须与专职维修人员取得联系，切勿擅自打开机器。

（10）电极片安放位置要正确：上肢导联为左、右锁骨中点外下方；下肢导联为左、右下腹部或左右腋前线第6肋间；胸前导联根据需要安放，其位置与描记心电图导联位置相同，注意避开除颤部位。

（三）健康指导

（1）向患者及家属讲解使用心电监护仪的目的及意义。

（2）教会患者如何配合操作，减少干扰。

（3）介绍相关注意事项

① 患者及家属应了解心电监护仪对于疾病诊断和治疗的重要性及报警打开对于患者安全的重要性。

② 患者及家属不能擅自调节心电监护仪开关或心电监护仪参数设置。

③ 患者及家属不自行移动、摘除电极片及拆卸心电监护仪的连接导线。

④ 监护期间，患者应尽量卧床休息，病情允许时可适当活动，不擅自下床活动。

⑤ 避免在心电监护仪附近使用手机等电子产品，以免干扰监护波形。

⑥ 避免在心电监护仪设备上放其他物品，以免损坏机身，确保用电安全。

⑦ 患者在监护过程中出现皮肤有痒痛感或者其他不适应及时告知医护人员。

二十一、简易呼吸器使用技术

项目	操作流程及要求	分值	评分细则	扣分及记录
操作前准备（10）	1. 护士要求：仪表端庄、着装整洁	2	1项不符合要求扣1分	
	2. 用物准备：简易呼吸器1套（呼吸球囊、面罩、储氧袋）、吸氧装置1套、氧气连接管、听诊器、心电监护仪、治疗碗、纱布、弯盘、免洗手消毒液、手表、笔，必要时备口咽通气道	8	缺1件扣0.5分	
操作步骤（80）	1. 携用物至床旁，评估患者病情（意识、呼吸、缺氧程度、呼吸道是否通畅、有无禁忌证等），立即通知医生。根据患者病情向患者或家属解释，以取得合作，记录抢救时间	10	未评估扣5分，未通知医生扣2分，未解释扣2分。缺1项扣1分，1项不符合要求扣0.5分	
	2. 检查各部件连接正确、性能完好。将简易呼吸器与氧气（流量8～10L/min）装置相连并使储氧袋充盈	12	未检查、氧流量调节错误各扣5分，储氧袋未及时充盈扣2分，1项不符合要求扣0.5分	
	3. 开放气道：患者去枕平卧，解开衣领、腰带，清理口、鼻分泌物，操作者站于患者的头侧，卸下床头栏，双手托下颌法开放气道（昏迷、舌后坠、牙关紧闭患者插入口咽通气道）	12	未去枕、未解开衣领及腰带、未清理分泌物各扣2分，未开放气道扣5分，开放气道手法不正确扣3分，1项不符合要求扣0.5分	
	4. 放置面罩：在患者口、鼻部扣紧面罩并用EC手法固定，如新生儿使用圆形面罩操作者握住面罩主干并固定	15	面罩放反扣4分，放置顺序不正确扣2分，EC手法不正确扣3分，面罩固定不牢、漏气扣4分	
	5. 有规律地反复挤压呼吸气囊。频率：成人10～12次/分，儿童14～20次/分，新生儿40～60次/分。潮气量：成人500～600mL，儿童6～10mL/kg，新生儿4～6mL/kg。吸呼比为1：(1.5～2)	15	挤压气囊频率过快或过慢、送气量过大或过小各扣5分，吸呼比不符合要求扣2分	

续表

项目	操作流程及要求	分值	评分细则	扣分及记录
操作步骤(80)	6. 观察面罩有无气雾、患者生命体征、胸廓起伏(必要时听诊呼吸音)、皮肤颜色,监测血氧饱和度	5	缺1项扣1分,1项不符合要求扣0.5分	
	7. 遵医嘱停用简易呼吸器,分离面罩,擦净口鼻,改为鼻导管吸氧	5	1项不符合要求扣1分,未吸氧扣3分	
	8. 协助患者取适宜体位,整理床单位和用物,安慰患者	2	1项不符合要求扣1分	
	9. 整理用物:正确处理简易呼吸器各部件	2	未正确处理扣2分,1项不符合要求扣0.5分	
	10. 洗手,记录	2	未洗手、未记录各扣1分,记录不符合要求扣0.5分	
效果评价(10)	1. 抢救意识强,操作熟练,动作敏捷、沉着冷静;人文关怀,熟悉简易呼吸器性能 2. 竞赛操作时间3分钟	10	操作不熟练扣1~4分,无抢救意识扣3分,缺乏人文关怀扣2分 超时10秒扣0.1分,以此类推	

(一) 目的

(1) 维持和增加机体通气量。

(2) 纠正威胁生命的低氧血症。

(二) 注意事项

(1) 保持气道通畅,及时清理分泌物。

(2) 使用期间注意观察患者胸廓起伏、双肺呼吸音、血氧饱和度及患者的呼吸是否有改善,密切观察生命体征、神志、面色等变化。

(3) 观察胃区是否胀气,避免过多气体挤压到胃部而影响呼吸的改善。

(4) 储氧袋须与外接氧气一起使用。如未接氧气时,应将储气安全阀及储氧袋两件取下。

(5) 打开气道 ①新生儿：鼻吸气体位，咽喉壁、喉和气道成直线（肩下垫毛巾）。②婴儿（1岁以内）：下颌角和耳垂连线与身体长轴成30°角。③儿童（1～8岁）：下颌角和耳垂连线与身体长轴成60°角。④成人：下颌角和耳垂连线与身体长轴成90°角。

二十二、心电图技术

项目	操作流程及要求	分值	评分细则	扣分及记录
操作前准备(7)	1. 护士要求：仪表端庄、着装整洁	2	1项不符合要求扣1分	
	2. 用物准备：心电图机、干纱布、治疗碗（内盛温水、毛刷）、免洗手消毒液、PDA	5	缺1件扣0.5分	
操作步骤(84)	1. 查对医嘱，携用物至床旁，PDA扫描腕带核对患者身份，点击（医嘱执行、检查项），评估患者病情，解释做心电图的目的，告知患者做心电图注意事项。评估环境（有无电磁干扰）	14	未查对医嘱、未核对患者各扣3分，核对无效、PDA使用错误、未评估病情、未解释目的、未交代注意事项各扣2分，注意事项不全、未评估环境各扣1分	
	2. 屏风遮挡，评估患者胸部和肢体导联放置部位皮肤有无炎症、破损等情况。如放置电极部位的皮肤有污垢或毛发过多，应先用纱布清洁皮肤或剃毛	4	未遮挡扣2分，未评估皮肤情况扣2分，有问题未处理扣1分	
	3. 打开心电图机，检查心电图机性能，检查iPad及蓝牙电量是否充足，检查电极线及数据线连接是否良好	4	未检查性能、电量、电极线、数据线各扣1分	
	4. 输入患者住院号，提取患者信息，再次查对，点击开始	3	输入信息错误扣1分，未再次查对扣2分，核对无效、未点击开始各扣1分	
	5. 洗手，在两手腕屈侧关节上约3cm、两内踝上约10cm及胸部电极安置处涂抹温水或导电胶	6	未洗手扣1分，涂抹温水或导电胶一处位置不正确扣0.5分，1项不符合要求扣0.5分	

续表

项目	操作流程及要求	分值	评分细则	扣分及记录
操作步骤(84)	6.将肢体电极夹在肢体相应部位,导电部位紧贴皮肤:右上肢(红)、左上肢(黄)、左下肢(绿)、右下肢(黑)	12	夹错一处扣3分	
	7.安放胸部电极:V_1为胸骨右缘第4肋间;V_2为胸骨左缘第4肋间;V_3为V_2与V_4连线的中点;V_4为左锁骨中线第5肋间;V_5为左腋前线V_4水平;V_6为左腋中线V_4、V_5水平。女性乳房下垂者,应托起乳房,将V_3、V_4、V_5电极安置在乳房下缘胸壁上	18	安放错误一处扣3分	
	8.心电图描记完毕,查看心电图描记情况,核对无误上传心电图,取下电极	5	未查看心电图描记情况、未核对、未上传各扣2分	
	9.用干纱布擦净患者皮肤,协助患者穿好衣服,取舒适卧位,寒冷天气注意保暖。再次查对,PDA提交医嘱,关闭心电图机,将导连线整理盘放	10	未再次查对扣3分,缺1项扣1分	
	10.整理床单元,用正确的方法清洁心电图机(口述)	4	未整理、未清理各扣2分	
	11.洗手,整理用物	4	未洗手、未整理用物各扣2分	
效果评价(9)	1.操作熟练、方法正确、关爱患者,熟悉心电图机性能 2.竞赛操作时间3分钟	9	操作不熟练扣1~4分,未关爱患者扣2分 超时10秒扣0.1分,以此类推	

(一) 目的

了解患者的心肌电学变化,为临床诊断治疗提供客观依据。

(二) 概念

心电图（ECG）检查是通过心电图机将每一次心动周期产生的心电流放大，并描记成曲线的检查方法。它对诊断心脏疾病，尤其是心律失常具有重要意义。

(三) 导联位置

心电图导联即心电图机上的一些线路装置，肢导联的导线有红、黄、绿、黑4种颜色。红色连接右上肢；黄色连接左上肢；绿色连接左下肢；黑色连接右下肢。目前临床上常用的有以下导联。

(1) 肢导联　有双极肢导联和加压单极肢导联两种。

① 双极肢导联（标准导联）：有Ⅰ、Ⅱ、Ⅲ三个。

② 加压单极肢导联：有 aVR、aVL、aVF 三个。

(2) 胸导联　有 $V_1 \sim V_6$ 共六个。

① V_1：在胸骨右缘第4肋间隙。

② V_2：在胸骨左缘第4肋间隙。

③ V_3：在 V_2 与 V_4 连线的中点。

④ V_4：在左锁骨中线与第5肋间隙的交点。

⑤ V_5：在左腋前线与 V_4 同一水平上的交点。

⑥ V_6：在左腋中线与 V_4、V_5 同一水平上的交点。

(四) 注意事项

(1) 应选择良好的工作环境，避免交流电和其他外来电波的干扰。确认各导联与肢体连接正确及导电性能良好。

(2) 室内温度及湿度要适中。过冷、过热或过于潮湿，均能引起病人不适或肌肉震颤，从而影响心电图描记，并易损坏仪器。

(3) 应使病人尽量与所有金属绝缘。

(4) 心电图描记前，患者应安静平卧，全身肌肉松弛，减少因肌肉震颤而引起干扰。

(5) 描记时一般取平卧位，患者保持安静，勿谈话、移动体位及过度呼吸，应随时观察患者情况。

(6) 复查心电图时，最好使用同一心电图机，采取同样体位，以便更准确地前后对比。

(7) 12导联描记完整，必要时加做$V_7 \sim V_9$导联或其他导联。对心律失常的描记要适当长一些，至少其中P波明显的一个导联要长些。

(8) P波低平不易辨认者，尽量放大心电图机的灵敏度，使P波清晰可辨，必要时加做S_5导联。即电极板正极放置胸骨右缘第5肋间，负极放置胸骨柄或食管导联处以示P波。

(9) 心律失常在不断地变化，连续动态观察有利于对心律失常规律性的判断，有些情况下需要及时地复查，甚至多次复查，才能做出准确的诊断。

(10) 一些必需情况下可做附加试验，如吸屏气试验、阿托品试验等，以协助诊断。

二十三、血氧饱和度监测技术

项目	操作流程及要求	分值	评分细则	扣分及记录
操作前准备(10)	1. 护士要求：着装整洁、仪表端庄	5	1项不符合要求扣1分	
	2. 用物准备：脉搏血氧饱和度监测仪（或多功能监护仪、血氧饱和度导线及指夹）、75%乙醇或酒精棉片、纱布2块、弯盘、免洗手消毒液、PDA	5	缺1件扣0.5分	
操作步骤(78)	1. 核对医嘱，洗手，携用物至床旁，PDA扫描腕带核对患者信息，评估病人[身体状况、意识、吸氧流量、有无酒精过敏史、局部皮肤及指(趾)甲情况]，评估周围环境光照条件及是否有电磁干扰。向患者及家属解释监测方法、目的、注意事项，以取得配合	13	未核对医嘱、未核对患者信息各扣2分，未洗手扣1分，未评估患者扣5分，未评估环境、未解释各扣2分，缺1项扣1分，1项不符合要求扣0.5分	
	2. 打开脉搏血氧饱和度监测仪（或将血氧饱和度导线与多功能监护仪连接），检测仪器性能是否完好	5	导线连接不正确扣3分，未检测仪器性能扣2分	

续表

项目	操作流程及要求	分值	评分细则	扣分及记录
操作步骤(78)	3. 用75%乙醇清洁患者局部皮肤及指(趾)甲,用另一纱布擦干皮肤	3	未清洁扣2分,未擦干扣1分	
	4. 再次查对,将传感器正确安放于患者手指或足趾或耳郭处,使其光源透过局部组织,保证接触良好	15	安放不正确扣10分,接触不好扣3分,未核对扣2分	
	5. 查看血氧饱和度数值,根据患者病情调节报警界限	9	未关注数值扣3分,报警界限未调节扣5分,调节不正确扣2分	
	6. 告知患者不可随意摘取传感器及在监测仪附近使用手机,以免干扰监测波形	6	未告知扣6分,缺1项扣1分	
	7. 再次查对,爱护体贴病人。将数值记录到PDA。整理用物,洗手	12	未核对、未记录到PDA各扣3分,未关爱、未整理、未洗手各扣2分	
	8. 待病情平稳后,遵医嘱停血氧饱和度监测。向病人及家属解释,取下脉搏血氧饱和度监测仪(必要时分离导线,拔下电源插头),关闭监测仪,关爱病人	15	未解释、未分离导线、未关闭监护仪、未拔电源各扣3分,未关爱病人扣2分,操作顺序错误扣1分	
效果评价(12)	1. 操作熟练、规范;沟通有效,注重人文关怀;熟悉机器性能,导线连接正确,部位准确;熟悉常见故障排除方法 2. 竞赛操作时间4分钟	12	操作不熟练扣1~4分,缺乏沟通技巧和人文关怀扣1~4分,导线连接错误,严重影响监测结果时不及格 超时10秒扣0.1分,以此类推	

(一) 目的

监测患者机体组织缺氧状况。

(二) 注意事项

(1) 观察监测结果,发现异常及时报告医师。

(2) 下列情况可以影响监测结果：患者发生休克、体温过低、使用血管活性药物及贫血等。周围环境光照太强、电磁干扰及涂抹指甲油等也可以影响监测结果。

(3) 注意为患者保暖，患者体温过低时应采取保暖措施。

(4) 观察患者局部皮肤及指（趾）甲情况，定时更换传感器位置，防止发生压力性损伤。

二十四、单人心肺复苏术

项目	操作流程及要求	分值	评分细则	扣分及记录
操作前准备（7）	1. 护士要求：着装整洁，仪表端庄	2	1项不符合要求扣1分	
	2. 用物准备：模拟人、硬板床（或软床备胸外心脏按压板一块）、治疗盘内置治疗碗、弯盘、一次性CPR屏障消毒面膜/面罩/简易呼吸气囊、治疗碗、纱布2块、听诊器、血压表、手电筒、表、笔、抢救记录本、免洗手消毒液	5	用物少1件扣0.5分	
操作步骤（88）	1. 评估周围环境，判断意识：呼叫患者，轻拍患者肩部，确认患者无意识，记录时间	3	未评估环境扣1分，未判断意识扣3分，缺1项扣1分，1项不符合要求扣0.5分	
	2. 启动急救反应程序：立即通知医生，呼叫	2	未通知扣2分，声音不清晰扣1分	
	3. 检查呼吸，判断颈动脉搏动：时间5~10秒。颈动脉搏动位置：操作者示指和中指指尖触及患者气管正中部，向同侧下方滑动2~3cm，至胸锁乳突肌前缘凹陷处。无颈动脉搏动，立即行胸外心脏按压	4	未判断扣3分，方法不正确扣1分，触摸颈动脉搏动位置不正确扣1分，时间不正确扣1分，1项不符合扣0.5分	
	4. 摆复苏体位，将患者去枕仰卧于硬板床（软床胸下垫胸外按压板），解开衣领、腰带，暴露胸部，摆复苏体位。操作者站于患者右侧	2	未摆复苏位扣2分，其他1项不符合扣0.5分	

续表

项目	操作流程及要求	分值	评分细则	扣分及记录
操作步骤(88)	5. 胸外心脏按压 (1)确定按压部位(胸骨中下1/3交界处) (2)按压方法正确:一手掌根部放于按压部位,另一手平行重叠于此手背上,掌根重叠紧贴胸骨,以掌根部接触按压部位,手指不触及胸壁,双臂位于患者胸骨的正上方,双肘关节伸直,手臂与胸骨水平垂直,利用上身重量垂直下压 (3)按压幅度适宜(胸骨下陷5~6cm) (4)按压频率100~120次/分 (5)按压与放松时间比为1:1。注意观察面色	50	按压部位不正确扣10分,手指触及胸壁扣1分,双手掌根部不重叠、掌根未紧贴胸骨、肘关节未伸直、前臂与胸骨不垂直各扣3分,按压深度不正确、频率不正确各扣5分(按压深度、频率不正确每组各扣1分),按压律不等、用力不匀各扣2分,按压少或多1次各扣2分,按压未观察面色每组扣1分	
	6. 检查并取下活动义齿,清理口鼻腔分泌物	1	未检查口腔有无活动义齿扣1分,未清理呼吸道扣1分,其他1项不符合扣0.5分	
	7. 开放气道	10	未开放扣2分,手法不正确扣1分	
	8. 人工通气:通气2次,送气时间>1秒,使胸廓抬起,连续2次。潮气量为500~600mL,吸呼比为1:(1.5~2)。同时观察患者胸廓起伏情况。按压频率与人工通气比为30:2	10	无效通气(通气过大过小)每次扣1分,共10分;未观察胸廓起伏情况扣1分,其他1项不符合扣0.5分	
	9. 复苏效果评估:反复5个循环后,触摸颈动脉搏动并同时观察呼吸,评估时间为5~10秒,如未成功则继续进行CPR	2	未判断扣2分,其他1项不符合要求扣1分	
	10. 评价患者病情:观察患者意识状态、面部及口唇颜色、瞳孔,测量血压(口述)、体贴关爱患者。记录抢救时间	2	漏1项扣1分,1项不符合要求扣1分	
	11. 正确处理用物,洗手,记录并签字(口述)	2	1项不符合要求扣1分	

续表

项目	操作流程及要求	分值	评分细则	扣分及记录
效果评价(5)	1. 抢救意识强,操作熟练,动作敏捷,沉着冷静;人文关怀 2. 时间要求:5分钟	5	操作不熟练扣1～4分,无抢救意识扣3分,缺乏人文关怀扣2分。超时终止操作	

(一)目的

(1) 通过实施基础生命支持技术,恢复患者的循环、呼吸功能。

(2) 保证重要脏器的血液供应,尽快促进心跳、呼吸功能的恢复。

(二)注意事项

(1) 患者仰卧,争分夺秒就地抢救。在发现无呼吸或不正常呼吸(叹息样呼吸)的心搏骤停成人患者时,应立即启动紧急救护系统,马上做单纯CPR,而不再需要先行开放气道、给2次人工通气等较耗费时间的系列动作。

(2) 按压部位要准确,用力合适,以防止胸骨、肋骨压折。严禁按压胸骨角、剑突下及左右胸部。按压力要适宜,过轻达不到效果,过重易造成肋骨骨折、血气胸甚至肝脾破裂等。按压深度成人和青少年5～6cm,儿童(1岁至青春期)至少为胸部前后径的三分之一,大约5cm,婴儿(不足1岁,新生儿除外)至少为胸部前后径的三分之一,大约4cm并保证每次按压后胸廓回弹。姿势要正确,注意两臂伸直,双肘关节固定不动,双肩位于双手的正上方。为避免心脏按压时呕吐物逆流至气管,患者头部应适当放低并略偏向一侧。

(3) 清除口咽分泌物、异物,保证气道通畅。注意呼吸复苏失败最常见的原因是呼吸道阻塞和口对口接触不严密。由于呼吸道阻塞,舌起了活瓣作用,只让空气压下进入胃内,不让空气再由胃排出,造成严重的胃扩张,可使膈肌显著升高,阻碍充分的通气。更甚者会导致胃内容物反流,造成将呕吐物吸入的危险。每次送气超过1秒,应有明显的胸廓隆起。

(4) 人工呼吸和胸外心脏按压同时进行,所有年龄段的单人施救按压与呼吸比为30∶2；双人施救成人30∶2、儿童和婴儿15∶2、新生儿3∶1（如果考虑是心源性心搏骤停，为15∶2）；按压间断不超过10秒，检查脉搏不应超过10秒。

二十五、双人心肺复苏术

项目	操作流程及要求	分值	评分细则	扣分及记录
操作前准备（10）	1. 护士要求：着装整洁、仪表端庄	5	1项不符合要求扣1分	
	2. 用物准备：模拟人、硬板床（或软床备胸外心脏按压板一块）、治疗盘内置治疗碗、弯盘、纱布2块、听诊器、血压表、手电筒、简易呼吸器、面罩、表、笔、抢救记录本	5	缺1件扣0.5分	
操作步骤（80）	1. 评估周围环境，判断意识：呼叫患者，轻拍患者肩部，确认患者无意识，记录时间	3	未评估环境扣1分，未判断意识扣3分，缺1项扣1分，1项不符合要求扣0.5分	
	2. 启动急救反应程序：立即通知医生，呼叫帮助，准备简易呼吸器、面罩等抢救物品	2	未通知扣2分，声音不清晰扣1分	
	3. 检查呼吸、判断颈动脉搏动：时间5～10秒。颈动脉搏动位置：操作者示指和中指指尖触及患者气管正中部，向同侧下方滑动2～3cm，至胸锁乳突肌前缘凹陷处。无颈动脉搏动，立即行胸外心脏按压	5	未判断扣3分，方法不正确扣1分，触摸颈动脉搏动位置不正确扣1分，时间不正确扣1分，1项不符合扣0.5分	
	4. 摆放复苏体位：将患者去枕仰卧于硬板床（软床胸下垫胸外按压板），解开衣领、腰带，暴露胸部，摆复苏体位。操作者站于患者右侧。助手携用物站于床头	2	未摆复苏位扣2分，1项不符合扣0.5分	

续表

项目	操作流程及要求	分值	评分细则	扣分及记录
操作步骤(80)	5.胸外心脏按压 (1)确定正确的按压部位(胸骨中下1/3交界处) (2)按压方法正确:一手掌根部放于按压部位,另一手平行重叠于此手掌上,掌根重叠紧贴胸骨,以掌根部接触按压部位,手指不触及胸壁,双臂位于患者胸骨的正上方,双肘关节伸直,手臂与胸骨水平垂直,利用上身重量垂直下压 (3)按压幅度适宜(胸骨下陷5～6cm) (4)按压频率适度(100～120次/分) (5)按压与放松时间比为1:1 (6)按压频率与人工呼吸比为30:2。注意观察患者面色	50	按压部位不正确扣10分,手指触及胸壁扣1分,双手掌根部不重叠、掌根未紧贴胸骨、肘关节未伸直、前臂与胸骨不垂直各扣3分(按压深度、频率不正确每组各扣1分),按压节律不等、用力不匀各扣2分;按压少或多1次各扣2分,按压未观面每组扣1分	
	6.检查并取下活动义齿,清理口鼻腔分泌物	1	未清理扣1分,1项不符合要求扣0.5分	
	7.开放气道	2	未开放气道扣2分,手法不正确扣1分	
	8.人工呼吸:助手用双"EC"手法将简易呼吸器面罩与患者面部紧密衔接,挤压气囊(按压者),送气时间>1秒,使胸廓抬起,连续2次。潮气量为500～600mL,吸呼比为1:(1.5～2)。同时观察患者胸廓起伏情况	10	无效通气(通气过大过小)每次扣1分,共10分。"EC"手法不正确扣3分,未观察胸廓起伏情况扣1分	
	9.复苏效果评估:反复5个循环后,触摸颈动脉搏动并同时观察呼吸,评估时间为5～10秒,如未成功则继续进行CPR	2	未判断扣2分,1项不符合要求扣1分	
	10.评价患者病情:观察患者意识状态、面部及口唇颜色、瞳孔,测量血压(口述),爱护体贴患者	2	未评价、未关爱各扣1分	

续表

项目	操作流程及要求	分值	评分细则	扣分及记录
操作步骤(80)	11. 正确处理用物,洗手,记录并签字(口述)	1	1项不符合要求扣1分	
效果评价(10)	1. 抢救意识强,操作熟练,动作敏捷,沉着冷静;人文关怀,团队合作到位,配合好、效率高 2. 时间要求:从拍患者双肩开始至最后两次人工呼吸结束要求在140~150秒内完成。竞赛操作时间5分钟	10	操作不熟练扣1~4分,无抢救意识扣3分,缺乏人文关怀扣2分 超时10秒扣0.1分,以此类推	

(一) 目的

(1) 通过实施基础生命支持技术,恢复患者的循环、呼吸功能。

(2) 保证重要脏器的血液供应,尽快促进心跳、呼吸功能的恢复。

(二) 注意事项

(1) 按压应确保足够的速度与深度,尽量减少中断,如需建立人工气道或除颤时,中断不应超过10s。

(2) 人工通气时应避免过度通气。

(3) 如患者没有人工气道,吹气时稍停按压;如患者已建立人工气道,吹气时可不暂停按压。

二十六、院内急救生存链

项目	操作流程及要求	分值	评分细则	扣分及记录
操作前准备(5)	1. 护士要求:着装整洁,仪表端庄	2	1项不符合要求扣1分	
	2. 用物准备:模拟人、治疗盘内置弯盘、纱布6块、听诊器、血压计、手电筒、简易呼吸器、面罩、表、笔、抢救记录本、除颤仪、导电糊	3	缺1件扣0.5分	

续表

项目	操作流程及要求	分值	评分细则	扣分及记录
判断及第一轮按压通气(10)	1. A护士判断周围环境是否安全	1	未判断周围环境扣1分,不符合要求扣0.5分	
	2. 判断意识:呼叫患者,轻拍患者肩部,确认患者无意识,看表记录时间	2	未判断扣1分,缺1项扣1分,1项不符合要求扣0.5分	
	3. 启动急救反应程序:立即通知医生,吩咐B护士和C护士呼叫帮助,准备简易呼吸器、面罩和除颤仪	1	1项不符合要求扣0.5分	
	4. 判断颈动脉搏动:时间5~10秒。颈动脉搏动位置:操作者示指中指指尖触及患者气管正中部,向同侧下方滑动2~3cm,至胸锁乳突肌前缘凹陷处。同时沿顺时针巡视四肢、观察患者面部。无颈动脉搏动,立即行胸外心脏按压	2	方法不正确扣1分,位置不正确扣2分,时间不正确扣1分,1项不符合要求扣0.5分	
	5. 将患者去枕仰卧,解开衣领、腰带,暴露胸部,摆复苏体位。操作者站于患者右侧,立即开始胸外心脏按压 第一轮胸外心脏按压期间,边做边向B护士逐一下达4个口头医嘱:检查清理口腔;开放气道保持通畅(双EC手法);球囊面罩接通氧气;固定氧气面罩	3	未摆复苏位扣1分,1项不符合扣0.5分	
	6. B护士固定氧气面罩后,A护士给予球囊通气2次	1	1项不符合要求扣0.5分	
电击除颤(15)	1. C护士携全自动体外除颤仪到达,报告"除颤仪到"A护士嘱C护士继续胸外心脏按压,尽量减少中断按压的时间,同时打开除颤仪,调至"监护"位 B护士用纱布擦拭患者右上胸和左下胸皮肤	1	不符合要求扣0.5分	

续表

项目	操作流程及要求	分值	评分细则	扣分及记录
电击除颤(15)	2. A护士嘱C护士"停止按压、分析心律"。正确放置电极板位置（胸骨右缘第2、3肋间，即心底部；左腋前线第5、6肋间，即心尖部）。判断是否有室颤波，是否需要除颤	1	1项不符合要求扣0.5分	
	3. A护士嘱C护士继续胸外心脏按压	0.5	不符合要求扣0.5分	
	4. A护士选择按钮置于"非同步"，能量选择正确，一般首次能量为单相波360J,双相波150～200J	2	能量选择错误扣2分,1项不符合要求扣0.5分	
	5. 在电极板上均匀涂以导电糊	0.5	不符合要求扣0.5分	
	6. 按下充电按钮,充电	0.5	不符合要求扣0.5分	
	7. 正确放置电极板,双手紧压电极板于胸部,施加10kg左右的力量,与皮肤紧密接触,再次确认是否有室颤波,操作者避免接触患者身体,目光巡视四周,确认无任何人与病人身体接触,两拇指同时按电极板手柄上的按钮,迅速放电除颤。B护士和C护士同时用身体姿势组成隔离人墙,保护周围其他人	9	两电极板位置安放不正确各扣2.5分,电极板与皮肤接触不紧密扣2分,操作者接触患者身体,未示意其他人离开各扣2分,放电不合规范扣5分	
	8. 除颤结束,立即进行胸外心脏按压。继续除颤之后30：2的五轮CPR周期	0.5	不符合要求扣0.5分	
胸外心脏按压(45)	1. 确定正确的按压部位（胸骨中、下1/3交界处）	5	按压部位不正确扣5分	
	2. 按压方法正确：一手掌根部放于按压部位,另一手平行重叠于此手背上,掌根重叠紧贴胸骨,通气时仍不离开胸骨。只能以掌根部接触按压部位,手指不触及胸壁,双臂位于患者胸骨的正上方,双肘关节伸直,手臂与胸骨水平垂直,利用上身重量垂直下压	15	手指触及胸壁扣1分,双手掌根部不重叠、掌根未紧贴胸骨、肘关节未伸直、前臂与胸骨不垂直各扣3分	

续表

项目	操作流程及要求	分值	评分细则	扣分及记录
胸外心脏按压(45)	3. 按压幅度适宜(胸骨下陷5～6cm)	10	按压深度不正确每组扣2分	
	4. 按压频率适度(100～120次/分)	10	按压频率不正确每组扣2分,按压节律不等、用力不匀各扣2分;按压少或多1次各扣2分	
	5. 按压频率与人工呼吸比为30：2,注意观察患者面色	5	按压频率与人工呼吸比不正确扣3分,按压未观察面部扣2分	
人工呼吸(15)	1. 助手B护士携带面罩、复苏球囊等急救物品上场;跪于患者头顶部,遵A护士下达的医嘱逐一执行操作	1	1项不符合要求扣0.5分	
	2. 用正确手法检查及清理患者口腔、呼吸道,取下活动义齿	1	未清理扣1分,1项不符合要求扣0.5分	
	3. 采用"双手抬颌法"徒手开放气道并保持通畅(开放气道一次做到位,没有重复头后仰的动作,头部位置稳定;全程气道管理,始终维持患者头后仰姿势,头部无回位)	3	未开放气道扣3分,开放气道手法不正确扣1分	
	4. 人工呼吸:助手B护士将简易呼吸器面罩与患者面部紧密衔接。A护士挤压气囊,送气时间＞1秒,使胸廓抬举,连续2次。潮气量为500～600mL,吸呼比为1:(1.5～2)。同时观察患者胸廓起伏情况,按压与通气无缝隙交替	10	无效通气(通气过大或过小)每次扣1分,共10分。未观察胸廓起伏情况扣1分	
操作后判断(5)	1. 复苏效果评估:反复5个循环后,触摸颈动脉搏动并同时观察呼吸,评估时间为5～10秒,如未成功则继续进行CPR	2	未判断扣2分,1项不符合要求扣1分	

续表

项目	操作流程及要求	分值	评分细则	扣分及记录
操作后判断（5）	2. 评价患者病情：观察患者意识状态、面部及口唇颜色、瞳孔，测量血压（口述），爱护体贴患者	2	未评价、未关爱各扣1分	
	3. 正确处理用物，洗手，记录并签字	1	1项不符合要求扣1分	
综合评价（5）	1. 抢救意识强，操作熟练，动作敏捷，沉着冷静，人文关怀，团队配合默契，效率高，彼此之间有口头医嘱与相互回应 2. 时间要求：从拍患者双肩开始至最后两次人工呼吸结束要求在140～150秒内完成。竞赛操作时间8分钟	5	操作不熟练扣1～2分，无抢救意识扣3分，缺乏人文关怀扣2分 超时10秒扣0.1分，依次类推	

本操作的操作注意事项同双人心肺复苏及非同步电除颤技术。

二十七、非同步电除颤技术

项目	操作流程及要求	分值	评分细则	扣分及记录
操作前准备（10）	1. 护士要求：着装整洁，仪表端庄	5	1项不符合要求扣1分	
	2. 用物准备：除颤仪、导电糊、电极片、75%乙醇、纱布5块、弯盘、免洗手消毒液、笔、表。有关抢救物品及药物。物品摆放有序	5	缺1件扣0.5分	
操作步骤（80）	1. 评估患者（病情、意识、心电监护状态以及是否有室颤波等）	5	未评估扣5分，缺1项扣1分	
	2. 呼叫，将患者去枕平卧于硬板床上，检查并除去金属及导电物质，松开衣扣，充分暴露除颤部位，立即进行胸外按压	10	未胸外按压扣5分，缺1项扣2分，1项不符合要求扣1分	

97

续表

项目	操作流程及要求	分值	评分细则	扣分及记录
操作步骤(80)	3. 迅速检查除颤仪,连线正确—电极板完好—开机—电量充足	3	缺1项扣1分,1项不符合要求扣0.5分	
	4. 必要时用酒精纱布将电击部位皮肤清洁脱脂,范围同电极板大小。用纱布将电击部位之间的皮肤擦干,保证皮肤干燥	3	部位不正确1处扣2分,未脱脂、范围小、皮肤未擦各扣1分,1项不符合要求扣0.5分	
	5. 再次确认是否有室颤波。报告心律情况"需紧急除颤"(若为细颤,遵医嘱给予肾上腺素1mg静脉注射,使之转为粗颤,再行除颤)	3	缺1项扣1分,1处不符合要求扣0.5分	
	6. 选择按钮置于"非同步",能量选择正确,一般首次能量为单相波360J,双相波150~200J	10	选择错误扣5分,能量不正确扣5分	
	7. 在电极板上均匀涂以导电糊	2	不符合要求扣1分	
	8. 按下充电按钮,充电	2	未充电扣2分,不符合要求扣1分	
	9. 正确放置电极板(胸骨右缘第2、3肋间,即心底部;左腋前线第5、6肋间,即心尖部;两个电极板之间距离不小于10cm),双手紧压电极板于胸部,施加10kg左右的力量,与皮肤紧密接触,再次确认是否有室颤波,操作者身体离开床沿,嘱周围人员离开患者及床周,两拇指同时按电极板手柄上的按钮,迅速放电除颤	25	两电极板位置安放不正确各扣5分,电极板与皮肤接触不紧扣3分,未确认室颤波3分,操作者未离开床沿、未示意其他人离开各扣2分,放电不合规范扣5分	
	10. 除颤后,观察心电示波,报告"除颤成功,恢复窦性心律"。如不成功继续进行心肺复苏,遵医嘱再次除颤	5	未继续心肺复苏扣3分,缺1项扣1分,1处不符合要求扣0.5分	
	11. 移开电极板,除颤结束,关闭电源。观察心电示波,擦净患者胸部导电糊,协助取舒适卧位,整理床单位	5	缺1项扣1分,1处不符合要求扣0.5分	

续表

项目	操作流程及要求	分值	评分细则	扣分及记录
操作步骤(80)	12. 干纱布擦净电极板上的导电糊,酒精纱布擦拭消毒,待干,电极板放回原位,备用	5	未记录扣 2 分,缺 1 项扣 1 分,1 项不符合要求扣 0.5 分	
	13. 整理用物,洗手,密切观察病情并及时记录签字(记录生命体征变化及治疗情况)	2	缺 1 项扣 1 分,1 处不符合要求扣 0.5 分	
效果评价(10)	1. 操作熟练,动作敏捷,符合抢救病人要求;注重人文关怀;电击部位准确、有效、安全;熟悉机器性能 2. 竞赛操作时间 3 分钟	10	操作不熟练扣 1~4 分,动作迟缓扣 1~3 分,缺乏人文关怀扣 2~3 分,严重违反原则不及格 超时 10 秒扣 0.1 分,以此类推	

(一) 目的

纠正室性心律失常,终止室颤。

(二) 适应证

室颤、无脉性室速的患者。

(三) 注意事项

(1) 成年人除颤的能量水平双相波为 150~200J、单相波为 360J,一定要等目前的能量达到所选的水平后,才能重新调整能量水平。

(2) 除颤器均应配有电极板,两块电极板之间距离不应<10cm,电极板之间及电极板把手均要保持干燥,以免出现电击危险。

(3) 除颤电流会伤害操作人员或旁观人员,除颤时不要接触患者或接触连接到患者的设备。

(4) 操作者一定将电极板盐水纱布或涂抹导电糊压紧皮肤,以免灼伤患者皮肤。

(5) 高危患者应备有体外起搏装备备用,对安装起搏器的患者应注意:电极板尽量远离起搏器位置,除颤完毕后检查起搏器功能。

二十八、有创机械通气技术

项目	操作流程及要求	分值	评分细则	扣分及记录
操作前准备(10)	1. 护士要求：着装整洁，仪表端庄	5	1项不符合要求扣1分	
	2. 用物准备：呼吸机、中心供氧（或氧气筒、减压表、扳手）、呼吸机管路及呼吸延长管、湿化罐、灭菌注射用水、模拟肺、手消毒剂、一次性输液器、简易呼吸器、听诊器、一次性手套、笔，必要时备电源接线板	5	缺1件扣0.5分	
操作步骤(80)	1. 查对医嘱，洗手，携用物至床旁，核对患者信息，评估患者情况（病情、身高、体重、肺功能等）。对患者及家属做好解释，以取得合作	10	未评估扣5分，未查对医嘱扣1分，未核对患者、未解释各扣2分	
	2. 检查呼吸机各部件是否完好，连接中心供氧（或氧气筒）、气源和电源，将湿化罐装于加温器上，安装细菌过滤器、连接呼吸机管路及呼吸延长管	10	未检查扣2分，未连接氧源、气源、电源各扣1分，湿化罐、细菌过滤器、呼吸机管路连接错误各扣1分	
	3. 向湿化罐内加灭菌注射用水至刻度线，打开加温器开关，根据病人痰液黏稠度调节加温器温度档次（Y型管温度应在34～41℃）	5	未打开开关扣1分，湿化器内未加水扣2分，加水过多或过少各扣1分，温度调节不正确扣1分	
	4. 开机，自检。根据病情、血气分析选择呼吸机模式，调节各参数 (1)模式选择：无自主呼吸选择A/C(压控或容控)，有自主呼吸的选择SIMV、CPAP等 (2)呼吸频率选择：成人12～20次/分，小儿20～25次/分 (3)潮气量：成人5～12mL/kg（一般取10mL/kg)，儿童5～6mL/kg	10	通气模式不正确扣5分，参数调节1项不准确扣1分，设置报警1项不准确扣1分	

续表

项目	操作流程及要求	分值	评分细则	扣分及记录
操作步骤(80)	(4)吸气压力：成人 15～20cmH$_2$O,小儿 15～20cmH$_2$O (5)吸气时间与吸呼比：吸气时间一般为 0.8～1.2 秒,吸呼比为 1:(1.5～3) (6)PEEP:3～10cmH$_2$O (7)氧浓度：一般 40%～50%,COPD 患者 30%～40% (8)报警范围设定：±15%～30%			
	5.连接模拟肺,检查呼吸机各管道、湿化器、模拟肺连接是否紧密,管道有无漏气,机器运转是否正常。保持管路上积水瓶处于管道的最低位置	3	未接模拟肺扣 2 分,未检查扣 2 分,积水瓶未处于最低位置扣 1 分,缺 1 项扣 1 分,1 项不符合要求扣 0.5 分	
	6.检查患者气道无异常,断开模拟肺,连接患者气管插管或气管切开接头。机械通气开始后,立即听诊双肺呼吸音	10	未检查气道扣 2 分,连接不正确扣 5 分,未听诊扣 3 分	
	7.再次观察机器运转情况及患者反应,核对患者信息,PDA 提交,整理用物,洗手,记录	10	未观察扣 5 分,未核对、未记录各扣 2 分,缺 1 项扣 1 分,1 项不符合要求扣 0.5 分	
	8.在呼吸机通气期间,密切观察患者病情和呼吸机运转情况;根据病情及血气分析结果,及时调整呼吸机模式及参数;湿化罐内要及时加水;每 4 小时听诊 1 次;及时清除呼吸道分泌物,保持呼吸道通畅;呼吸机管道及湿化器每周换 1 次,并做好记录	5	未观察扣 3 分,缺 1 项扣 0.5 分,未记录扣 1 分	
	9.遵医嘱停用呼吸机,可间歇停用呼吸机,使呼吸机工作模式处于待机状态。准备好吸氧用物,分离呼吸机与患者连接处,为患者吸氧	4	未分离扣 1 分,未吸氧扣 2 分,呼吸机未处于待机状态扣 1 分	

续表

项目	操作流程及要求	分值	评分细则	扣分及记录
操作步骤(80)	10. 停机后30分钟复查血气分析,若患者病情稳定、血气正常,呼吸机待机1~2小时,患者无异常情况,准备撤机。关呼吸机开关、湿化罐开关、分离电源、气源、氧源开关	5	关机顺序错1处扣1分,未口述撤机指征扣2分	
	11. 关爱患者,整理床单位及用物	3	1项不符合要求扣0.5分	
	12. 再次查对,记录停机时间	2	未查对、未记录各扣1分	
	13. 拆除呼吸机管道,正确处理用物,可复用物品送消毒供应中心消毒,一次性物品放入黄色垃圾袋	3	用物处理1件不正确扣1分,1件不符合要求扣0.5分	
效果评价(10)	1. 操作熟练,动作轻巧、敏捷;各管道连接正确、各参数调节准确;熟悉机器性能;沟通有效,注重人文关怀;熟悉呼吸机参数和临床使用意义 2. 竞赛操作时间6分钟	10	操作不熟练扣1~4分,缺乏人文关怀扣1~2分,不熟悉机器性能扣1~2分,严重违反操作流程不及格 超时10秒扣0.1分,以此类推	

(一) 目的

辅助或控制患者呼吸,供给氧气,纠正低氧血症。

(二) 注意事项

(1) 呼吸机旁必须备有简易人工呼吸器,以备呼吸机故障、更换电源及停电时急救使用。

(2) 注意观察呼吸机工作状态,防止漏气和管道脱落。

(3) 每次呼吸机报警必须查明原因并及时排除。在未排除报警原因之前,不能盲目消除报警信号。

(4) 使用呼吸机期间,及时查血气分析,并根据结果调整呼吸机各参数。

(5) 密切观察患者原发病、自主呼吸恢复情况、生命体征、血气分析和电解质情况,判断通气量是否恰当。

① 通气量合适表现为吸气时胸廓隆起、呼吸音清晰、生命体征平稳。

② 通气量不足表现为皮肤潮红、出汗、浅静脉充盈消失。

③ 通气过度可表现为病人昏迷、抽搐等。

(6) 使用呼吸机期间,要保持呼吸道通畅,湿化吸入气体,促进痰液排出。每日口腔护理3次。

(7) 定时检查呼吸机性能并记录。停电及时关机,以免再次来电时,因电压不稳影响机器使用寿命。

二十九、无创机械通气技术

项目	操作流程及要求	分值	评分细则	扣分及记录
操作前准备(10)	1. 护士要求:着装整洁、仪表端庄	5	1项不符合扣1分	
	2. 用物准备:呼吸机、呼吸机管路及呼吸延长管、湿化罐、非排气型无创面罩、灭菌注射用水、一次性使用流量控制输液器、水胶体敷料1贴、泡沫敷料2贴、无菌治疗巾、免洗手消毒液、手套、听诊器、含氯消毒剂、75%乙醇。按顺序合理放置	5	缺1件扣0.5分	
操作步骤(80)	1. 洗手,戴口罩,核对医嘱,核对患者信息,评估患者意识情况、呼吸困难程度、血氧饱和度情况、血气分析结果,听诊双肺呼吸音,评估有无禁忌证(意识障碍、大咯血、排痰障碍等),向清醒患者解释使用无创呼吸机的目的、上机后的配合和注意事项	6	未核对、未解释各扣2分,缺1项扣1分,1项不符合要求扣0.5分	
	2. 呼吸机连接电源、氧源、气源,加温器连接电源,打开开关,检查性能,处于备用状态	5	连接不正确各扣3分,未检查性能扣2分,1项不符合要求扣0.5分	

续表

项目	操作流程及要求	分值	评分细则	扣分及记录
操作步骤(80)	3. 洗手,协助患者取半卧位	3	未洗手扣1分,未取半卧位扣2分	
	4. 安装湿化罐,加无菌注射用水至刻度线,安装呼吸机管路,根据患者面部选择面罩型号	6	安装错误扣4分,湿化罐未加水或加水过少或过多各扣2分,呼吸面罩未选择型号或型号选择不正确各扣2分,一项不符合要求扣0.5分	
	5. 呼吸机使用前自检,选择呼吸机模式,设置呼吸机参数	9	未自检扣2分,选择模式错误扣3分,设置错误一项扣1分	
	6. 根据患者病情选择加温湿化挡位,等待连接	3	湿化挡位未选择扣2分,一项不符合要求扣1分	
	7. 再次核对患者,剪裁水胶体敷料及泡沫敷料,贴于面罩受压部位,从口到鼻到额头佩戴面罩,防止漏气,回头带松紧度以两指为宜	10	未贴敷料扣2分,面罩佩戴不规范扣2分,回头带松紧不适扣2分,未观察扣2分,一项不符合要求扣1分	
	8. 开机,密切观察无创呼吸机各项参数:潮气量、压力、呼吸频率、漏气量、呼吸机波形、人机同步性等;观察患者情况包括感觉面罩是否有漏气,呼吸形式有无改善,生命体征变化	10	少一项扣1分,一项不符合要求扣0.5分	
	9. 再次核对患者信息,向患者或家属解释无创呼吸机使用注意事项,询问患者感受,指导患者呼吸同步	5	未核对扣2分,未解释扣2分,一项不符合要求扣0.5分	
	10. 使用过程中观察患者病情变化,呼吸机报警应及时处理。面罩内的水雾及时清理,每小时提拉面罩1次,每次≥5秒。观察面部受压处皮肤情况	10	未观察扣2分,报警处理不及时扣2分,未观察面部皮肤情况、未定时提拉面罩各扣2分,面罩内水雾未及时清理扣2分,一项不符合要求扣0.5分	
	11. 整理用物,洗手,记录患者生命体征、上机时间、呼吸机模式及参数	3	未记录扣3分,缺一项扣1分,一项不符合要求扣0.5分	

续表

项目	操作流程及要求	分值	评分细则	扣分及记录
操作步骤(80)	12. 遵医嘱停用呼吸机,PDA扫描腕带核对患者信息,向患者做好解释。取下呼吸面罩,暂停通气,遵医嘱其他呼吸支持方式,观察患者生命体征	4	未核对扣2分,未解释扣2分,撤机顺序不对扣2分,未观察扣2分,一项不符合要求扣0.5分	
	13. 分类整理用物:一次性呼吸机管、面罩按医疗废物处理,仪器表面用500mg/L含氯消毒液擦拭,湿化罐送供应室消毒备用,屏幕用75%乙醇擦拭	4	一项错误扣1分,一项不符合要求扣0.5分	
	14. 洗手,详细记录停机时间及患者病情变化	2	缺一项扣1分,一项不符合要求扣0.5分	
效果评价(10)	1. 操作熟练、规范;动作轻巧、敏捷 2. 观察、处理故障正确 3. 竞赛操作时间15分钟	10	操作不熟练扣1~4分,缺乏沟通技巧和人文关怀扣1~4分,严重违反原则不及格超时10秒扣0.1分,以此类推	

(一) 目的

(1) 改善低氧血症,减轻呼吸肌疲劳。

(2) 康复治疗　慢性阻塞性肺疾病患者如果合并感染,并存在急性加重情况,可以使用无创呼吸机进行康复治疗。

(3) 呼吸衰竭　对于呼吸衰竭,早期合并低氧血症、高碳酸血症、肺水肿或者心功能不全的患者,无创呼吸机也起到很好的作用。

(二) 适应证

(1) 急性呼吸衰竭的早期应用,作为气管内插管前的补救措施。

(2) 作为重症患者脱机的过渡手段。

(3) 上气道病变为主,如合并喉软骨软化或上气道狭窄的小婴儿,拔管后早期并发严重的声门下水肿,通气障碍。

(4) 急性重度哮喘或哮喘持续状态。

(5) 成人呼吸窘迫综合征。
(6) 急性呼吸衰竭或急性呼吸功能不全。
(7) 慢性呼吸衰竭。
(8) 重症肌无力和神经性呼吸障碍。
(9) 急性肺水肿。
(10) 慢性阻塞性肺病合并急性呼吸衰竭。
(11) 慢性阻塞性肺病合并急性左心衰。
(12) 慢性限制性肺病。
(13) 慢性阻塞性肺病合并肺性脑病。
(14) 外科手术后合并呼吸功能不全。
(15) 睡眠呼吸暂停综合征。
(16) 肥胖低通气综合征。

(三) 禁忌证

(1) 患者无自主呼吸。
(2) 患者完全不配合。
(3) 患者伴有气胸或纵隔气胸时,需严密观察患者。有肺大疱的患者作为相对禁忌证。
(4) 患者咳嗽无力,无法自行清除气道分泌物。
(5) 鼻衄。
(6) 严重呼吸衰竭,必须立即插管者。
(7) 正压通气导致低血压。
(8) 急性鼻窦炎及中耳炎。
(9) 以肺部渗出为主并伴有大量血痰的顽固性低氧血症。
(10) 呼吸心跳骤停或血流动力学不稳定者。
(11) 非 CO_2 潴留引起的神志改变及明显的精神症状,呼吸道分泌物多,顽固性气道痉挛等。
(12) 严重肿胀患者。

(四) 注意事项

(1) 回头带松紧适宜,在使用无创呼吸机时,需要先将鼻罩或者口鼻罩戴好,并调整好头带的松紧,既不可过紧让患者有压迫感;也不可以过松而产生漏气。一般以插入两个手指为宜。

（2）湿化罐及时加水：湿化罐内的灭菌注射用水在所需刻度内。在使用过程中，还要注意管道内的冷凝水不可以倒流到湿化器中。

（3）先戴面罩再通气：如先开机后戴面罩，会让患者感觉到气流非常大，不能耐受，导致初始无创呼吸机失败。所以在使用无创呼吸机时，应该先戴好面罩，连接好呼吸机管路后再开机送气。

（4）合理降低二氧化碳浓度，在应用无创呼吸机时，患者的面罩内可能会产生太多的二氧化碳，为了促使二氧化碳排出，需要加大压力差，比如提高吸气压等，这样就可以让二氧化碳有效排出。

三十、经鼻/口腔吸痰技术

项目	操作流程及要求	分值	评分细则	扣分及记录
操作前准备（10）	1. 护士要求：着装整洁、仪表端庄	5	1项不符合要求扣1分	
	2. 用物准备：中心负压装置或电动吸引器、治疗盘内放治疗碗1个（内盛生理盐水）、无菌纱布、一次性使用无菌吸痰管数根、手电筒、消毒瓶（0.1%含氯消毒剂500mL）、听诊器、PDA、免洗手消毒液、垃圾桶，必要时备压舌板、舌钳、开口器或口咽通气道。按顺序合理放置	5	缺1件扣0.5分	
操作步骤（80）	1. 洗手，戴口罩。携用物至床旁，PDA核对患者信息。评估患者意识、生命体征、病情变化情况、呼吸道分泌物和氧流量，并了解患者合作程度和心理反应；检查口腔、鼻腔，取下活动义齿。向患者及家属解释以取得合作。调节氧流量为6~10L/min	10	未使用PDA核对扣3分，核对无效扣2分，未评估扣5分，缺一项扣1分，未解释扣2分，未调节氧流量扣2分，未检查扣1分，未取下活动义齿扣1分，1项不符合要求扣0.5分	
	2. 协助患者翻身拍背，取合适体位，铺治疗巾。昏迷患者可使用压舌板或口咽通气道帮助其张口	7	未拍背扣3分，拍背手法不正确扣2分，未取合适体位扣2分，缺1项扣1分，1项不符合要求扣0.5分	

续表

项目	操作流程及要求	分值	评分细则	扣分及记录
操作步骤(80)	3. 检查吸引器各管道连接是否正确,调节负压在-80~-150 mmHg(-0.01~-0.02MPa),检查性能(试吸),关闭负压开关,将管道末端放在消毒瓶内	8	连接不正确、未检查吸引器性能各扣3分,未调节负压扣2分,未试吸扣1分,未关闭负压开关扣1分,管道末端未放入消毒瓶内扣1分,1项不符合要求扣0.5分	
	4. 洗手,打开吸痰管并连接,调节负压,连接吸痰管,试吸生理盐水	6	未洗手扣2分,未检查吸痰管是否通畅扣2分,缺1项扣1分,1项不符合要求扣0.5分	
	5. 再次核对,经口腔吸痰时,嘱患者张口(昏迷患者可使用压舌板或口咽通气道)。经鼻腔吸痰时,需洗手更换吸痰管,轻轻插入适宜深度,从深部轻轻左右旋转吸痰管上提吸痰。边吸痰边安慰指导,并密切观察病情变化、痰液情况	30	未核对扣2分,插入时未关闭负压扣5分,上提吸痰管未开放负压扣10分,吸引手法不正确扣5分,未吸引两侧鼻腔扣5分,插入过深或过浅各扣3分,未更换吸痰管扣5分,未安慰指导、未观察各2分,1项不符合要求扣1分	
	6. 吸痰毕,冲洗吸痰管置于垃圾桶,冲洗管道,关闭吸引器开关,管道末端放入消毒瓶液面以下(如痰液多未吸尽时,休息3~5分钟,同法吸净痰液,每次吸痰时间不超过15秒)	5	吸痰时间长扣2分,未冲洗、管道末端未放入消毒瓶液面以下扣1分,缺1项扣1分,1项不符合要求扣0.5分	
	7. 吸痰结束后帮助患者擦净口角、鼻腔分泌物及面部,观察患者口腔黏膜有无损伤。继续高流量吸氧数分钟	4	未观察扣1分,未擦净分泌物1分,未继续高流量吸氧扣2分,1项不符合要求扣0.5分	
	8. 评估吸痰效果,帮助患者取舒适体位;根据病情调节所需氧流量	5	未评估、未调节氧流量各扣2分,卧位不正确扣1分,1项不符合要求扣0.5分	
	9. 核对患者信息,PDA提交,正确整理用物,洗手,记录(吸痰效果及痰液颜色、性状、量等)	5	未核对、未提交、未整理、未洗手、未记录各扣1分,1项不符合要求扣1分	

续表

项目	操作流程及要求	分值	评分细则	扣分及记录
效果评价（10）	1. 操作熟练,动作轻巧;沟通有效,注重人文关怀;遵守无菌原则;吸痰管型号合适,吸痰有效 2. 竞赛操作时间7分钟	10	操作不熟练扣1~4分,缺乏沟通技巧和人文关怀扣1~4分,严重违反原则不及格 超时10秒扣0.1分,以此类推	

（一）目的

（1）清除患者呼吸道分泌物，保持呼吸道通畅。

（2）促进呼吸功能，改善肺通气。

（二）注意事项

（1）吸痰前，检查吸引器性能是否良好，连接是否正确，负压为$-80 \sim -150$mmHg（$-0.01 \sim -0.02$MPa）。

（2）严格执行无菌操作，每次吸痰应更换吸痰管。

（3）吸痰前后应当给予高流量吸氧，吸痰时间<15秒，以免造成缺氧。如痰液较多，需要再次吸引，应间隔3~5分钟，患者耐受后再进行。

（4）痰液黏稠时，可配合叩击、雾化吸入以提高吸痰效果；患者发生缺氧的症状如发绀、心率下降等时，应当立即停止吸痰，休息后再吸。

（5）吸痰过程中注意观察患者痰液情况、血氧饱和度、生命体征变化情况。

（6）电动吸引器连续使用时间不宜过久。贮液瓶内液体达2/3满时，应及时倾倒，以免液体过多吸入马达内损坏仪器。

（三）健康指导

（1）告知患者适当饮水，以利痰液排出。

（2）教会清醒患者吸痰时正确配合的方法，向患者及其家属讲解呼吸道疾病的预防保健知识。

（3）指导患者呼吸道有分泌物时应及时吸出，确保气道通畅，改善呼吸，纠正缺氧。

三十一、经气管插管吸痰技术

项目	操作流程及要求	分值	评分细则	扣分及记录
操作前准备(10)	1. 护士要求:着装整洁、仪表端庄	5	1项不符合要求扣1分	
	2. 用物准备:中心负压装置或电动吸引器一套及电插板(设备性能良好,各管道已连接好)、治疗盘内放治疗碗1个(内盛生理盐水)、无菌纱布2块、适当型号的一次性吸痰管数根、弯盘、消毒瓶(0.1%含氯消毒剂500mL)、听诊器、PDA、免洗手消毒液、表、笔、垃圾桶。按顺序合理放置	5	缺1件扣0.5分	
操作步骤(80)	1. 评估患者病情、意识、生命体征、呼吸道分泌物(量、黏稠度、部位)、吸氧、气管插管的固定情况,了解呼吸机参数设置情况以及患者合作程度和心理反应,向患者及家属解释(目的、方法、配合),以取得合作;调节氧流量(将呼吸机的氧浓度调至100%,给予纯氧30~60秒;未用呼吸机,给高流量吸氧数分钟后再吸痰,以防止吸痰造成的低氧血症)	10	未评估扣7分,未解释扣3分,未调节氧流量扣2分,缺1项扣1分,1项不符合要求扣0.5分	
	2. 洗手,戴口罩。携用物至床旁,PDA扫患者腕带,核对患者信息。听诊呼吸音,取仰卧位。向清醒患者解释吸痰的注意事项	5	未核对扣2分,听诊不正确扣1分,卧位不正确扣1分,缺1项扣1分,1项不符合要求扣0.5分	
	3. 将消毒瓶挂于床头。检查各管道连接情况和性能,并调节好负压(根据患者病情和痰稠度调节负压,一般-150~-80mmHg)。关闭负压开关,将管道末端放在消毒瓶内,关闭负压开关	10	连接不正确、未检查性能各扣3分,未调节负压扣3分,缺1项扣1分,1项不符合要求扣0.5分	

续表

项目	操作流程及要求	分值	评分细则	扣分及记录
操作步骤（80）	4. 打开吸痰管外包装前端，戴手套，将吸痰管抽出并盘绕在手中，与负压管相连试吸生理盐水，检查是否通畅及压力大小	10	未检查通畅性、压力各扣3分，污染1次扣3分，缺1项扣1分，1项不符合要求扣0.5分	
	5. 再次核对，将吸痰管插入适宜深度吸痰，进吸痰管时不带负压，边上提边旋转吸引，避免在气管内上下提插。吸痰过程中要安慰、指导患者，并注意观察痰液性质、患者反应、血氧饱和度、生命体征变化等情况	20	未核对扣2分，手法不正确扣10分，未观察患者反应扣3分，污染呼吸机接头扣3分	
	6. 如痰液多未吸尽时，休息3～5分钟，更换吸痰管后同法吸净痰液。每次吸痰时间不超过15秒	5	吸痰时间长扣5分	
	7. 吸痰结束后，机械通气者立即连接呼吸机，并给予100%的纯氧30～60秒；吸氧者连接吸氧管，给予高流量（6～10L/min）吸氧	5	吸氧不及时扣3分，氧流量不正确扣2分	
	8. 吸痰毕，吸痰管置于医用垃圾桶内，冲洗负压吸引管。关闭吸引器开关，将管道末端放消毒瓶液面以下。清理面部污物	5	未冲洗扣3分，缺1项扣1分，1项不符合要求扣0.5分	
	9. 评估吸痰效果（听诊），观察血氧饱和度和呼吸。待血氧饱和度升至正常水平后将氧流量调至原来水平。协助患者取安全、舒适体位	5	未评估扣3分，缺1项扣1分，1项不符合要求扣0.5分	
	10. 核对患者信息，PDA提交。切断电源，正确整理用物，洗手，记录（吸痰效果及痰液性状、量等）	5	未整理、未洗手、未记录各扣2分，缺1项扣1分，1项不符合要求扣0.5分	

续表

项目	操作流程及要求	分值	评分细则	扣分及记录
效果评价(10)	1. 操作熟练,动作轻巧,方法正确;沟通有效,注重人文关怀;遵守无菌操作原则;吸痰管型号合适,吸痰有效 2. 竞赛操作时间10分钟	10	操作不熟练扣1~4分,缺乏沟通技巧和人文关怀扣1~4分,污染1次扣5分,严重违反原则不及格 超时10秒扣0.1分,以此类推	

(一) 目的

清除患者呼吸道分泌物,保持呼吸道通畅,保证有效通气。

(二) 注意事项

(1) 操作动作应轻柔、准确、快速,吸痰前后应当给予高流量吸氧,每次吸痰时间不超过15秒,连续吸痰不得超过3次,吸痰间隔予以纯氧吸入。

(2) 注意吸痰管插入是否顺利,遇到阻力时应分析原因,不可粗暴盲插。

(3) 吸痰管最大外径不能超过气管导管内径的1/2,负压不可过大,进吸痰管时不可给予负压,以免损伤患者气道。

(4) 按照无菌操作原则。注意保持呼吸机接头不被污染、戴无菌手套持吸痰管的手不被污染。

(5) 吸痰过程中应当密切观察患者的病情变化,如有心率、血压、呼吸、血氧饱和度明显改变时,应当立即停止吸痰,接呼吸机通气并给予纯氧吸入。

(6) 如患者痰液黏稠,可以配合翻身叩背、雾化吸入;患者发生缺氧的症状如发绀、心率下降等时,应当立即停止吸痰,休息后再吸。

(7) 根据患者病情和痰黏稠度调节负压,成人一般为-80~-150mmHg。

(8) 一根吸痰管只能使用一次。

三十二、经气管切开吸痰技术

项目	操作流程及要求	分值	评分细则	扣分及记录
操作前准备(10)	1. 护士要求：着装整洁、仪表端庄	5	1项不符合要求扣1分	
	2. 用物准备：中心负压装置或电动吸引器一套及电插板（设备性能良好，各管道已连接好），治疗盘内放生理盐水1瓶、纱布、适当型号的一次性吸痰管数根、弯盘、压舌板、手电筒、PDA、消毒瓶（0.1%含氯消毒剂500mL）、听诊器、免洗手消毒液、表、笔、垃圾桶。按顺序合理放置	5	缺1件扣0.5分	
操作步骤(80)	1. 评估患者病情、意识、生命体征、呼吸道分泌物（量、黏稠度、部位）、吸氧以及患者合作程度和心理反应，向患者及家属解释（目的、方法、配合），以取得合作；调节氧流量（将呼吸机的氧浓度调至100%，给予患者纯氧30~60秒；未用呼吸机给高流量吸氧数分钟后再吸痰，以防止吸痰造成的低氧血症）	12	未评估扣5分，未解释扣3分，未调节氧流量扣2分，缺1项扣1分，1项不符合要求扣0.5分	
	2. 洗手，戴口罩。携用物至床旁，PDA扫描患者腕带，核对患者信息，协助取仰卧位	3	未核对扣2分，卧位不正确扣1分，缺1项扣1分，1项不符合要求扣0.5分	
	3. 将消毒瓶挂于床头。检查各管道连接情况和性能，并调节好负压（根据患者病情和痰黏稠度调节负压，一般-80~-150mmHg），关闭负压开关，将管道末端放在消毒瓶内	12	连接不正确、未检查性能者扣3分，未调节负压扣3分，缺1项扣1分，1项不符合要求扣0.5分	

续表

项目	操作流程及要求	分值	评分细则	扣分及记录
操作步骤(80)	4. 选择合适的吸痰管,打开吸痰管外包装。戴无菌手套,将吸痰管抽出并盘绕在手中,根部与负压管相连试吸生理盐水,检查是否通畅及压力大小	5	未检查是否通畅、未检查压力各扣2分,缺1项扣1分,1项不符合要求扣0.5分	
	5. 再次核对,吸痰管插入口腔或鼻腔,吸出口腔或鼻腔分泌物	5	未核对扣2分,插入手法不正确扣3分,未吸干净扣1分,缺1项扣1分,1项不符合要求扣0.5分	
	6. 更换吸痰管,移除呼吸机管路或吸氧管,将吸痰管插入气管套管内适宜深度。开启负压,边上提边旋转吸引,避免在气管内上下提插。吸痰过程中要安慰、指导患者,并注意观察痰液性质、患者的反应、血氧饱和度、生命体征变化情况	25	插入时未关闭负压扣5分,上提吸痰管未开放负压扣10分,吸引手法不正确扣5分,插入过深或过浅各扣3分,未观察扣2分,缺1项扣1分,1项不符合要求扣0.5分	
	7. 如痰液多未吸尽时,休息3~5分钟,更换吸痰管后同法吸净痰液。每次吸痰时间不超过15秒	3	吸痰时间长扣2分,未更换吸痰管扣3分,1项不符合要求扣0.5分	
	8. 吸痰毕,吸氧者连接吸氧管,给予高流量(6~10L/min)吸氧,用生理盐水湿纱布覆盖气管套管口,用呼吸机者吸纯氧30~60秒	3	未冲洗扣1分,吸氧不及时扣2分,氧流量不正确扣1分	
	9. 吸痰管置于医用垃圾桶内,冲洗负压吸引管,关闭吸引器开关,将管道末端放消毒瓶液面以下。清理面部污物	3	未盖湿纱布扣2分,1项不符合要求扣0.5分	
	10. 吸痰毕,评估吸痰效果(听诊),观察血氧饱和度和呼吸。待血氧饱和度升至正常水平后将氧流量调至原来水平。协助患者取安全、舒适体位	3	未评估、未观察各扣2分,缺1项扣1分,1项不符合要求扣0.5分	

续表

项目	操作流程及要求	分值	评分细则	扣分及记录
操作步骤(80)	11. 核对患者信息，PDA 提交。切断电源，分类整理用物，洗手，记录（吸痰效果及痰液性状、量等）	6	未整理、未洗手、未记录各扣 2 分，缺 1 项扣 1 分，1 项不符合要求扣 0.5 分	
效果评价(10)	1. 操作熟练，动作轻巧，方法正确；沟通有效，注重人文关怀；遵守无菌操作原则；吸痰管型号合适，吸痰有效 2. 竞赛操作时间 10 分钟	10	操作不熟练扣 1~4 分，缺乏沟通技巧和人文关怀扣 1~4 分，污染 1 次扣 5 分，严重违反原则不及格 超时 10 秒扣 0.1 分，以此类推	

(一) 目的

清除患者呼吸道分泌物，保持呼吸道通畅，保证有效的通气。

(二) 注意事项

(1) 操作动作应轻柔、准确、快速，吸痰前后应当给予高流量吸氧，每次吸痰时间不超过 15 秒，连续吸痰不得超过 3 次，吸痰间隔以纯氧吸入。

(2) 注意吸痰管插入是否顺利，遇到阻力时应分析原因，不可粗暴盲插。

(3) 吸痰管最大外径不能超过气管导管内径的 1/2，负压不可过大，进吸痰管时不可给予负压，以免损伤患者气道。

(4) 按照无菌操作原则。注意保持呼吸机接头不被污染，戴无菌手套持吸痰管的手不被污染，一根吸痰管只能使用一次。

(5) 吸痰过程中应当密切观察患者的病情变化，如有心率、血压、呼吸、血氧饱和度明显改变时，应当立即停止吸痰，立即接呼吸机通气并给予纯氧吸入。

(6) 如患者痰液黏稠，可以配合翻身叩背、雾化吸入；患者发生缺氧的症状如发绀、心率下降等时，应当立即停止吸痰，休息后再吸。

（7）根据患者病情和痰黏稠度调节负压，成人一般为－80～－150mmHg。

三十三、成人有创机械通气气道内吸引技术（开放式）

项目	操作流程及要求	分值	评分细则	扣分及记录
操作前准备（10）	1. 护士要求：着装整洁、仪表端庄	5	1项不符合要求扣1分	
	2. 用物准备：中心负压装置或电动吸引器、消毒瓶（0.1%含氯消毒剂500mL）、治疗盘内放治疗碗2个（内盛生理盐水）、无菌纱布、一次性使用无菌吸痰管数根、手电筒、气囊测压表、听诊器、PDA、免洗手消毒液、垃圾桶。按顺序合理放置	5	缺1件扣0.5分	
操作步骤（80）	1. 洗手，戴口罩，PDA核对患者信息，评估患者意识、生命体征、听诊双肺呼吸音、人工气道型号、深度、气囊压力、呼吸机参数以及病人咳嗽咳痰能力和心理反应，向患者及家属解释（目的、方法及注意事项），取合适体位，以取得合作	10	未洗手、未戴口罩、未核对信息各扣2分，未评估扣5分，评估少1项扣1分，未解释扣3分，未取合适体位扣1分，1项不符合要求扣0.5分	
	2. 给予呼吸机纯氧30～60秒，以防止吸痰造成的低氧血症	3	未给予纯氧扣2分	
	3. 检查吸引器各管道连接，打开负压开关，调节负压在－150～－80mmHg（－0.02～－0.01MPa），并检查性能（试吸）	6	未检查各管道连接或未检查性能各扣2分，未调节负压或负压调节错误扣3分，1项不符合要求扣0.5分	
	4. 洗手，选择适当型号吸痰管，再次核对患者，应先进行口咽部和（或）鼻咽部吸引，再进行气道内吸引（更换吸引部位时，应更换吸痰管）	13	未洗手扣2分，未核对扣2分，吸痰管型号选择错误扣2分，未口咽部和（或）鼻咽部吸引扣3分，未更换吸痰管扣3分，1项不符合要求扣0.5分	

续表

项目	操作流程及要求	分值	评分细则	扣分及记录
操作步骤(80)	5. 洗手,将无菌纱布放在枕边,更换吸痰管并打开外包装前端。戴手套,右手保持无菌,将吸痰管抽出并盘绕,连接吸引管并试吸通畅	8	未洗手扣2分,手套污染扣5分,未试吸通畅扣1分,1项不符合要求扣0.5分	
	6. 左手断开呼吸机,将呼吸机接头放在无菌纱布上,左手持吸痰管与吸引管连接处,不堵侧孔即关闭负压。右手迅速并轻轻将吸痰管插入适宜深度,置入过程中应不带负压,感觉有阻力或刺激咳嗽时,应将吸痰管退出1~2cm,左手堵住吸痰管侧孔,右手边上提边旋转边吸引,避免在气管内上下提。吸引过程中要安慰指导患者,并注意观察生命体征、血氧饱和度、患者反应及痰液性质	15	呼吸机接头污染扣3分,负压使用错误扣5分,插入过深、过浅、吸痰方式错误各扣3分,吸痰过程中未指导、未观察各扣2分,1项不符合要求扣0.5分	
	7. 吸引后立即连接呼吸机管路,给予呼吸机纯氧30~60秒。冲洗吸痰管置于垃圾桶,冲洗管道,关闭吸引器开关,管道末端放入消毒瓶液面以下。如痰液多未吸尽时,休息3~5分钟,更换吸痰管后同法吸净痰液,从置入到退出吸痰管宜在15秒内	8	未连接呼吸机管路扣2分,未纯氧扣2分,1项不符合要求扣0.5分	
	8. 清洁面部,检查口鼻腔,测气囊压力	4	未冲洗吸引管扣2分,未关闭开关扣2分,1项不符合要求扣0.5分	
	9. 评估吸痰效果(听诊)、血氧饱和度、机械通气波形,协助患者取安全、舒适体位	7	评估缺1项扣1.5分,1项不符合要求扣0.5分	
	10. 分类整理用物,洗手,记录(记录吸引物的颜色、性状和量)	6	未整理、未洗手、未记录各扣2分,1项不符合要求扣0.5分	

续表

项目	操作流程及要求	分值	评分细则	扣分及记录
效果评价(10)	1. 操作熟练，动作轻巧，方法正确；沟通有效，注重人文关怀；遵守无菌操作原则；吸痰管型号合适，吸痰有效 2. 竞赛操作时间10分钟	10	操作不熟练扣1～4分，缺乏沟通技巧和人文关怀扣1～4分，污染1次扣5分，严重违反原则不及格 超时10秒扣0.1分，以此类推	

（一）目的

清除患者呼吸道分泌物，保持呼吸道通畅，保证有效的通气。

（二）注意事项

（1）吸引负压应控制在－150～－80mmHg（－0.02～－0.01MPa），吸引前后应给予30～60秒纯氧。

（2）置入吸引（吸痰）管过程中应不带负压。置入过程中感觉有阻力或刺激性咳嗽时，应将吸引（吸痰）管退出1～2cm，然后轻柔旋转提吸，从置入到退出吸引（吸痰）管宜在15秒内。

（3）应先进行口咽部和（或）鼻咽部吸引，再进行气道内吸引。更换吸引部位时，应更换吸引（吸痰）管。对于插管时间超过48～72小时的患者，宜使用带有声门下吸引的气管导管，每1～2小时进行声门下吸引。

（4）吸引过程中应观察患者的面色、呼吸、血氧饱和度、心率和血压。

（5）吸引后应评估患者的血氧饱和度、呼吸音和机械通气波形，记录吸引物的颜色、性状和量。

（6）每次吸引结束后应及时、充分地冲洗管路。密闭式气道内吸引应使用灭菌注射用水或无菌生理盐水，开放式气道内吸引可用清水。

三十四、成人有创机械通气气道内吸引技术（密闭式）

项目	操作流程及要求	分值	评分细则	扣分及记录
操作前准备（10）	1. 护士要求：着装整洁，仪表端庄	5	1项不符合要求扣1分	
	2. 用物准备：中心负压装置、治疗盘内放治疗碗2个（内盛生理盐水）、20mL注射器2个、无菌纱布2块、密闭式吸痰管、可控式吸痰管、弯盘、听诊器、免洗手消毒液、表、笔、垃圾桶。按顺序合理放置	5	缺1件扣0.5分	
操作步骤（80）	1. 洗手，戴口罩，PDA核对患者信息，评估患者意识、生命体征、听诊双肺呼吸音、人工气道型号、深度、气囊压力、呼吸机参数以及患者咳嗽咳痰能力和心理反应，向患者及家属解释（目的、方法及注意事项），以取得合作	12	未洗手、未戴口罩、未核对信息各扣2分，评估少1项扣1分，未解释扣3分，1项不符合要求扣0.5分	
	2. 携用物至床旁，给予呼吸机纯氧30～60秒，以防止吸痰造成的低氧血症	3	未预纯氧扣2分，1项不符合要求扣0.5分	
	3. 检查吸引器各管道连接，打开中心负压开关，调节负压在－80～－150mmHg，并检查性能（试吸）	6	未检查各管道连接或未检查性能、未打开负压开关各扣2分，未调节负压或负压调节错误扣3分，1项不符合要求扣0.5分	
	4. 洗手，选择适当型号吸痰管，先进行口咽部和（或）鼻咽部吸引，更换吸痰管再进行密闭式气道内吸引	5	未洗手扣2分，吸痰管型号选择错误扣2分，未口咽部和（或）鼻咽部吸引扣3分，1项不符合要求扣0.5分	
	5. 戴手套，密闭式吸引管前端连接气管插管和呼吸机管路，末端接吸引管，试吸通畅	6	吸痰管连接错误扣3分，未检查试吸通畅扣2分，1项不符合要求扣0.5分	

119

续表

项目	操作流程及要求	分值	评分细则	扣分及记录
操作步骤（80）	6. 打开阀门，置入吸痰管，置入过程中应不带负压，感觉有阻力或刺激咳嗽时，应将吸引（吸痰）管退出1~2cm，轻柔旋转提吸，避免在气管内上下提	15	负压使用错误扣5分，插入过深、过浅、吸痰方式错误各扣2分，1项不符合要求扣0.5分	
	7. 如痰液多未吸尽时，休息3~5分钟后同法吸净痰液，从置入到退出吸痰管宜在15秒内，吸引过程中要安慰指导患者，并注意观察痰液性质、患者反应、血氧饱和度、生命体征变化情况	8	超过15秒扣2分，观察少1项扣1分，1项不符合要求扣0.5分	
	8. 吸引后完全退出吸痰管，关闭阀门，给予呼吸机纯氧30~60秒	8	吸痰管未完全退出扣3分，未关闭阀门扣2分，未纯氧扣2分，1项不符合要求扣0.5分	
	9. 用灭菌用水或生理盐水及时，充分地冲洗管路，脱手套，关闭负压开关	4	未冲洗吸痰管扣2分，未关闭开关扣2分，1项不符合要求扣0.5分	
	10. 评估吸痰效果（听诊）、血氧饱和度、机械通气波形，协助患者取安全、舒适体位	7	评估缺1项扣1.5分，1项不符合要求扣0.5分	
	11. 分类整理用物，洗手，记录（记录吸引物的颜色、性状和量）	6	未整理、未洗手、未记录各扣2分，1项不符合要求扣0.5分	
效果评价（10）	1. 操作熟练，动作轻巧，方法正确；沟通有效，注重人文关怀；遵守无菌操作原则；吸痰管型号合适，吸痰有效 2. 竞赛操作时间10分钟	10	操作不熟练扣1~4分，缺乏沟通技巧和人文关怀扣1~4分，污染1次扣5分，严重违反原则不及格 超时10秒扣0.1分，以此类推	

（一）目的

清除患者呼吸道分泌物，保持呼吸道通畅，保证有效的通气。

（二）注意事项

（1）吸引负压应控制在－150~－80mmHg。

(2) 吸引前后应给予30～60秒纯氧。

(3) 开放式气道内吸引应使用无菌手套,密闭式气道内吸引可使用清洁手套。

(4) 置入吸引（吸痰）管过程中应不带负压。

(5) 置入过程中感觉有阻力或刺激咳嗽时,应将吸引（吸痰）管退出1～2cm,然后轻柔旋转提吸。

(6) 从置入到退出吸引（吸痰）管宜在15秒内。

(7) 应先进行口咽部和（或）鼻咽部吸引,再进行气道内吸引。

(8) 更换吸引部位时,应更换吸引（吸痰）管。

(9) 密闭式吸引（吸痰）管更换频率参照产品说明书,出现可见污染或套囊破损时应立即更换。

(10) 吸引过程中应观察患者的面色、呼吸、血氧饱和度、心率和血压。

(11) 吸引后应评估患者的血氧饱和度、呼吸音和机械通气波形,记录吸引物的颜色、性状和量。

(12) 每次吸引结束后应及时、充分地冲洗管路。密闭式气道内吸引应使用灭菌注射用水或无菌生理盐水,开放式气道内吸引可用清水。

(13) 对于插管时间超过48～72小时的患者,宜使用带有声门下吸引的气管导管,每1～2小时进行声门下吸引。

三十五、成人有创机械通气痰标本采集技术

项目	操作流程及要求	分值	评分细则	扣分及记录
操作前准备(10)	1. 护士要求:着装整洁、仪表端庄	5	1项不符合要求扣1分	
	2. 用物准备:中心负压装置、治疗盘内放治疗碗1个（内盛生理盐水）、无菌纱布2块、痰液收集器、弯盘、听诊器、PDA、免洗手消毒液、表、笔、垃圾桶、气囊测压表。按顺序合理放置	5	缺1件扣0.5分	

续表

项目	操作流程及要求	分值	评分细则	扣分及记录
操作步骤（80）	1. 洗手,戴口罩。双人核对医嘱,打印条形码,并粘贴于痰液收集器外包装	5	未洗手、未戴口罩扣2分,未双人核对医嘱扣2分,未打印条形码或条形码未粘贴扣2分,1项不符合要求扣0.5分	
	2. 携用物至床旁,PDA扫腕带确认患者信息,评估患者意识、生命体征、听诊双肺呼吸音、人工气道型号、深度、气囊压力、呼吸机参数以及患者咳嗽咳痰能力和心理反应,向患者及家属解释（目的、方法和注意事项）,以取得合作,协助患者取安全、舒适体位	8	未使用PDA核对扣3分,评估少1项扣1分,未解释3分,1项不符合要求扣0.5分	
	3. 检查吸引器各管道连接,打开中心负压开关,调节负压在−80～−150mmHg,并检查性能（试吸）	6	未检查各管道连接或未检查性能、未打开负压开关各扣2分,未调节负压或负压调节错误扣3分,1项不符合要求扣0.5分	
	4. 进入PDA标本采集界面,扫描条形码、腕带核对信息,确认发管	6	PDA未确认发管扣3分,1项不符合要求扣1分	
	5. 给予呼吸机纯氧30～60秒,以防止吸痰造成的低氧血症	3	未预纯氧扣2分,1项不符合要求扣0.5分	
	6. 洗手,选择适当型号痰液收集器,必要时先进行口咽部和（或）鼻咽部吸引,再进行气道内吸引采集痰液	5	未洗手扣2分,痰液收集器型号选择错误扣2分,未口咽部和（或）鼻咽部吸引扣3分,1项不符合要求扣0.5分	
	7. 将无菌纱布放在病人枕边,打开痰液收集器外包装前端。戴手套,保证右手套无菌状态,将吸痰管抽出并盘绕于右手,连接吸引管并检查集痰器连接是否正确,检查压力是否正常	6	未戴手套或污染扣3分,未正确连接或未检查压力扣3分,1项不符合要求扣0.5分	

续表

项目	操作流程及要求	分值	评分细则	扣分及记录
操作步骤 (80)	8. 左手断开呼吸机与气管导管,将呼吸机接头放在无菌纱布上,左手持痰液收集器与吸引管连接处,不堵侧孔即关闭负压。右手迅速将痰液收集器吸痰管插入适宜深度,置入过程中应不带负压,感觉有阻力或刺激咳嗽时,应将吸痰管退出 1~2cm,左手堵住吸痰管侧孔,边上提边旋转吸引,避免在气管内上下提	15	负压使用错误扣 5 分,插入过深、过浅、吸痰方式错误各扣 2 分,1 项不符合要求扣 0.5 分	
	9. 从置入到退出吸痰管宜在 15 秒内,吸引过程中要安慰、指导患者,并观察痰液是否进入收集器,观察痰液性质、病人的反应、血氧饱和度、生命体征变化情况	5	吸痰时间长扣 2 分,未观察扣 2 分,少 1 项扣 1 分,1 项不符合要求扣 0.5 分	
	10. 吸引后立即连接呼吸机管路,分离痰液收集器,迅速扣好收集器盖,给予呼吸机纯氧 30~60 秒,关闭负压开关	5	未及时连接呼吸机扣 2 分,收集器安装不正确扣 2 分,未给予纯氧扣 1 分,污染扣 3 分,1 项不符合要求扣 0.5 分	
	11. 评估吸痰效果(听诊)、血氧饱和度、机械通气波形	5	评估少 1 项扣 1 分,1 项不符合要求扣 0.5 分	
	12. 将条形码粘贴于收集器,PDA 扫码再次核对,标本及时送检,协助患者取安全、舒适体位	6	PDA 未核对扣 5 分,未及时送检扣 2 分,1 项不符合要求扣 0.5 分	
	13. 分类整理用物,洗手,记录(记录吸引物的颜色、性状和量)	5	未整理、未洗手、未记录各扣 2 分,1 项不符合要求扣 0.5 分	
效果评价 (10)	1. 操作熟练,动作轻巧,方法正确,沟通有效,注重人文关怀;遵守无菌操作原则;吸痰管型号合适,吸痰有效 2. 竞赛操作时间 10 分钟	10	操作不熟练扣 1~4 分,缺乏沟通技巧和人文关怀扣 1~4 分,污染 1 次扣 5 分,严重违反原则不及格 超时 10 秒扣 0.1 分,以此类推	

(一) 目的

检查痰液中的致病菌,为选择抗生素提供依据。

(二) 注意事项

(1) 吸引负压应控制在 −150~−80mmHg。

(2) 吸引前后应给予 30~60 秒纯氧。

(3) 采集痰液时应使用无菌手套。

(4) 置入吸引(吸痰)管过程中应不带负压。

(5) 置入过程中感觉有阻力或刺激咳嗽时,应将吸引(吸痰)管退出 1~2cm,然后轻柔旋转提吸。

(6) 从置入到退出吸引(吸痰)管宜在 15 秒内。

(7) 应先进行口咽部和(或)鼻咽部吸引,再进行气道内吸引。

(8) 吸引过程中应观察患者的面色、呼吸、血氧饱和度、心率和血压。

(9) 吸引后应评估患者的血氧饱和度、呼吸音和机械通气波形,记录吸引物的颜色、性状和量。

三十六、俯卧位通气技术

项目	操作流程及要求	分值	评分细则	扣分及记录
操作前准备(10)	1. 人员要求:医生、呼吸治疗师、护士共 5 名医护人员,着装整洁,仪表端庄	5	1 项不符合要求扣 1 分	
	2. 物品准备:电极片 5 个、泡沫敷料或水胶体敷料数张、软枕 4~5 个、U 型枕 1 个、翻身单、免洗手消毒液	5	缺 1 件扣 0.5 分	

续表

项目	操作流程及要求	分值	评分细则	扣分及记录
操作步骤(80)	1. 洗手,核对患者信息及俯卧位通气医嘱,清醒患者告知其操作目的、方法和注意事项,指导患者配合,双人核查俯卧位通气知情同意书,评估患者有无俯卧位通气禁忌证;机械通气模式、参数及呼吸机管路连接情况;人工气道深度、气囊压力、口腔状态、有无活动性义齿或牙齿松动及口腔周围皮肤;神志、配合程度及镇静评分情况,必要时给予约束;皮肤情况;输液及引流管情况;胃肠道功能	12	未洗手、未核对或未解释各扣2分,评估少一项扣2分,1项不符合要求扣2分	
	2. 人员分工:5名医护人员,如遇有特殊情况(如ECMO管路、其他特殊管路或肥胖的患者),可增加1~2名医护人员,1名指挥者负责分工。①1号站位,站于患者头侧,负责呼吸机管道和人工气道的固定、头部安置、呼吸监测及发号指令;②2、3号站位,站于患者颈肩部左右侧,负责固定胃管、中心静脉导管、胸部引流管、电极片及血压袖带等;③4、5号站位,站于患者臀部左右侧,负责固定尿管、腹部引流管、股静脉/动脉管路等	5	操作人员不知晓各自站位及职责或分工不明确扣5分,1项不符合要求扣2分	
	3. 操作前0.5~1小时停止胃肠喂养并确保胃肠排空;如患者胃潴留较重,可在操作前半小时进行适当的胃肠减压;充分吸痰,清除呼吸道分泌物;遵医嘱使用镇痛镇静药物,RASS评分－3~－4分	5	1项不符合要求扣2分	

续表

项目	操作流程及要求	分值	评分细则	扣分及记录
操作步骤(80)	4. 洗手,1号指挥者发号指令,各人员分工检查人工气道、调整呼吸机参数、检查输液管路、引流管、尿管等,暂时停止不必要的静脉输液、夹闭引流管,放下床头挡板及两侧床挡,断开心电监护各导联线(电极片、血压袖带),去除患者衣物,面部、前额、双肩、髂前上棘、双膝使用减压贴覆盖	10	1号人员未发号指令或未听从指令扣10分,1项不符合要求扣2分	
	5. 翻身单盖于患者身上,并将翻身单卷至患者身体两侧,1号站位人员保护患者头颈部及人工气道,发号指令,将患者抬起,移至床的右/左上方	6	1号人员未发号指令或未听从指令扣6分,1项不符合要求扣2分	
	6. 分别将软枕1/3垫于患者肩部、会阴部,沿患者身体纵轴翻身90°成侧卧位,继续翻转患者90°成俯卧位,平躺至枕垫上,并将患者抬至床中央位置	10	1号人员未发号指令或未听从指令扣10分,1项不符合要求扣2分	
	7. 连接心电监护各导联线,密切观察患者生命体征变化;人工气道处于中立位且固定良好,无移位、脱出、打折;及时清理气道及口鼻腔分泌物;检查各类导管固定妥当,无打折且处于通畅状态;患者头偏向一侧(朝向呼吸机侧),头部垫软枕或垫U型硅胶枕等,使颜面部悬空,避免人工气道受压。必要时涂抹抗生素眼膏,用透明贴膜贴合眼睑;双膝、足尖垫软枕;协助患者肢体处于功能位(双臂可抬高与头部成水平线或平行置于身体的两侧或头的两侧,双腿自然放置)	12	1项不符合要求扣2分	

续表

项目	操作流程及要求	分值	评分细则	扣分及记录
操作步骤（80）	8. 拉上床挡，整理用物及床单元，手卫生，书写护理记录并填写俯卧位记录单	5	未整理用物或未书写记录单扣3分，1项不符合要求扣2分	
	9. 俯卧位过程中，密切观察患者生命体征（心率、心律、血压、呼吸、指脉氧）及管路情况；观察患者气道引流情况；观察皮肤黏膜受压情况，观察眼部情况，定时（2小时）将头部转向另一侧；观察肢体是否功能位，至少每2小时变换一次体位；俯卧位通气30分钟、4小时及恢复仰卧位前复查血气分析，根据结果调整相关参数，防止意外事件的发生	10	1项不符合要求扣2分	
	10. 俯卧位结束时同法恢复仰卧位	5	1项不符合要求扣2分	
效果评价（10）	1. 团队成员各司其职，配合流畅 2. 动作熟练、干净利落地完成各项操作 3. 全程充分体现人文关怀，动作轻柔，并保护患者隐私 4. 竞赛操作时间10分钟	10	操作不熟练扣1～4分，缺乏人文关怀、未保护患者隐私扣1～4分	

（一）目的

促进分泌物引流、促进塌陷的肺泡复张、纠正低氧血症。

（二）注意事项

（1）充分评估患者镇静效果是否合适，管路是否牢固，是否符合俯卧位适应证，是否存在相对禁忌证，确保患者安全。

（2）患者是否禁食2小时以上，呼吸道是否通畅，皮肤是否给予保护，做好操作前准备可减少患者并发症的发生，尽最大可能保证患者安全。

（3）俯卧位操作过程中患者身上所有管路都需要放置在可视的范围内，患者人工气道的安全是第一位的。注意患者气道的引流，防止气道阻塞。

（4）操作前给予患者家属充分的健康宣教和告知，签署知情同意书。

（5）了解患者压力性损伤高危部位，并采取措施保护皮肤。俯卧位不是禁止翻身，压疮的预防是关键，使用气垫床、贴减压贴不能代替翻身。

（6）口唇部纱布潮湿、污染时及时更换；寸带固定管路的松紧度应以容两横指为宜，勿过紧。

（7）当患者面部水肿、存在压力性损伤时，至少1小时给予头部位置调整一次。

（8）护理人员需要充分知晓患者在俯卧位治疗期间可能出现的并发症，在操作和治疗期间采用相应的预防措施预防，减少如压疮、脱管等并发症，腹部肥胖患者应采取针对性预防措施，使用双层枕头垫入前胸和髋部，悬空腹部。

（9）俯卧位时，鼻、口唇部勿贴于床面；抚平皮肤下衣物、床单，勿褶皱受压。

（10）根据患者病情，可将床头抬高15°～30°，减轻颜面部肿胀。

（11）操作人员熟练掌握操作过程中可能出现的突发状况的应急处理方法。

（12）俯卧位机械通气期间宜每2小时检查一次管路固定情况。

三十七、有创动脉血压监测技术

项目	操作流程及要求	分值	评分细则	扣分及记录
操作前准备（10）	1. 护士要求：着装整洁、仪表端庄	5	1项不符合扣1分	
	2. 用物准备：监护仪、传感导线、一次性使用压力传感器、加压袋、中心静脉置管护理包、动脉穿刺针2个、0.9%氯化钠注射液500mL、2%葡萄糖酸氯己定醇消毒液、无菌棉签、一次性治疗巾、弯盘、PDA、小软枕、10mL预冲式导管冲洗器、免洗手消毒液。按顺序合理放置	5	缺1项扣0.5分	

续表

项目	操作流程及要求	分值	评分细则	扣分及记录
操作步骤(80)	1. 洗手,戴口罩,核对医嘱,PDA扫描腕带,核对患者信息,向患者解释操作目的、穿刺方法及注意事项,取得配合	8	未核对扣3分,未解释扣2分,1项不符合要求扣0.5分	
	2. 评估动脉穿刺途径:首选桡动脉,其次为肱动脉、足背动脉,最后为股动脉及腋动脉。评估患者穿刺部位皮肤及动脉搏动情况	3	穿刺部位选择错误扣2分,1项不符合要求扣0.5分	
	3. 评估侧支循环(Allen试验),判断尺动脉是否有足够的血液供应	4	Allen's试验手法不正确扣3分,1项不符合要求扣0.5分	
	4. 携用物至床旁,监护仪连接电源、导线线,检查监护仪性能	3	未检查仪器性能扣2分,1项不符合要求扣0.5分	
	5. 洗手,体位摆放:平卧,穿刺上肢掌侧向上,外展20°~30°,下方垫小软枕,腕关节与前臂呈45°	4	未摆放体位扣3分,1项不符合要求扣1分	
	6. 打开中心静脉护理包,铺治疗巾,消毒穿刺部位及周围皮肤,戴手套,穿刺点选择在动脉搏动最明显处远端约0.5cm,穿刺针与皮肤呈30°穿刺,见回血后将穿刺针放低,与皮肤呈10°,再将其向前推进2mm,固定针芯,将外套管送入桡动脉内并推至所需深度,退出针芯,回血通畅,10mL预冲式导管冲洗器冲洗导管,夹闭穿刺针开关,穿刺成功	10	污染一处扣5分,穿刺手法不规范扣5分,1项不符合要求扣0.5分	
	7. 将0.9%氯化钠注射液500mL装入加压袋内,消毒瓶塞中心及瓶颈,挂于输液架上,打开压力传感器,插瓶塞至针头根部,拧紧所有连接口,一次排气成功,对光检查有无气泡,将压力加压至300mmHg,传感器连接导线,监护仪激活并启用ABP	8	消毒不符合要求扣2分,传感器针头未全插入扣2分,未对光检查、传感器末端放置不正确各扣2分,1项不符合要求扣0.5分	

续表

项目	操作流程及要求	分值	评分细则	扣分及记录
操作步骤（80）	8. 将压力传感器与穿刺针连接，打开穿刺针开关，按压快速冲洗阀，冲洗导管，进行方波试验后取无菌胶带粘贴固定翼	5	未冲洗导管扣2分，未进行方波试验扣2分，1项不符合要求扣0.5分	
	9. 患者取平卧位，将传感器置于患者右心房水平位置（第4肋间与腋中线交界处），将传感器处三通病人端关闭，与大气相通，监护仪"归零"，当监护仪显示"归零完成"时，将传感器处三通与病人相通，关闭大气端，观察监护仪参数，调节ABP最佳波形，稳定后记录数值，调节报警上下限	10	传感器位置不正确扣5分，校零不正确扣5分，未调节报警上下限扣2分，未观察波形扣3分，1项不符合扣0.5分	
	10. 无张力粘贴透明敷料，透明敷料中心对准穿刺点，下缘覆盖翼形部分，放置后先做好"塑形"，再无张力粘贴其余部分	5	敷料中心未对准穿刺点、未塑形或未无张力粘贴敷料各扣2分，1项不符合要求扣0.5分	
	11. 将第二条胶带打两折，蝶形交叉固定连接器翼形部分与透明敷料下缘，将第三条胶布贴于透明敷料下缘与皮肤交界处	5	固定方法不正确、不牢扣3分，1项不符合要求扣0.5分	
	12. 粘贴管道标识，注明置管时间，协助患者取舒适体位，并告知注意事项	5	未粘贴管道标识或注明时间扣2分，未交代注意事项扣2分，1项不符合要求扣0.5分	
	13. 分类整理用物，洗手，记录	2	缺1项扣1分，1项不符合要求扣0.5分	
	14. 遵医嘱停ABP监测，核对医嘱，PDA扫描腕带核对患者信息	3	未核对扣3分，1项不符合要求扣0.5分	
	15. 拔管：向患者解释取得合作，拔管后按压10分钟后加压包扎，分类整理用物，洗手、记录	5	未解释扣2分，按压不符合要求扣2分，1项不符合要求扣1分	

续表

项目	操作流程及要求	分值	评分细则	扣分及记录
效果评价(10)	1. 操作熟练,动作轻巧;沟通有效,注重人文关怀 2. 无菌观念强,无污染,符合无菌技术操作原则 3. 测量结果准确 4. 竞赛操作时间15分钟	10	操作不熟练扣1~4分,缺乏沟通技巧和人文关怀扣1~4分,污染1次扣5分,严重违反原则不及格,测量结果不准确不得分 　超时10秒扣0.1分,以此类推	

(一) 目的

(1) 间接用于判断血容量、心肌收缩力、周围血管阻力以及心脏压塞等情况。

(2) 应用于心脏病患者术后以及其他重症患者,以及反映病情的发展情况,指导血管活性药物的使用与调节。

(3) 及时准确地反映患者动脉血压的动态变化,协助分析病情。

(二) 注意事项

(1) 穿刺部位用透明敷贴固定后再以胶布固定,避免管道受压或扭曲,保持管路连接紧密、通畅。

(2) 每班调定零点,对监测数据波形有异议时随时调零。

(3) 患者体位改变时应重新调试零点,传感器的高度应与右心房水平。

(4) 经测压管取出动脉血后,应立即用生理盐水进行冲洗,保持加压袋在300mmHg。

(5) 在调整测压零点、取血等操作过程中严防气体进入动脉,以免形成空气栓塞。

(6) 一次性压力传感器套件应至少每96小时更换1次,冲洗液应每24小时更换1次。

(7) 监护仪波形显示异常时应及时查找原因并处理。

(8) 观察并记录动脉置管远端肢体的循环状态;评估置管部位周围皮肤的颜色、温度和感觉,触诊比较双侧肢体的动脉搏动情况。

（9）观察患者有无出血倾向，防止出血。
（10）严格遵守无菌原则，防止感染，监测体温，发现感染症状立即拔除。

（三）健康指导

（1）向清醒患者及家属讲解动脉血压监测的重要性。
（2）保持测压管通畅，保证测量结果的准确性。
（3）指导患者保护动脉穿刺部位，防止导管移动或脱出。

三十八、胃肠减压技术

项目	操作流程及要求	分值	评分细则	扣分及记录
操作前准备（10）	1. 护士要求：着装整洁、仪表端庄	5	1项不符合要求扣1分	
	2. 用物准备：铺治疗盘（压舌板、纱布、治疗巾、无菌石蜡油棉球）、20mL注射器、胃管、无菌/清洁手套、一次性手套、无菌棉签、弯盘、胶带、胃管标识、负压引流器、听诊器、手电筒、温开水适量、挂绳、PDA、免洗手消毒液、生活及医用垃圾桶，必要时备乙醇/松节油、漱口液	5	缺1件扣0.5分	
操作步骤（80）	1. 核对医嘱，洗手、戴口罩。携用物至床旁，PDA扫描腕带核对患者信息，评估（病情、意识状态、插管经历及合作程度、鼻腔情况），解释、指导，取得合作，有义齿者取下义齿，能配合者取半坐位或坐位，无法坐起者取右侧卧位，昏迷病人取去枕平卧位，头向后仰	10	未评估扣6分，未查对、未解释、卧位不符合要求各扣2分，缺1项扣1分，1项不符合要求扣1分	
	2. 备胶带，颌下铺治疗巾，置弯盘，清洁鼻腔	4	缺1项扣1分	
	3. 打开胃管、注射器	2	1项不符合要求扣1分	

续表

项目	操作流程及要求	分值	评分细则	扣分及记录
操作步骤(80)	4. 戴无菌手套,检查胃管是否通畅,石蜡油润滑胃管前端,正确测量插入长度	8	缺1项扣2分,测量不准确或测量方法不正确各扣3分	
	5. 再次核对无误后,一手托住胃管,另一手持胃管前端,沿一侧鼻孔缓缓插入,至咽喉部(10～15cm)时,嘱患者做吞咽动作,插至所测量的长度,检查胃管是否盘在口腔内,并观察患者反应(在插入过程中,如患者恶心,应暂停片刻,嘱患者深呼吸或做吞咽动作,随后迅速插入;如插入不畅,应检查胃管是否盘在口中;如发现患者呛咳、呼吸困难、发绀等,应立即拔出,休息片刻后重插,并安慰患者)。昏迷患者插胃管时,当胃管插入至会厌部,手将患者头部托起,使下颌靠近胸骨柄	20	未核对扣2分,插管方法不正确扣5分,插管长度不准确扣5分,插管动作不轻柔扣3分,插管一次不成功扣10分,未指导扣2分,未检查胃管是否盘在口腔内扣2分(未对症处理各扣1分,昏迷患者插管方法不正确扣5分)	
	6. 用3种方法证实胃管在胃内后(一抽、二试、三听),胶带在鼻翼及面颊部固定,贴胃管标识	10	未证实扣6分,缺1种方法扣2分,未固定胃管扣2分,固定方法不正确扣2分,未标识扣2分	
	7. 连接负压引流器,打开负压引流器开关,并观察引流情况,关爱患者	10	连接方法不正确或不牢固扣5分,未观察扣3分,1项不符合要求扣0.5分	
	8. 将胃管及引流器妥善放置,防止扭曲、打折,再次核对,询问患者感受,告知注意事项	2	缺1项扣1分,1项不符合要求扣0.5分,未核对扣3分	
	9. 协助患者取舒适卧位,整理床单位和用物。洗手后PDA记录签字	3	未整理、未洗手、未记录各扣1分,1项不符合要求扣0.5分	
	10. 胃肠减压期间,询问患者有无不适,检查胃管长度及固定情况,观察引流液颜色、性质、量并记录,观察患者腹部体征变化	3	未观察扣2分,缺1项1分,1项不符合要求扣0.5分	

续表

项目	操作流程及要求	分值	评分细则	扣分及记录
操作步骤(80)	11. 拔管：核对医嘱，PDA扫描腕带核对患者信息，解释，戴一次性手套，铺垫巾，分离负压引流器，无张力揭去胶带，用纱布包裹近鼻孔处胃管，到咽喉处时嘱患者屏气，迅速拔出，以免液体滴入气管。清洁患者口、鼻、面部。询问患者感受并进行饮食指导	5	缺1项扣1分，1项不符合要求扣0.5分	
	12. 整理床单位及用物，协助取舒适卧位。洗手，PDA记录，签名	3	缺1项扣1分，1项不符合要求扣0.5分	
效果评价(10)	1. 动作轻巧、稳重、准确、安全、清洁，注意节力原则 2. 竞赛操作时间10分钟	10	操作不熟练扣1～4分，缺乏沟通技巧和人文关怀扣1～4分 超时10秒扣0.1分，以此类推	

（一）目的

（1）解除或缓解肠梗阻所致的症状。

（2）进行胃肠道手术的术前准备，预防术中呕吐、窒息及腹胀，利于手术操作，以减少胃肠胀气。

（3）术后吸出胃肠内气体和胃内容物，减轻腹胀，减少缝线张力和伤口疼痛，促进伤口愈合，改善胃肠壁血液循环，促进消化功能的恢复。

（4）通过对胃肠减压吸出物的判断，可观察病情变化和辅助诊断。

（二）注意事项

（1）插管时动作应轻柔，避免损伤食管黏膜，尤其是通过食管3个狭窄部位（环状软骨处、平气管分叉处、食管通过膈肌处）时。

（2）插入胃管至10～15cm（咽喉部）时，若为清醒患者，嘱其做吞咽动作；若为昏迷患者，则用左手将其头部托起，使下颌靠近胸骨柄，以利插管。

（3）插入胃管过程中如果患者出现呛咳、呼吸困难、发绀等，表明胃管误入气管，应立即拔除胃管。

（4）食管静脉曲张、食管梗阻的患者禁忌插胃管。

（5）胃肠减压患者应每天进行2次口腔护理，必要时给予雾化吸入，预防口腔及呼吸道感染。

（6）在插入过程中，如患者恶心，应暂停片刻，嘱患者深呼吸或做吞咽动作，随后迅速插入；如插入不畅，应检查胃管是否盘在口中。

（7）胃肠减压期间应禁饮食，如需胃管内注药，注药前后温水20mL冲管，注药后应夹管30~60分钟。

（8）要随时保持胃管的通畅和持续有效的负压，经常挤压胃管，勿使管腔堵塞。每日更换负压引流器。

（9）当病情好转，无明显腹胀，肠蠕动恢复和肛门排气后应及时停止胃肠减压。

（三）健康教育

（1）给患者讲解胃肠减压的目的、操作过程，减轻患者焦虑。

（2）给患者讲解带管期间的注意事项，以防脱管。

（3）告诉患者若有腹痛、腹胀等不适，应及时告知医护人员。

三十九、鼻饲技术

项目	操作流程及要求	分值	评分细则	扣分及记录
操作前准备（10）	1. 护士要求：着装整洁，仪表端庄	5	1项不符合要求扣1分	
	2. 用物准备：铺治疗盘（压舌板、纱布、治疗巾、无菌石蜡油棉球）、50mL注射器、胃管、无菌/清洁手套、一次性手套、无菌棉签、弯盘、胶带、胃管标识、听诊器、手电筒、鼻饲液（温度38~40℃）、温开水适量、PDA、免洗手消毒液、生活及医用垃圾桶。必要时备乙醇/松节油、漱口液	5	缺1件扣0.5分	

续表

项目	操作流程及要求	分值	评分细则	扣分及记录
操作步骤(80)	1. 核对医嘱,洗手,戴口罩。遵医嘱准备鼻饲液,携用物至床旁,PDA扫描腕带,核对患者信息,评估(病情、意识状态、插管经历及合作程度、有无义齿、鼻腔情况),解释,指导,取得合作,有义齿者取下义齿,能配合者取半坐位或坐位,无法坐起者取右侧卧位,昏迷患者取去枕平卧位,头向后仰	10	未核对、未评估各扣5分,未解释、未指导各扣2分,1项不符合要求扣1分	
	2. 备胶带,颌下铺治疗巾,置弯盘,清洁鼻腔	4	缺1项扣1分	
	3. 打开胃管、注射器	2	1项不符合要求扣1分	
	4. 戴手套,检查胃管是否通畅,石蜡油润滑胃管前端,正确测量插入长度	8	缺1项扣2分,测量不准确或测量方法不正确各扣3分	
	5. 再次核对无误后,一手托住胃管,另一手持胃管前端,沿选定侧鼻孔缓缓插入,至咽喉部(10～15cm)时,嘱患者做吞咽动作,插至所测量的长度,检查胃管是否盘在口腔内(在插入过程中,如患者恶心,应暂停片刻,嘱患者深呼吸或做吞咽动作,随后迅速插入;如插入不畅,应检查胃管是否盘在口中;如发现患者呛咳、呼吸困难、发绀等,应立即拔出,休息片刻后重插,并安慰患者。昏迷患者插胃管时,当胃管插入至会厌部,左手将患者头部托起,使下颌靠近胸骨柄,缓缓插入胃管至预定长度)	20	未核对扣2分,插管方法不正确扣5分,插管长度不准确扣5分,插管动作不轻柔扣3分,插管一次不成功扣10分,未指导扣2分,未检查胃管是否盘在口腔内扣2分,未对症处理各扣1分,昏迷患者插管方法不正确扣5分	
	6. 用3种方法证实胃管在胃内后(一抽、二试、三听),胶带在鼻翼及面颊部固定,贴胃管标识	10	未证实扣6分,缺1种方法扣2分,未固定胃管或固定无效扣3分,固定方法不正确扣2分,未标识扣2分	

续表

项目	操作流程及要求	分值	评分细则	扣分及记录
操作步骤（80）	7. 如无禁忌抬高床头 30°，昏迷患者协助取左侧卧位（做好解释）	3	未取合适卧位扣 2 分，不符合要求扣 1 分	
	8. 一手托胃管，另一手用注射器先抽吸 20mL 温开水注入胃内，再缓缓注入流质饮食，再注入 20mL 温开水。操作中注意观察患者反应	7	注入方法不正确扣 5 分，注入速度过快扣 2 分，缺 1 项扣 1 分，1 项不符合要求扣 0.5 分	
	9. 注食毕将胃管末端抬高并关闭。再次核对，询问患者感觉，告知注意事项	3	未核对扣 3 分，缺 1 项扣 1 分，1 项不符合要求扣 0.5 分	
	10. 嘱患者维持原卧位 20～30 分钟，整理床单位和用物，洗手，PDA 记录，签字	3	未指导、未整理、未洗手、未记录/签字各扣 1 分，1 项不符合要求扣 0.5 分	
	11. 鼻饲期间，询问患者有无不适，检查胃管长度及固定情况，并指导患者。每次鼻饲均需证实胃管是否在胃内	2	1 项不符合要求扣 0.5 分	
	12. 拔管：核对医嘱，PDA 扫描腕带核对患者信息，解释，戴一次性手套，铺垫巾，无张力揭去胶带，用纱布包裹近鼻孔处胃管，到咽喉处时嘱患者屏气，迅速拔出，以免液体滴入气管。清洁患者口鼻、面部。必要时擦去胶布痕迹及协助患者漱口，询问患者感受并进行饮食指导	5	缺 1 项扣 1 分，1 项不符合要求扣 0.5 分	
	13. 整理床单位及用物，协助取舒适卧位。洗手，PDA 记录，签名	3	缺 1 项扣 1 分，1 项不符合要求扣 0.5 分	
效果评价（10）	1. 动作轻巧、稳重、准确、安全、清洁，注意节力原则 2. 竞赛操作时间 10 分钟	10	操作不熟练扣 1～4 分，缺乏沟通技巧和人文关怀扣 1～4 分 超时 10 秒扣 0.1 分，以此类推	

(一)目的

对下列不能自行经口进食患者以鼻胃管供给食物和药物，以维持患者营养和治疗的需要。

① 昏迷患者。
② 口腔疾病或口腔手术后患者，上消化道肿瘤引起吞咽困难患者。
③ 不能张口的患者，如破伤风患者。
④ 其他患者，如早产儿、病情危重者、拒绝进食者等。

(二)注意事项

（1）能配合者取坐位有利于减轻患者吞咽反射，利于胃管插入；无法坐起者取右侧卧位，根据解剖原理，利于胃管插入。

（2）插管时动作应轻柔，避免损伤食管黏膜，尤其是通过食管3个狭窄部位（环状软骨水平处、平气管分叉处、食管通过膈肌处）时。

（3）插入胃管至10～15cm（咽喉部）时，若为清醒患者，嘱其做吞咽动作；若为昏迷患者，取去枕平卧位，头向后仰，当胃管插入至会厌部，则用左手将其头部托起，使下颌靠近胸骨柄，以利插管。

（4）插入胃管过程中如果患者出现呛咳、呼吸困难、发绀等，表明胃管误入气管，应立即拔除胃管。

（5）每次鼻饲前应证实胃管在胃内且通畅，并用少量温水冲管后再进行喂食，鼻饲完毕后再次注入少量温开水，防止鼻饲液凝结。

（6）鼻饲液温度应保持在38～40℃左右，避免过冷或过热；新鲜果汁与奶液应分别注入，防止产生凝块；药片应研碎溶解后注入。

（7）食管静脉曲张、食管梗阻的患者禁忌使用鼻饲法。

（8）长期鼻饲者应每天进行2次口腔护理，并每班观察口腔及鼻腔黏膜情况，每班更换鼻贴，妥善固定，防止脱管。定期更换胃管，普通胃管每周更换一次，硅胶胃管每月更换一次。

（9）对于意识障碍、高龄、吞咽咳嗽反射障碍等高危因素的患者，应行X线摄片检查以判断胃管是否在胃内。

(三)健康教育

（1）讲解管饲饮食的目的、操作过程，减轻患者焦虑。

(2) 介绍留置胃管注意事项。

(3) 做好沟通,如有不适应及时处理。

四十、成人鼻肠管技术

项目	操作流程及要求	分值	评分细则	扣分及记录
操作前准备(10)	1. 护士要求:着装整洁、仪表端庄	5	1项不符合要求扣1分	
	2. 用物准备:PDA、一次性使用鼻肠管、灭菌纱布、治疗巾、20mL注射器、无菌手套、棉签、弯盘、鼻贴胶布、固定胶布、鼻肠管标识、pH试纸、听诊器、手电筒、甲氧氯普胺10~20mg、生理盐水	5	缺1件扣0.5分	
操作步骤(80)	1. 洗手,戴口罩,核对医嘱,PDA扫描腕带核对患者信息,清醒患者告知其操作目的、方法和注意事项,指导患者配合,评估患者的病情、意识状态、吞咽功能、口鼻腔情况、胃肠道情况及配合程度等,确认已知情同意。必要时遵医嘱操作前10分钟静脉注射或口服甲氧氯普胺10~20mg	10	未洗手、未戴口罩各扣1分,未核对医嘱扣5分,未使用PDA扫码扣5分,解释少1项扣1分,评估少1项扣1分,1项不符合要求扣0.5分	
	2. 携用物至床旁,将引导钢丝完全插入管道,提前10分钟用生理盐水湿润鼻肠管,以激活管道内外的亲水成分,使管道变软	6	未提前激活鼻肠管扣3分,1项不符合要求扣0.5分	
	3. 再次核对患者信息,戴手套,测量发尖至剑突确定胃管深度,在距离导管头端该长度处标注第一标记,在距离第一标记25cm处和50cm处标注第二、第三标记,协助患者取平卧位(头偏向一侧)或坐位	6	未核对扣3分,测量不正确扣3分,体位不正确扣1分,1项不符合要求扣0.5分	

续表

项目	操作流程及要求	分值	评分细则	扣分及记录
操作步骤（80）	4. 经鼻腔插入鼻肠管,至咽部时,嘱清醒患者做吞咽动作（昏迷患者头部抬起使下颌靠近胸骨柄）,同时将管道轻轻推进,继续送管,同时观察患者有无明显呛咳情况	10	未嘱清醒患者吞咽扣3分,昏迷患者未抬头部扣3分,插管未通过会厌扣5分,未观察扣3分,1项不符合要求扣0.5分	
	5. 检查鼻肠管是否在口腔内,置管至第一标记,确认鼻肠管在胃内（回抽有胃液,快速注入20mL气体后听诊剑突下胃区有气过水声,回抽胃液pH试纸测试为酸性）	8	未检查鼻肠管是否在口腔内扣2分,验证缺1种方法扣3分	
	6. 协助患者取右侧卧位,使鼻肠管靠重力下垂,持鼻肠管左右旋转推进,遇到阻力则回撤5cm,再缓慢送管,至幽门,保持随患者每次呼吸慢慢送管,每次进管1~2cm,左右旋转45°,靠导丝的张力和胃肠蠕动前行,也可注入气体10mL/kg或温开水30mL,使充盈促使幽门打开,促进胃肠蠕动（注气或注水量最多不超过500mL）,缓慢送管第二标记,接针筒回抽可见少量内容物且有强负压感,若可轻松抽出大量胃内容物,则应退管至第一标记,重新置管,无明显阻力时,协助患者改为平卧位,缓慢送管至第三标记,遇到阻力停止推进	18	未取合适体位扣2分,置管手法不正确扣5分,验证缺1种方法扣3分,1项不符合要求扣2分	
	7. 床旁验证,pH试纸测试呈碱性,快速注入10mL气体,听诊脐周肠区与剑突下胃区有气过水声,且肠区较胃区响亮,注射顺畅无阻力,初步判断导管已通过幽门	8	验证缺1种方法扣3分,听诊部位不正确扣2分,1项不符合要求扣1分	

续表

项目	操作流程及要求	分值	评分细则	扣分及记录
操作步骤（80）	8. 选择皮肤完好部位，顺应导管自然弧度妥善固定导管，协助拍摄X线片，确认导管头端已通过幽门到达预期位置，撤出导丝，做好标识（置管长度、日期）	6	固定不正确扣2分，未X线确定头端位置扣2分，未贴鼻肠管标识扣2分，1项不符合要求扣1分	
	9. 再次核对，交代注意事项，分类整理用物，协助取舒适卧位	5	未交代注意事项扣2分，未整理用物，取舒适卧位各扣1.5分，未核对扣3分	
	10. 洗手，记录，签名	3	未洗手、未记录各扣2分，1项不符合要求扣1分	
效果评价（10）	1. 操作熟练，动作轻巧、准确；沟通有效，注重人文关怀 2. 竞赛操作时间15分钟	10	操作不熟练扣1~4分，缺乏沟通技巧和人文关怀扣1~4分	

（一）目的

通过鼻肠管供给食物和药物，保证病人摄入足够的热量、蛋白质等多种营养素，满足其对营养和治疗的需要，促进健康。

（二）注意事项

（1）置管前清洁鼻腔，清除分泌物及干痂。

（2）清醒患者置管前宜用利多卡因注射液或凝胶湿润鼻腔，以减轻不适。

（3）插入鼻肠管至咽部时，若为清醒患者，嘱其做吞咽动作；若为昏迷患者，则用左手将其头部托起，使下颌靠近胸骨柄，以利插管。

（4）插入鼻肠管过程中如果患者出现呛咳、呼吸困难、发绀等，表明鼻肠管误入气管，应立即拔出鼻肠管。

（5）整个置管过程应动作轻柔，遇到阻力不可强行用力置管，尤其昏迷患者，以免造成组织损伤。

（6）喂养前后、注药前后及导管夹闭时间超过24小时，均应进行冲管。

(7) 持续喂养时，宜每 4 小时脉冲式冲管一次。

(8) 宜使用 20~30mL 生理盐水、灭菌注射用水或温开水进行脉冲式冲管。

(9) 应在喂养结束冲管后盖保护帽。

（三）健康教育

(1) 讲解留置鼻肠管的目的，减轻患者焦虑。

(2) 说明鼻肠管的重要性，防止意外脱管。

(3) 做好沟通，如有不适，及时处理。

四十一、导尿技术

（一）导尿技术（女）

项目	操作流程及要求	分值	评分细则	扣分及记录
操作前准备（10）	1. 护士要求:着装整洁、仪表端庄	5	1 项不符合要求扣 1 分	
	2. 用物准备:治疗盘内放一次性无菌导尿包、弯盘、一次性垫巾、浴巾、免洗手消毒液、便盆、垃圾桶、一次性手套、3M 胶带/体表导管固定装置、PDA	5	缺 1 件扣 0.5 分	
操作步骤（80）	1. 核对医嘱，洗手，戴口罩。携用物至床旁，PDA 核对患者信息，评估患者病情（意识状态、合作程度）、膀胱充盈度和会阴清洁情况，向患者及家属做好解释工作，请无关人员离开；关闭门窗，为患者遮挡	10	未核对医嘱、未核对患者信息各扣 1 分，未评估扣 5 分，未解释扣 3 分，未关门窗和遮挡各扣 1 分，1 项不符合要求扣 0.5 分	
	2. 护士站在患者右侧，协助患者脱去裤子并放好，对侧腿和上身用被单盖好，近侧用浴巾盖好；协助患者取仰卧屈膝位，双腿稍外展，暴露会阴	2	体位不符合要求、暴露时间过长各扣 1 分，1 项不符合要求扣 0.5 分	
	3. 将一次性垫巾铺于患者臀下，弯盘置于会阴处	1	缺 1 项扣 0.5 分	

续表

项目	操作流程及要求	分值	评分细则	扣分及记录
操作步骤(80)	4. 洗手,检查并打开导尿包,取出初步消毒用品,打开碘伏棉球倒于小盘里并放于弯盘后	2	缺1项扣1分	
	5. 左手戴手套,右手持镊子夹碘伏棉球,按顺序消毒阴阜、大阴唇、小阴唇及尿道口到肛门(由外到内、由上到下)。每个棉球只用一次。消毒后脱下手套置于弯盘内,将小盘和弯盘移至床尾处	10	消毒顺序不正确扣5分,1项不符合要求扣1分	
	6. 再次洗手,核对患者信息,将导尿包置于患者双腿之间按无菌操作原则打开,戴无菌手套,铺洞巾。检查导尿管是否漏气及通畅情况,润滑导尿管前端,连接引流袋	10	未洗手扣2分,未核对扣2分,污染1次扣5分,缺1项扣2分,1项不符合要求扣1分	
	7. 弯盘置会阴处,左手分开大、小阴唇,用碘伏棉球消毒尿道口、小阴唇、尿道口。每个棉球只用一次。污棉球、弯盘、镊子放床尾弯盘内	10	消毒顺序不正确扣5分,缺1项扣2分,1项不符合要求扣1分	
	8. 左手固定小阴唇,嘱患者深呼吸,右手持导尿管轻轻插入至尿液流出再插入5~7cm,关闭引流袋开关。注意询问患者的感受	15	插入尿管长度不正确扣5分,一次插入不成功扣10分,未指导扣1分	
	9. 于尿道口2cm处固定尿管,根据导尿管上注明的气囊容积连接注射器注入无菌溶液后正压分离注射器,轻拉尿管以证实尿管固定稳妥。做尿培养时,分离尿管与引流袋,用无菌标本瓶接取中段尿5mL,盖好瓶盖,连接引流袋并固定。注意观察尿液流出情况,一次排尿不超过1000mL	6	未固定扣5分,缺1项扣1分,1项不符合要求扣0.5分	

续表

项目	操作流程及要求	分值	评分细则	扣分及记录
操作步骤（80）	10. 撤去洞巾，擦净外阴，脱手套。将尿管从大腿上或下腹部引出并固定妥当，贴标识，协助患者取舒适卧位，整理床单位，告知注意事项，评价患者情况，开门窗，撤屏风	6	未固定扣3分，缺1项扣1分，1项不符合要求扣0.5分	
	11. 分类整理用物，洗手，PDA扫描腕带提交	2	未整理、未洗手、未执行各扣1分	
	12. 口述：观察患者导尿后及留置尿管期间的情况（患者感觉、尿液、尿管等）	1	1项不符合要求扣0.5分	
	13. 拔尿管：携用物至床旁，核对后解释，戴一次性手套，放净尿液，抽出气囊内液体，轻轻拔出尿管，放入垃圾桶；协助患者整理衣裤、床单位，取舒适卧位，告知注意事项。分类整理用物，洗手	5	缺1项扣1分，1项不符合要求扣0.5分	
效果评价（10）	1. 操作熟练，动作轻巧；有效沟通，注重人文关怀；无菌观念强 2. 竞赛操作时间10分钟	10	操作不熟练扣1~4分，缺乏沟通技巧和人文关怀扣1~4分，严重污染不及格 超时10秒扣0.1分，以此类推	

1. 目的

（1）临时导尿

① 为尿潴留患者引流尿液，减轻痛苦。

② 协助临床诊断，如留取未受污染的尿标本做细菌培养；测量膀胱容量、压力及检查残余尿液；进行尿道或膀胱造影等。

③ 为膀胱肿瘤患者进行膀胱化疗。

（2）留置导尿

① 抢救重症、休克患者时正确记录每小时尿量、测量尿比重，密切观察患者病情变化。

② 为盆腔手术患者排空膀胱，使膀胱持续保持空虚状态，避免术中误伤。

③ 某些泌尿系统疾病手术后留置导尿管，便于引流和冲洗，并减轻手术切口的张力，促进切口的愈合。

④ 为尿失禁或会阴部有伤口的患者引流尿液，保持会阴部的清洁干燥。

⑤ 为尿失禁患者行膀胱功能训练。

2. 注意事项

（1）严格执行查对制度和无菌操作技术原则。

（2）在操作过程中注意保护患者的隐私，并采取适当的保暖措施防止患者着凉。

（3）对膀胱高度膨胀且极度虚弱的患者，第一次放尿不得超过1000mL。大量放尿可使腹腔内压急剧下降，血液大量滞留在腹腔内，导致血压下降而虚脱；另外膀胱内压突然降低还可导致膀胱黏膜急剧充血，发生血尿。

（4）老年女性尿道口回缩，插管时应仔细观察、辨认，避免误入阴道。

（5）如导尿管误入阴道，应更换无菌导尿管，然后重新插管。

（6）为避免损伤和导致泌尿系统的感染，必须掌握女性尿道的解剖特点。

（7）气囊导尿管固定时要注意不能过度牵拉尿管，以防膨胀的气囊卡在尿道内口，压迫膀胱壁或尿道，导致黏膜组织的损伤；可以使用高举平台法再进行合理妥善的固定，能够有效预防导尿管的移动和膀胱颈及尿道的牵拉和摩擦。

（8）患者留置尿管期间的护理：①保持尿管引流通畅，避免管道受压、扭曲、堵塞、脱出等情况。②鼓励患者多饮水，保证充足入量。勤翻身，预防发生感染和结石。③注意观察尿液颜色、性质、量并记录。④定时排放引流袋的尿液，按时更换集尿袋和尿管。⑤每日消毒尿道口及外阴1～2次，保持会阴部清洁、干燥。⑥要定时夹闭尿管，正确指导患者，进行膀胱功能训练及骨盆底肌的锻炼等，恢复膀胱张力。⑦患者尿管拔除后，观察排尿时有无异常症状。

3. 健康指导

（1）向患者及家属解释留置导尿的目的和护理方法，并鼓励其主动参与护理。

（2）向患者及家属说明摄取足够水分和进行适当活动对预防泌尿道感染的重要性，每天尿量应维持在 2000mL 以上，达到自然冲洗尿道的作用，减少尿道感染的机会，同时也可以预防尿结石的形成。

（3）注意保持引流通畅，避免因导尿管受压、扭曲、堵塞等导致泌尿系统的感染。

（4）在离床活动时，应将导尿管远端妥善固定，以防导尿管脱出。集尿袋不得超过膀胱高度并避免挤压，防止尿液反流，导致感染的发生。

（二）导尿技术（男）

项目	操作流程及要求	分值	评分细则	扣分及记录
操作前准备（10）	1. 护士要求：着装整洁、仪表端庄	5	1项不符合要求扣1分	
	2. 用物准备：治疗盘内放一次性无菌导尿包、弯盘、一次性垫巾、浴巾、免洗手消毒液、便盆、垃圾桶、一次性手套、3M胶带/体表导管固定装置、PDA	5	缺1件扣0.5分	
操作步骤（80）	1. 核对医嘱，洗手，戴口罩，携用物至床旁，PDA核对患者信息，评估患者病情（意识状态、合作程度）、膀胱充盈度和会阴清洁情况，向患者及家属做好解释工作，请无关人员离开；关闭门窗，为患者遮挡	10	未核对医嘱、未核对患者信息各扣1分，未评估扣5分，未解释扣3分，未关门窗和遮挡各扣1分，1项不符合要求扣0.5分	
	2. 护士站在患者右侧，协助患者脱去裤子并放好，对侧腿和上身用被单盖好，近侧用浴巾盖好；协助患者取仰卧屈膝位，双腿稍外展，暴露会阴	2	体位不符合要求、暴露时间过长各扣1分，1项不符合要求扣0.5分	

续表

项目	操作流程及要求	分值	评分细则	扣分及记录
操作步骤（80）	3. 将一次性垫巾铺于患者臀下，弯盘置于会阴处	2	缺1项扣1分	
	4. 洗手，检查并打开导尿包，取出初步消毒用品，打开碘伏包将碘伏棉球倒于小盘里并放于弯盘后	2	缺1项扣1分	
	5. 左手戴手套，右手持镊子夹碘伏棉球依次消毒阴阜、阴茎（自阴茎根部向尿道口，左、中、右各1次），左手用纱布提起阴茎，并向后推包皮暴露阴茎冠状沟，棉球自阴茎头向下消毒至阴囊处（左、中、右各1次），最后自尿道口环形向外向后消毒尿道口、阴茎头及阴茎冠状沟3次，一个棉球只用一次，共10个棉球。消毒后脱下手套置于弯盘内，撤掉小盘和弯盘	15	消毒顺序不正确扣5分，1项不符合要求扣2分	
	6. 再次洗手，核对患者信息，将导尿包置于患者双腿之间，按无菌操作原则打开，戴无菌手套，铺洞巾。检查导管是否漏气及通畅情况，润滑导尿管前端，连接引流袋	8	未洗手扣2分，未核对扣2分，污染1次扣5分，缺1项扣2分，1项不符合要求扣1分	
	7. 弯盘置会阴处，左手垫纱布提起阴茎，用碘伏棉球由内向外再次消毒尿道口、阴茎头、阴茎冠状沟，一个棉球只用一次。将弯盘移至床尾	5	消毒顺序不正确扣3分，缺1项扣2分，1项不符合要求扣1分	
	8. 左手提起阴茎与腹壁成60°角，嘱患者深呼吸，右手持导尿管轻轻插至导尿管Y形处，根据导尿管上注明的气囊容积连接注射器注入无菌溶液后正压分离注射器，轻拉尿管以证实尿管固定稳妥。做尿培养时，分离尿管与引流袋，用无菌标本瓶取中段尿5mL，盖好瓶盖，连接引流袋并固定。一次排尿不超过1000mL。导尿过程中注意询问患者的感受，注意观察尿液流出情况	15	插入尿管长度不正确扣5分，一次插入不成功扣10分，未指导扣1分，固定尿管不符合扣1分，1项不符合要求扣0.5分	

续表

项目	操作流程及要求	分值	评分细则	扣分及记录
操作步骤(80)	9. 撤去洞巾,擦净外阴,将尿管从大腿上或下腹部引出并固定妥当,脱手套。贴标识,协助患者取舒适卧位,整理床单位,告知注意事项,评价病人情况,拉开围帘	5	缺1项扣1分,1项不符合要求扣0.5分	
	10. 分类整理用物,洗手,PDA再次扫描腕带提交	3	未整理、未洗手各扣1分,未扫描提交扣2分	
	11. 口述:观察患者导尿后及留置尿管期间的情况(患者感觉、尿液、尿管等)	3	缺1项扣1分,1项不符合要求扣0.5分	
	12. 拔尿管:携用物至床旁,核对后解释,戴一次性手套,放净尿液,抽出气囊内液体,轻轻拔出尿管,放入垃圾桶	5	缺1项扣1分,1项不符合要求扣0.5分	
	13. 协助患者整理衣裤、床单位,取舒适卧位,告知注意事项。分类整理用物,洗手	5	缺1项扣1分,1项不符合要求扣0.5分	
效果评价(10)	1. 操作熟练,动作轻巧;有效沟通,注重人文关怀;无菌观念强 2. 竞赛操作时间10分钟	10	操作不熟练扣1~4分,缺乏沟通技巧和人文关怀扣1~4分,严重污染不及格 超时10秒扣0.1分,以此类推	

1. 目的

(1) 临时导尿

① 为尿潴留患者引流尿液,减轻痛苦。

② 协助临床诊断,如留取未受污染的尿标本做细菌培养;测量膀胱容量、压力及检查残余尿液;进行尿道或膀胱造影等。

③ 为膀胱肿瘤患者进行膀胱化疗。

(2) 留置导尿

① 抢救危重、休克患者时正确记录每小时尿量、测量尿比重,密切观察患者病情变化。

② 为盆腔手术患者排空膀胱，使膀胱持续保持空虚状态，避免术中误伤。

③ 某些泌尿系统疾病手术后留置导尿管，便于引流和冲洗，并减轻手术切口的张力，促进切口的愈合。

④ 为尿失禁或会阴部有伤口的患者引流尿液，保持会阴部的清洁干燥。

⑤ 为尿失禁患者行膀胱功能训练。

2. 注意事项

（1）严格执行查对制度和无菌操作技术原则。

（2）在操作过程中注意保护患者的隐私，并采取适当的保暖措施防止患者着凉。

（3）对膀胱高度膨胀且极度虚弱的患者，第一次放尿不得超过1000mL。大量放尿可使腹腔内压急剧下降，血液大量滞留在腹腔内，导致血压下降而虚脱；另外膀胱内压突然降低，还可导致膀胱黏膜急剧充血，发生血尿。

（4）为避免损伤和导致泌尿系统的感染，必须掌握男性尿道的解剖特点。

（5）插尿管时，遇有阻力，特别是尿管经尿道内口、膜部、尿道外口的狭窄部、耻骨联合下方和前下方处的弯曲部时，嘱患者缓慢深呼吸，慢慢插入尿管。

（6）导尿毕，注意将包皮退回原处，避免出现龟头水肿。

（7）气囊导尿管固定时要注意不能过度牵拉尿管，以防膨胀的气囊卡在尿道内口，压迫膀胱壁或尿道，导致黏膜组织的损伤；可以使用高举平台法再进行合理妥善的固定，能够有效预防导尿管的移动和膀胱颈及尿道的牵拉和摩擦。

（8）患者留置尿管期间的护理：①保持尿管引流通畅，避免管道受压、扭曲、堵塞、脱出等情况。②鼓励患者多饮水，保证充足入量。勤翻身，预防发生感染和结石。③注意观察尿液颜色、性质、量并记录。④定时排放引流袋的尿液，按时更换集尿袋和尿管。⑤每日消毒尿道口、阴茎头及包皮1~2次，保持会阴部清洁、干燥。⑥要定时夹闭尿管,正确指导患者,进行膀胱功能训练及骨盆底肌的锻炼等,恢复膀胱张力。⑦患者尿管拔除后,观察排尿时有无异常症状。

3. 健康指导

(1) 向患者及家属解释留置导尿的目的和护理方法,并鼓励其主动参与护理。

(2) 向患者及家属说明摄取足够水分和进行适当活动对预防泌尿道感染的重要性,每天尿量应维持在2000mL以上,达到自然冲洗尿道的作用,减少尿道感染的机会,同时也可以预防尿结石的形成。

(3) 注意保持引流通畅,避免因导尿管受压、扭曲、堵塞等导致泌尿系统的感染。

(4) 在离床活动时,应将导尿管远端妥善固定,以防导尿管脱出。集尿袋不得超过膀胱高度并避免挤压,以防止尿液反流而导致感染的发生。

(三) 清洁间歇导尿技术

项目	操作流程及要求	分值	评分细则	扣分及记录
操作前准备(10)	1. 护士要求:着装整洁,仪表端庄	5	缺1项扣1分	
	2. 用物准备:治疗盘内放一次性无菌导尿管8号或10号各2根(一次性无菌导尿包)、弯盘、一次性垫巾、浴巾、免洗手消毒液、无菌手套、热水、喷壶(装热水)、消毒湿巾、纱布2块、集尿器、垃圾桶、PDA	5	缺1件扣0.5分	
操作步骤(80)	1. PDA核对医嘱,洗手,戴口罩。携用物至床旁,PDA扫描患者腕带确认信息,评估患者病情、饮水、排尿、膀胱充盈度、会阴清洁、心理状况,做好解释,告知原因、目的及方法,鼓励患者及家属主动参与。关闭门窗,为患者遮挡	12	未核对医嘱、未核对患者各扣1分,未评估扣5分,未解释扣3分,未关门窗和未遮挡各扣1分,缺1项扣1分,1项不符合要求扣0.5分	

续表

项目	操作流程及要求	分值	评分细则	扣分及记录
操作步骤（80）	2. 护士站在患者右侧，协助患者脱下裤子并放好，对侧腿和上身用被单盖好，近侧用浴巾盖好，将双腿分开，暴露会阴	5	体位不符合要求、暴露时间过长各扣1分，1项不符合要求扣0.5分	
	3. 将垫巾铺于患者臀下，弯盘置会阴处，放置集尿器	3	缺1项扣1分	
	4. 洗手，润滑和使用导尿管 （1）如使用的是需要水化的亲水涂层导尿管，打开包装灌入温开水后，将包装袋悬挂在患者身旁或治疗车旁待用 （2）如使用的是预润滑的即取即用亲水导尿管，将包装袋直接悬挂于患者身旁即可 （3）如使用非涂层导尿管，需将润滑剂涂抹于导尿管表面 清洗会阴部：用消毒湿巾清洗尿道口和会阴	15	顺序不正确扣5分，缺1项扣2分，1项不符合要求扣1分	
	5. 再次洗手，核对患者信息	5	未洗手扣2分，未核对扣2分	
	6. 采用零接触的方式插入导尿管：持导尿管外包装或使用无菌手套将导尿管插入尿道。女性患者、儿童可取出经润滑的导尿管，对准尿道口直接插入尿道，插入时指导患者深吸气 （1）女性患者每次插入4～6cm，直到尿液开始流出再插入1～2cm，以确保导尿管已完全进入膀胱中 （2）男性患者握住阴茎，使其与腹部呈60°角，慢慢将导尿管插入尿道口，直到尿液开始流出，插入20～22cm后，再插入1～2cm，以确保导尿管已完全进入膀胱中	22	插入长度不正确扣5分，一次插入不成功扣10分，未指导扣1分，1项不符合要求扣1分	

续表

项目	操作流程及要求	分值	评分细则	扣分及记录
操作步骤（80）	7.当尿液停止流出时,可以将导尿管抽出1cm,确定是否仍有尿液流出,然后将导尿管慢慢拉出,如发现仍有尿液流出,应稍作停留,如无尿液再流出时,将导尿管完全拉出丢弃在医用垃圾桶中,然后用消毒纸巾擦拭尿道口周围皮肤,男性患者还纳包皮	10	未慢慢拉出、未停留扣5分,1项不符合要求扣1分	
	8.分类整理用物,洗手,PDA确认,记录	8	未整理、未洗手、未记录各扣2分,1项不符合要求扣0.5分	
效果评价（10）	1.操作熟练,动作轻巧;有效沟通,注重人文关怀;无菌观念强 2.竞赛操作时间10分钟	10	操作不熟练扣1～4分,缺乏沟通技巧和人文关怀扣1～4分,严重污染不及格 超时10秒扣0.1分,以此类推	

1. 目的

通过间歇导尿可使膀胱间歇性充盈和排空,有利于保持膀胱容量和恢复膀胱的收缩功能,规律排出残余尿量,减少泌尿系统和生殖系统的感染,使患者的生活质量得到显著改善。

2. 注意事项

（1）在导尿过程中遇阻碍：先应暂停5～30秒并把导尿管拔出3cm,嘱患者深呼吸或喝口水,然后再缓慢插入。

（2）拔出导尿管时遇到阻碍：可能是尿道痉挛所致,应等待5～10秒再拔。

（3）清洁间歇导尿并发症预防

① 尿道损伤预防：插尿管时动作轻柔,男性患者应注意尿管经尿道内口、膜部、尿道外口的狭窄部、耻骨联合下方和前下方处的弯曲部

时，患者缓慢深呼吸、慢慢插入尿管，切忌用力过快过猛而损伤尿道黏膜。

② 尿路感染预防：在间歇性导尿开始阶段，每周检查尿常规、细菌培养及尿细菌涂片镜检，以后根据情况延长到每2～4周一次。

a. 操作过程规范，选择合适的润滑剂不易污染、感染。

b. 导尿管的大小、软硬程度选择合适，以减少对尿道黏膜的机械性损伤和刺激。

c. 间歇导尿的时间安排和次数合适，每次达到完全排空膀胱。

d. 保持会阴部的清洁，及时清洗会阴部分泌物，清洁的方向由前向后。

e. 每次导尿前做好手卫生。

③ 尿路结石预防：进行早期活动；经常变换体位，限制饮食中的钙含量以防结石形成；治疗性站立和步行可以减少骨钙的流失，从而减少钙从泌尿系统的排泄。在无禁忌证的情况下，多饮水、勤排尿，每天摄入水量不应低于2000mL，保证每天尿量在1500mL以上。

④ 附睾炎：选择合适的导管材质也是降低感染的一个因素，炎症反应和组织坏死在使用自然橡胶时最重，乳胶其次，硅酮胶最小。

(4) 正确执行饮水计划，在进行间歇导尿前1～2天教会患者按饮水计划饮水，24小时内均衡地在每一时间段内摄入水分，每天饮水量控制在2000mL。可将饮水计划表放置于床边，以便于患者及家庭沟通。交代患者尽量避免饮用茶、咖啡、含乙醇等饮料，同时尽量避免摄入刺激性、酸辣食物。

(5) 导尿时机及间隔时间

① 病情基本稳定、无需大量输液、饮水规律、无尿路感染的情况下开始，一般于受伤后早期（8～35天）开始。

② 导尿间歇时间依据残余尿量多少而定，开始一般4～6小时导尿1次；根据简易膀胱容量及压力测定评估，残余尿量大于300mL每日导尿6次，大于200mL每日导尿4次，小于200mL每日导尿2～3次，100mL每日导尿1次，当每次残余尿量＜100mL时，可停止间歇导尿。

附　饮水计划

（1）由于患者的饮水量或进食量会直接影响其排尿的次数及容量，甚至影响膀胱及肾功能等，所以正确的饮水计划至关重要。

（2）膀胱训练期间饮水量应控制在1500～2000mL，于6:00～20:00平均分配饮水量，每次不超过400mL，入睡前3小时尽量避免饮水。可将饮水计划表放置于床边，以便患者及家属参考。

（3）参考饮水计划：早餐400mL水分；早餐后午餐前200mL水分；午餐400mL水分；午餐后晚餐前200mL水分；晚餐400mL水分；晚8点200mL水分（清洁间歇导尿期间进食水果或汤类、流质等，则减少相应饮水量）。在限水的同时应注意患者有无脱水或意识不清等情况，脱水会使尿液浓缩，加重对膀胱黏膜的刺激，导致尿频或尿急等症状。

（4）患者口服抑制膀胱痉挛的药物时会有口干的不良反应，告知患者不要因此而大量饮水，只需间断少量饮水，湿润口腔即可。

（5）进食或进饮后，及时准确地记录入量，每天的出入量须保持平衡，如未能达到目标，需根据情况作出适当的调整。

3. 健康教育

（1）向患者讲解清洁间歇导尿的目的和意义。

（2）教会患者及家属如何配合操作，减少污染。

（3）介绍相关疾病的知识。

四十二、口腔护理技术

（一）口腔护理技术（口护包）

项目	操作流程及要求	分值	评分细则	扣分及记录
操作前准备(10)	1. 护士要求:着装整洁、仪表端庄	5	1项不符合扣1分	
	2. 用物准备:口腔护理包1个、漱口液或生理盐水、手电筒、免洗手消毒液，必要时备开口器、石蜡油棉球、漱口水和吸水管、PDA	5	缺1件扣0.5分	

续表

项目	操作流程及要求	分值	评分细则	扣分及记录
操作步骤（80）	1. 核对医嘱,洗手,戴口罩,携用物至床旁。PDA扫描腕带查对患者信息,询问、评估患者（病情、意识状态、合作程度、口腔黏膜情况及有无牙齿松动或假牙）,向患者解释,取得合作	10	未评估扣5分,未查对、未解释各扣2分,缺1项扣1分,1项不符合扣0.5分	
	2. 协助患者取仰卧位,头偏向护士侧,打开口腔护理包,铺治疗巾于患者颌下及枕上,弯盘置患者口角旁	2	头部位置不适、未铺治疗巾、未置弯盘各扣1分,1项不符合要求扣0.5分	
	3. 协助清醒患者漱口并擦干（昏迷病人、吞咽功能障碍的患者严禁漱口）	2	未漱口扣2分,漱口方法不正确扣1分,未擦口唇扣0.5分,1项不符合要求扣0.5分	
	4. 再次核对,湿润棉球,清点棉球数量,擦口唇,嘱患者咬合上下齿,必要时压舌板撑开左侧颊部,由内向门齿纵向擦洗左侧上下齿外侧面,同法擦洗右侧上下齿外侧面	20	未核对扣2分,未清点扣3分,擦洗手法不对扣5分,持压舌板手法不对扣2分。顺序不对1次扣1分,棉球滴水1次扣1分,清洁、污染棉球混淆1次扣5分。缺1步骤扣3分,1项不符合扣0.5分	
	5. 嘱患者张开上下齿（昏迷病人用开口器）,按顺序擦洗牙齿左上内侧面、左上咬合面、左下内侧面、左下咬合面,擦洗左侧颊部,同法擦洗另一侧	20	擦洗手法不对扣5分,持压舌板手法不对扣2分。顺序不对1次扣1分,棉球滴水1次扣1分,清洁、污染棉球混淆1次扣5分。缺1步骤扣3分,1项不符合扣0.5分	
	6. 擦洗硬腭部、舌面及舌下（勿触及咽部,以免引起恶心,嘱患者如有不适请抬手示意）	10	擦洗手法不对扣5分,持压舌板手法不对扣2分。顺序不对1次扣1分,棉球滴水1次扣1分,清洁、污染棉球混淆1次扣5分。缺1步骤扣3分,未嘱病人扣1分,1项不符合扣0.5分	

续表

项目	操作流程及要求	分值	评分细则	扣分及记录
操作步骤(80)	7. 擦洗完毕,清点棉球数目前后吻合,检查口腔是否擦洗干净,有无棉球遗留,有无口腔溃疡等	6	未清点扣3分,未检查扣1分,1项不符合扣0.5分	
	8. 帮助清醒患者漱口,擦净口唇及口周(吞咽功能障碍的病人严禁漱口)	2	未漱口扣2分,漱口方法不正确扣1分,1项不符合扣0.5分	
	9. 必要时口腔用药,口唇涂石蜡油,预防干裂,撤弯盘和治疗巾	2	有溃疡未涂药扣1分,口唇未涂石蜡油扣1分,未撤治疗巾、弯盘各扣0.5分	
	10. 再次核对,协助患者取舒适卧位,爱护患者,整理床单位,PDA提交	3	PDA未执行、卧位不适、未整理各扣1分,1项不符合扣0.5分	
	11. 分类整理用物,洗手,必要时做护理记录,签字	3	未整理、未洗手、未记录各扣1分,1项不符合扣0.5分	
效果评价(10)	1. 操作熟练、动作轻柔、稳重、准确,避免钳端碰到牙齿、损伤黏膜及牙龈,棉球干湿度适宜;病人口腔清洁、无异味,有舒适感;沟通有效,注重人文关怀 2. 竞赛操作时间6分钟	10	操作不熟练扣1~4分,缺乏沟通技巧和人文关怀扣1~4分 超时10秒扣0.1分,以此类推	

1. 目的

(1) 保持口腔清洁、湿润,预防口腔感染等并发症。

(2) 预防或减轻口腔异味,清除牙垢,增进食欲,确保患者舒适。

(3) 评估口腔内的变化(如黏膜、舌苔及牙龈等),提供患者病情动态变化的信息。

2. 注意事项

(1) 昏迷患者禁忌漱口,以免引起误吸。

(2) 观察口腔时,对长期使用抗生素和激素的患者,应注意观察口腔内有无真菌感染。

(3) 使用的棉球应温湿度适宜,不可过湿,以不能挤出液体为宜,防止因水分过多造成误吸。

(4) 护士操作前后应当清点棉球数量。

(5) 擦洗时须用止血钳夹紧棉球,每次一个,防止棉球遗留在口腔内。

(6) 传染病患者的用物需按消毒隔离原则进行处理。

(7) 如有活动的义齿,应先取下再进行操作。义齿不可浸泡在酒精或热水中,以防变色、变形或老化。

(8) 操作动作应当轻柔,避免钳端碰到牙齿,损伤黏膜及牙龈,对凝血功能差的患者应当特别注意。

(9) 使用开口器时,应从臼齿处放入。

3. 健康教育

(1) 向患者解释保持口腔卫生的重要性。

(2) 介绍口腔护理的相关知识,并根据患者存在的问题进行有针对性的指导。

(二) 口腔护理技术(一次性 KO 吸痰管)

项目	操作流程及要求	分值	评分细则	扣分及记录
操作前准备(10)	1. 护士要求:着装整洁、仪表端庄	5	1项不符合扣1分	
	2. 用物准备:一次性 KO 吸痰管2个、中心负压装置、一次性手套、生理盐水、治疗碗1个(内放生理盐水)、压舌板、治疗巾、弯盘、石蜡油棉球、手电筒、免洗手消毒液、小毛巾或纱布、PDA。必要时备开口器。根据患者病情准备漱口液	5	缺1件扣0.5分	
操作步骤(80)	1. 核对医嘱,洗手,戴口罩,携用物至床旁。PDA 查对患者信息,询问、评估患者(病情、意识状态、合作程度、口腔黏膜情况及有无牙齿松动或义齿),向患者或家属解释,取得合作	10	未评估扣5分,缺1项扣1分,未查对、未解释各扣2分,1项不符合扣0.5分	

续表

项目	操作流程及要求	分值	评分细则	扣分及记录
操作步骤(80)	2. 对于无禁忌证的患者抬高床头≥30°,头偏向护士侧,铺治疗巾于患者颌下。协助清醒患者漱口并擦干(昏迷患者、吞咽功能障碍的患者严禁漱口)	5	体位不正确、未铺治疗巾各扣1分,未漱口扣2分,漱口方法不正确扣1分,未擦口唇扣0.5分,1项不符合要求扣0.5分	
	3. 打开负压吸引装置检查性能,调节压力在-80~-120mmHg	4	未检查性能扣2分,压力不正确扣2分	
	4. 洗手、戴手套,打开并检查KO吸痰管,将一次性KO吸痰管与负压装置连接,试吸生理盐水,检查吸痰管是否通畅及压力大小	6	未检查吸痰管、未试吸各扣2分,缺1项扣1分,1项不符合要求扣0.5分	
	5. 再次核对,右手持吸痰管,嘱患者咬合上下齿,必要时压舌板撑开左侧颊部,由内向门齿纵向擦洗左侧上下齿外侧面,同法擦洗右侧上下齿外侧面(每擦洗一个部位,取出吸痰管用生理盐水冲洗刷头并保持通畅)	10	未核对扣2分,持吸痰管手法不正确扣2分,持压舌板手法不对扣2分,未冲洗刷头扣2分,缺1步骤扣2分,1项不符合要求扣0.5分	
	6. 嘱患者张开上下齿(昏迷患者用开口器),按顺序擦洗左侧牙齿左上内侧面、左上咬合面、左下内侧面、左下咬合面,擦洗左侧颊部,同法擦洗另一侧	15	擦洗手法不对扣5分。未冲洗刷头1次、顺序不对1次各扣1分,缺1步骤扣2分,1项不符合扣0.5分	
	7. 擦洗硬腭部、舌面及舌下(勿触及咽部,以免引起恶心,嘱患者如有不适请抬手示意)	7	擦洗手法不对扣3分,持压舌板手法不对扣2分。未冲洗刷头1次、顺序不对1次各扣1分,缺1步骤扣2分,1项不符合扣0.5分	
	8. 擦洗毕,检查KO吸痰管是否完整,冲洗生理盐水后脱手套,弃于医用垃圾袋内,吸引器连接管吸消毒液冲洗管道。关闭中心吸引器开关,管道末端放入消毒瓶内	10	未检查、未冲洗、未消毒各扣2分,处置不符合要求扣2分,1项不符合扣0.5分	

续表

项目	操作流程及要求	分值	评分细则	扣分及记录
操作步骤 (80)	9. 检查患者口腔黏膜有无损伤,擦净口唇及口周	3	未擦拭扣2分,未观察扣3分,1项不符合扣0.5分	
	10. 帮助清醒患者漱口(吞咽功能障碍的病人严禁漱口)	2	未漱口扣2分,漱口方法不正确扣1分,1项不符合扣0.5分	
	11. 必要时口腔用药,口唇涂石蜡油,预防干裂,撤治疗巾	3	有溃疡未涂药扣1分,口唇未涂石蜡油扣2分,未撤治疗巾扣0.5分	
	12. 协助患者取舒适卧位,爱护患者,整理床单位	2	卧位不适、未整理各扣1分,1项不符合扣0.5分	
	13. 分类整理用物,洗手,PDA提交,必要时做护理记录,签字	3	未整理、未洗手、未执行各扣1分,1项不符合扣0.5分	
效果评价 (10)	1. 操作熟练,动作轻柔、稳重、准确,避免负压过大损伤黏膜及牙龈,海绵头干湿度适宜;病人口腔清洁、无异味,有舒适感;沟通有效,注重人文关怀 2. 竞赛操作时间6分钟	10	操作不熟练扣1～4分,缺乏沟通技巧和人文关怀扣1～4分 超时10秒扣0.1分,以此类推	

1. 目的

(1) 保持口腔清洁、湿润,预防口腔感染等并发症。

(2) 预防或减轻口腔异味,清除牙垢,增进食欲,确保患者舒适。

(3) 评估口腔内的变化(如黏膜、舌苔及牙龈等),提供患者病情动态变化的信息。

2. 注意事项

(1) 昏迷患者禁忌漱口,以免引起误吸。

(2) 观察口腔时,对长期使用抗生素和激素的患者,应注意观察口腔内有无真菌感染。

(3) 传染病患者的用物需按消毒隔离原则进行处理。

(4) 评估口腔卫生状况(如牙齿、牙龈、舌、黏膜、唾液、口唇、气味等）及口腔周围皮肤。

（5）应动作轻柔，避免触及咽喉部。

（6）应将负压吸引值控制在 $-80\sim-120\text{mmHg}$。

（7）使用开口器时，应从臼齿处放入。

（8）应观察吸引液的颜色、性质、量，冲洗时速度不宜过快，擦拭时刷头不宜过湿。

（9）如有活动的义齿，应先取下再进行操作。义齿不可浸泡在酒精或热水中，以防变色、变形或老化。

3. 健康教育

（1）向患者解释保持口腔卫生的重要性。

（2）介绍口腔护理的相关知识，并根据患者存在的问题进行有针对性地指导。

（三）成人经口气管插管机械通气患者口腔护理技术

项目	操作流程及要求	分值	评分细则	扣分及记录
操作前准备（10）	1. 护士要求：着装整洁、仪表端庄	5	1项不符合扣1分	
	2. 用物准备：0.9% NaCl 500mL、口腔冲洗液、一次性KO吸痰管、一次性治疗碗2个、20mL注射器2个、治疗巾、棉签、石蜡油、手电筒、压舌板、速干手消毒剂、气囊压力表、胶布、寸带、弯盘	5	缺1件扣0.5分	
操作步骤（80）	1. 洗手，戴口罩，PDA核对患者信息，评估患者意识、生命体征、人工气道型号、深度、气囊压力、呼吸机参数、口腔状况（包括有无手术、溃疡、感染、出血、有无活动性义齿）及口腔周围皮肤以及患者咳嗽咳痰能力和心理反应，向患者及家属解释（目的、方法及注意事项），以取得合作	10	未核对扣3分，未解释扣2分，缺1项扣1分，1项不符合扣0.5分	
	2. A、B两护士（B为助手），备齐用物，携用物至床旁	2	缺1项扣1分	

续表

项目	操作流程及要求	分值	评分细则	扣分及记录
操作步骤(80)	3. 无禁忌者抬高床头≥30°,备胶布及寸带。测量气囊压力,保持在25～30cmH_2O,确认并记录口插管深度,必要时应先进行口鼻、气道、声门下吸引	10	未抬高床头、未准备胶布寸带、未测气囊压力、未记录口插管深度各扣3分,未按需吸引扣3分,1项不符合扣1分	
	4. 两人配合,铺治疗巾于患者颌下,B护士站立于床对侧,以下颌为支点,以拇指和食指固定气管插管,A护士去除固定气管导管的胶布,用手电筒查看患者口腔情况,选择冲洗方式	10	未铺治疗巾扣3分,固定方式不正确或未固定气管插管扣3分,未去除胶布扣3分,未查看口腔黏膜情况或选择冲洗方式不正确各扣3分	
	5. 洗手,A护士连接一次性KO吸痰管,打开负压装置,调试压力－80～－120mmHg,抽取冲洗液	6	未洗手或未连接各扣2分,未调试压力或压力调试不正确各扣3分	
	6. 冲洗结合刷洗法:将患者头部转向A护士,A护士一手持注射器进行冲洗,另一手持一次性KO吸痰管进行刷及吸引,先对侧后近侧(嘱患者张口,B护士应将气管插管移向近侧臼齿处,顺序为左上外侧面、左上内侧面、左上咬合面、左下外侧面、左下内侧面、左下咬合面、左侧颊部,同法擦拭近侧,舌面、舌下、硬腭、气管插管表面由内而外擦拭),应动作轻柔,避免触及咽喉部,注意监测患者生命体征、不良反应和并发症;呼吸机运行状况、气道通畅情况;气管插管末端至门齿的距离,气囊压力,吸引液的颜色、性质、量	22	刷洗顺序错误扣5分,漏一处扣2分,观察少一项扣2分,缺1项扣1分,1项不符合扣0.5分	
	7. 冲洗完成后检查一次性KO吸痰管是否完整,查看口腔清洁情况,更换牙垫及气管插管固定位置,应避免气管插管及固定装置压迫舌或口唇,两侧面颊胶布固定、寸带外固定,松紧以一指为宜,确认气管插管刻度无移位	15	未查看完整性、口腔情况、未更换新牙垫、口插管固定不正确、胶布固定不规范或寸带固定过紧各扣3分	

续表

项目	操作流程及要求	分值	评分细则	扣分及记录
操作步骤(80)	8. 协助病人取舒适卧位,整理病人床单位及用物,洗手、记录	5	未分类整理用物扣3分,未洗手、未记录各扣2分	
效果评价(10)	1. 操作熟练,动作轻巧、准确;沟通有效,注重人文关怀 2. 竞赛操作时间8分钟	10	操作不熟练扣1～4分,缺乏沟通技巧和人文关怀扣1～4分 超时10秒扣0.1分,以此类推	

1. 目的

(1) 保持口腔清洁、湿润,预防口腔感染等并发症。

(2) 预防或减轻口腔异味,清除牙垢,增进食欲,确保患者舒适。

(3) 评估口腔内的变化（如黏膜、舌苔及牙龈等）,提供患者病情动态变化的信息。

2. 注意事项

(1) 应每6～8小时进行1次口腔护理。

(2) 应双人操作,保持气管插管末端至门齿的距离不变。

(3) 应监测并维持气管插管气囊压力在25～30cmH$_2$O。

(4) 对于无禁忌证患者,应抬高床头≥30°,头偏向一侧。

(5) 应首选冲洗结合刷洗法,对于Ⅱ级及以上口腔黏膜炎、有出血或出血倾向的患者,宜选择冲洗结合擦拭法。

(6) 可选择生理盐水、0.12%氯己定含漱液等进行口腔护理。使用含漱液时,应确认无误吸风险。

(7) 应以下颌为支点,以拇指和食指固定气管插管。

(8) 清洁一侧口腔时,应将气管插管移向对侧臼齿处。

(9) 应将负压吸引值控制在-120～-80mmHg,按需进行口鼻、气道、声门下吸引。

(10) 应观察吸引液的颜色、性质、量,冲洗时注液速度不宜过快,擦拭时棉球以不滴水为宜。

（11）应避免气管插管及固定装置压迫舌或口唇。
（12）应监测呼吸机运行状况及患者对机械通气的反应，观察有无呼吸困难、人机对抗等。
（13）口腔护理中若出现气管插管脱出、受损等异常情况，应及时处理。

四十三、会阴护理技术

（一）会阴护理（女）技术

项目	操作流程及要求	分值	评分细则	扣分及记录
操作前准备（10）	1. 护士要求：着装整洁，仪表端庄	5	1项不符合要求扣1分	
	2. 用物准备：会阴护理包，必要时备屏风，免洗手消毒液，笔，垃圾桶，一次性垫巾，浴巾。按顺序合理放置	5	缺1件扣0.5分	
操作步骤（80）	1. 核对医嘱，洗手，戴口罩，检查会阴护理包，携用物至床旁。PDA扫描腕带查对患者，评估患者身体状况，观察尿管留置情况，向患者做好解释工作	12	未评估扣5分，未解释扣3分，未查对扣2分，缺1项扣1分	
	2. 请家属回避，关门窗，拉床帘（用屏风）遮挡患者，观察患者会阴清洁度及外阴皮肤情况	3	未遮挡扣1分，缺1项扣1分	
	3. 洗手，协助患者取仰卧屈膝位，双腿略外展，暴露会阴，打开会阴护理包，臀下放一次性垫巾，弯盘放于双腿之间，戴一次性手套	5	卧位不正确扣5分，未放垫巾扣2分	
	4. 再次核对，用镊子夹取碘伏棉球，止血钳用于擦洗。1个棉球限用一次。擦洗的顺序如下 第一遍（原则是由上到下、由外到内）：阴阜、对侧大阴唇、近侧大阴唇、对侧小阴唇、近侧小阴唇、尿道口及导尿管近端5～10cm、尿道至肛门	45	镊子、止血钳未分开使用扣3分，擦洗顺序不正确扣10分，漏擦一个部位扣3分，擦洗不轻巧扣2分，未做到1个棉球使用1次扣3分，棉球乱放扣1分，未更换止血钳扣2分，未擦洗干净扣10分，未沟通扣8分，沟通不到位扣3分	

续表

项目	操作流程及要求	分值	评分细则	扣分及记录
操作步骤（80）	第二遍（原则是由上到下、由内到外）；更换止血钳及手套，尿道口、对侧小阴唇、近侧小阴唇。可根据患者情况增加擦洗次数，直至擦洗干净，擦洗过程中与患者沟通			
	5. 擦洗完毕，脱手套，自然晾干后，撤去一次性垫巾，采取舒适卧位	5	缺1项扣1分	
	6. 整理床单位，关爱指导患者，讲解留置尿管的注意事项。开门窗，撤屏风，PDA点击提交	5	未关爱扣2分，未讲解注意事项扣3分，不符合要求扣1分	
	7. 分类整理用物，洗手	5	未整理、未洗手、未记录各扣2分	
效果评价（10）	1. 操作熟练、规范；动作轻巧；严格无菌操作；外阴清洁；沟通有效，注重人文关怀 2. 竞赛操作时间7分钟	10	操作不熟练扣1~4分，缺乏沟通技巧和人文关怀扣1~4分，严重违反原则不及格 超时10秒扣0.1分，以此类推	

1. 目的

（1）协助患者会阴部清洁，增加舒适。

（2）有利于会阴伤口的愈合，预防和减少并发症。

2. 注意事项

（1）严格遵守擦洗消毒原则和无菌操作技术原则，每个棉球限用一次。

（2）操作过程中注意遮挡患者，给予保暖，避免受凉，保护患者隐私。

（3）告知患者双手不能触碰消毒区域。

（4）擦洗时要注意清洗大小阴唇沟内易存污秽处，应仔细擦拭，消毒尿道口时稍停片刻，充分发挥消毒液的消毒效果。

（5）镊子夹住棉球的部位尽量少，以免镊子尖端划伤患者皮肤。

（6）擦洗时注意观察患者尿管留置及会阴部情况，如有异常应及时报告医生。

3. 健康指导

（1）向患者及家属解释会阴护理的目的和方法。

（2）向患者说明摄取足够水分和进行适当活动的重要性，每天尿量应维持在 2000mL 以上，达到自然冲洗尿道的作用，以减少尿道感染的机会，同时也可以预防尿结石的形成。

（3）教会患者如何配合操作，减少污染。

（4）介绍会阴护理的相关知识。

（二）会阴护理（男）技术

项目	操作流程及要求	分值	评分细则	扣分及记录
操作前准备（10）	1. 护士要求：着装整洁，仪表端庄	5	1 项不符合要求扣 1 分	
	2. 用物准备：会阴护理包，必要时备屏风，免洗手消毒液，笔，一次性垫巾，垃圾桶，纱布，浴巾。按顺序合理放置	5	缺 1 件扣 0.5 分	
操作步骤（80）	1. 核对医嘱，洗手，戴口罩，检查会阴护理包，携用物至床旁。PDA 扫描腕带查对患者，评估患者身体状况，观察尿管留置情况，向患者做好解释工作	12	未评估扣 5 分，未解释扣 3 分，未查对扣 2 分，未遮挡扣 1 分，缺 1 项扣 1 分	
	2. 请家属回避，关门窗，拉床帘（用屏风）遮挡患者，观察患者会阴清洁度及外阴皮肤情况	3	缺 1 项扣 1 分	
	3. 协助患者取仰卧屈膝位，双腿略外展，暴露会阴，打开会阴护理包，臀下放一次性垫巾，弯盘放于双腿之间，戴一次性手套	5	未核对扣 2 分，卧位不正确扣 5 分，未放垫巾扣 2 分	
	4. 再次核对，用镊子夹取碘伏棉球，止血钳用于擦洗。1 个棉球限用一次。擦洗的顺序如下： 第一遍：阴阜、阴茎（左、中、右各 1 次），用棉球自龟头向下消毒至阴囊处（左、中、右各 1 次），尿道口、龟头及冠状沟 3 次，导尿管近端 5～10cm	45	镊子、止血钳未分开使用扣 3 分，擦洗顺序违反原则扣 10 分，漏擦一个部位扣 3 分，擦洗不轻巧扣 2 分，未做到 1 个棉球使用 1 次扣 3 分，棉球乱放扣 1 分	

续表

项目	操作流程及要求	分值	评分细则	扣分及记录
操作步骤(80)	第二遍：更换止血钳及手套，尿道口、龟头、冠状沟可根据病人情况增加擦洗次数，直至擦洗干净，擦洗过程中与患者沟通			
	5. 擦洗完毕，脱手套，自然晾干后，撤去一次性垫巾，采取舒适卧位	5	缺1项扣1分	
	6. 整理床单位，关爱指导患者，讲解留置尿管的注意事项。开门窗，撤屏风，PDA点击提交	5	未关爱扣2分，未讲解注意事项扣3分，不符合要求扣1分	
	7. 分类整理用物，洗手	5	未整理、未洗手、未记录各扣2分	
效果评价(10)	1. 操作熟练、规范；动作轻巧；严格无菌操作；外阴清洁；沟通有效，注重人文关怀 2. 竞赛操作时间7分钟	10	操作不熟练扣1~4分，缺乏沟通技巧和人文关怀扣1~4分，严重违反原则不及格 超时10秒扣0.1分，以此类推	

1. 目的

（1）协助患者会阴部清洁，增加舒适。

（2）有利于会阴伤口的愈合，预防和减少并发症。

2. 注意事项

（1）严格遵守擦洗消毒原则和无菌操作技术原则，每个棉球限用一次。

（2）操作过程中注意遮挡患者，给予保暖，避免受凉，保护患者隐私。

（3）告知患者双手不能触碰消毒区域。

（4）消毒阴茎时，自阴茎根部向尿道口消毒，包皮和冠状沟易藏污垢，应仔细擦拭，预防感染。消毒尿道口时稍停片刻，充分发挥消毒液的消毒效果。消毒后将包皮上推，覆盖龟头。

（5）镊子夹住棉球的部位尽量少，以免镊子尖端划伤病人皮肤。

(6) 擦洗时注意观察病人尿管留置及会阴部情况,如有异常应及时报告医生。

3. 健康指导

(1) 向患者及家属解释会阴护理的目的和方法。

(2) 向患者说明摄取足够水分和进行适当活动的重要性,每天尿量应维持在 2000mL 以上,达到自然冲洗尿道的作用,以减少尿道感染的机会,同时也可以预防尿结石的形成。

(3) 教会患者如何配合操作,减少污染。

(4) 介绍会阴护理的相关知识。

四十四、灌肠技术

(一) 大量不保留灌肠技术

项目	操作流程及要求	分值	评分细则	扣分及记录
操作前准备（10）	1. 护士要求:着装整洁、仪表端庄	5	1 项不符合要求扣 1 分	
	2. 用物准备:一次性使用灌肠包（包内有一次性肠道冲洗袋、薄膜手套、软皂、托盘、纸巾、搅拌棒、一次性垫巾）、1000mL 量杯、500～1000mL 温水、润滑剂、水温计、免洗手消毒液,另备便盆、PDA、医疗/生活垃圾桶,必要时备屏风,并按顺序放置	5	缺 1 件扣 0.5 分	
操作步骤（80）	1. 核对医嘱,洗手,戴口罩。携用物至床旁,PDA 扫描腕带核对患者信息,评估患者(身体状况、排便情况),向患者及家属解释目的,嘱患者大小便,以取得合作	10	未核对、未评估、未解释各扣 2 分,缺 1 项扣 1 分,1 项不符合要求扣 0.5 分	
	2. 根据医嘱正确配制灌肠液并测量温度,水温计冲净、擦干后备用	12	浓度、液量、温度不准确各扣 3 分,未测水温扣 2 分,缺 1 项扣 1 分,1 项不符合要求扣 0.5 分	

续表

项目	操作流程及要求	分值	评分细则	扣分及记录
操作步骤（80）	3. 关门窗、遮挡患者，协助患者取左侧卧位，双腿屈曲，褪裤至膝部，臀部移至床沿，臀下铺一次性垫巾，臀边放托盘、纸巾数块	7	未遮挡扣1分，卧位不正确扣3分，过多暴露病人扣1分，未铺垫巾扣1分，弯盘未放臀边扣1分	
	4. 洗手，取出肠道冲洗袋，关闭引流管上的开关，将灌肠液倒入袋中，悬挂于输液架上（液面与肛门距离40～60cm）	4	未关开关扣1分，过高或过低扣3分	
	5. 再次核对，戴手套，润滑引流管前端，排尽管内气体，关闭开关	8	未核对扣2分，未排气扣2分，未戴手套、未润滑前端各扣1分，1项不符合要求扣0.5分	
	6. 一手垫纸巾分开臀部，暴露肛门口，嘱病人深呼吸，一手将肛管轻轻插入直肠7～10cm（小儿插入4～7cm），固定肛管，打开开关缓慢灌入。灌肠过程中密切观察灌肠袋内液面下降速度及患者情况。灌肠过程中，患者如有腹胀或便意时，指导其做深呼吸，以减轻不适。同时适当调低灌肠袋的高度，减慢流速或暂停	16	插入深度不正确（过深或过浅）扣5分，肛管未固定、未告知病人、未观察病情、流速过快或过慢各扣2分，灌肠一次不成功扣10分	
	7. 待溶液将要流尽时，关闭开关，用纸巾包住肛管轻轻拔出，擦净臀部，脱去手套，用物弃于医疗垃圾桶内，洗手	8	灌肠液剩余过多扣2分，空气进入直肠扣2分，未关闭开关扣2分，未擦净臀部扣1分，1项不符合要求扣0.5分	
	8. 协助患者取舒适卧位，嘱其尽量保留5～10分钟后再排便，对不能下床的病人给予便盆，将纸巾、呼叫器放于易取处。扶助能下床的患者上厕所排便，并观察大便性状，必要时留取标本送检	8	未协助、未宣教保留时间、未观察大便、未留标本各扣2分，1项不符合要求扣0.5分	

续表

项目	操作流程及要求	分值	评分细则	扣分及记录
操作步骤（80）	9. 帮助患者穿好衣裤，整理床单位，协助患者取舒适卧位	4	未整理、未关爱病人、卧位不适各扣2分	
	10. 打开门窗，撤去遮挡，分类整理用物，洗手后PDA核对，记录，签字	6	未洗手、未记录各扣2分，1项不符合要求扣1分	
效果评价（10）	1. 操作熟练，步骤正确，动作轻、稳、节力；沟通有效，注重人文关怀 2. 竞赛操作时间6分钟	7	操作不熟练扣1~3分，缺乏沟通技巧和人文关怀扣1~3分 超时10秒扣0.1分，以此类推	

1. 目的

（1）解除便秘、肠胀气。

（2）清洁肠道　为肠道手术、检查或分娩做准备。

（3）减轻中毒　稀释并清除肠道内的有害物质，减轻中毒。

（4）降低温度　灌入低温液体，为高热患者降温。

2. 注意事项

（1）急腹症、妊娠、消化道出血及严重心血管病的患者禁止灌肠。

（2）伤寒患者灌肠时溶液量不得超过500mL，压力要低（液面距肛门不得超过30cm）。

（3）肝性脑病患者禁用肥皂水灌肠，以减少氨的产生和吸收；充血性心力衰竭和水钠潴留患者禁用0.9%氯化钠溶液灌肠。

（4）正确配制灌肠液，掌握好灌肠液的温度、量、浓度、流速。常用溶液为0.1%~0.2%肥皂水或生理盐水。液量：成人每次500~1000mL，小儿每次200~500mL。灌肠液温度为39~41℃。灌肠前应将药液摇匀。

（5）灌肠过程中，患者如有腹胀或便意时，指导其做深呼吸，以减轻不适。同时适当调低灌肠袋的高度，减慢流速或暂停。

（6）灌肠过程中应随时观察病人的病情变化，如患者出现面色苍白、出冷汗、心慌气促、脉速、剧烈腹痛等不适症状，应立即停止灌肠，及时与医生联系，采取急救措施。

（7）对患者进行降温灌肠时，灌肠液为28～32℃等渗盐水；中暑患者为4℃等渗盐水，灌肠后保留30分钟后再排便，排便后30分钟复测体温。

（8）清洁灌肠需反复多次进行大量灌肠，直至排出的灌肠液无粪渣，颜色较清澈，达到肠道手术或检查要求。

（9）对老年、体弱患者灌肠时，应密切观察病情，并注意液体速度，灌肠压力要适当降低。

（10）不能自我控制排便者可取仰卧位，臀下放便器。

（11）灌肠后患者可旋转体位，可使结肠各段充盈完全，对粪便软化水解均匀，对肠壁刺激均匀，最终使肠腔排便顺利，排空完全，有利于影像学检查，同时操作简便，患者容易接受。

（12）灌肠时也可采取臀高位（臀部抬高10cm），直肠、结肠之间存在较大的压力差，灌肠液利用液体力学的重力快速顺利进入结肠，在保留结肠液过程中采用不断变换体位，使灌肠液分流到较大容量结肠的各个空间，减少了对肠壁感受器的刺激和压力。

3. 健康教育

（1）向患者和家属讲解维持正常排便习惯的重要性。

（2）指导患者及家属保持健康的生活习惯以维持正常排便。

（3）指导患者掌握灌肠时的配合方法。

（二）小量不保留灌肠技术

项目	操作流程及要求	分值	评分细则	扣分及记录
操作前准备(10)	1. 护士要求:着装整洁、仪表端庄	5	1项不符合要求扣1分	
	2. 用物准备:PDA、一次性灌肠包（或50mL注射器、量杯、肛管、温开水100～200mL、止血钳、一次性垫巾、手套、润滑剂、纸巾）、水温计、弯盘、手消毒液、另备便盆、输液架，必要时备屏风。遵医嘱备灌肠液	5	缺1件扣0.5分	

续表

项目	操作流程及要求	分值	评分细则	扣分及记录
操作步骤（80）	1. 核对医嘱,洗手,携用物至床旁,PDA扫描腕带核对患者信息、灌肠溶液,评估患者(身体状况、排便情况),向患者及家属解释目的、操作的程序和配合要点,嘱患者大小便,以取得合作	10	未核对、未使用PDA各扣2分,未评估扣3分,未查对、未解释各扣2分	
	2. 洗手,戴口罩。根据医嘱正确配制灌肠液并测量温度(38℃),水温计冲净、擦干后备用	12	浓度、液量、温度不准确各扣3分。未测水温扣2分,缺1项扣1分,1项不符合要求扣0.5分	
	3. 关门窗、遮挡患者,协助病人取左侧卧位,双腿屈曲,褪裤至膝下,臀部移近床沿,臀下铺一次性垫巾,臀边放弯盘、纸巾	5	未遮挡扣1分,卧位不正确扣3分,过多暴露病人扣1分	
	4. 再次核对后,戴手套,用注射器抽吸灌肠液,连接肛管,或挂灌肠包(液面与肛门距离<30cm)	3	距离不正确扣2分,未核对扣1分	
	5. 润滑肛管前端,排气后夹管	5	未润滑、未排气各扣2分,缺1项扣1分,1项不符合要求扣0.5分	
	6. 左手垫纸巾分开臀部,暴露肛门,嘱患者深呼吸,右手持肛管轻轻插入7~10cm,固定肛管。如使用灌肠包时打开开关缓慢灌入;如用50mL注射器,缓慢推注灌肠液,注毕夹管,取下注射器再吸取溶液,松夹后再行灌注。如此反复直至灌肠液全部注入完毕。灌注过程中注意观察患者情况,若患者有便意,嘱其深呼吸	20	插入深度不正确扣5分,肛管未固定、未告知、未观察病情各扣2分,灌注或推注过快扣3分,灌注量不正确扣5分,缺1项扣1分,1项不符合要求扣0.5分	
	7. 灌肠完毕,将肛管反折捏紧,用纸巾包住肛管,轻轻拔出放入弯盘内,擦净臀部,脱去手套	5	未反折、肛管未放入弯盘、未擦净肛门各扣1分,1项不符合要求扣0.75分	
	8. 再次核对,协助患者取舒适卧位。嘱其尽量保留溶液10~20分钟后再排便	10	未指导扣5分,未协助、未观察大便各扣2分	

续表

项目	操作流程及要求	分值	评分细则	扣分及记录
操作步骤(80)	9. 对于不能下床的患者,给予便盆,将卫生纸、呼叫器放于易取处,扶助能下床的患者上厕所排便。并观察大便形状。帮助患者穿好衣裤,整理床单位	6	未协助、未观察大便、未关爱患者各扣2分	
	10. 打开门窗,整理用物。洗手后PDA记录,签字	4	未洗手、未记录各扣2分,缺1项扣1分,1项不符合要求扣0.5分	
效果评价(10)	1. 操作熟练,动作轻巧,步骤正确;沟通有效,注重人文关怀 2. 竞赛操作时间6分钟	10	操作不熟练扣1～4分,缺乏沟通技巧和人文关怀扣1～4分 超时10秒扣0.1分,以此类推	

1. 目的

(1) 软化粪便,解除便秘。

(2) 排出肠道内的气体,减轻腹胀。

(3) 适用于腹部或盆腔手术后的患者、危重患者、年老体弱患者、小儿及孕妇等。

2. 注意事项

(1) 灌肠时插管深度为7～10cm,压力宜低,灌肠液注入的速度不得过快。

(2) 每次抽吸灌肠液时应反折肛管尾端,防止空气进入肠道,引起腹胀。

(3) 正确配制灌肠液,掌握好灌肠液的温度、量、浓度、流速。常用灌肠液有"1、2、3"溶液(50%硫酸镁30mL、甘油60mL、温开水90mL),甘油50mL加等量温开水,各种植物油120～180mL。溶液温度为38℃。

3. 健康教育

(1) 向患者和家属讲解维持正常排便习惯的重要性。

(2) 向患者及家属讲解灌肠的意义。
(3) 指导患者及家属保持健康的生活习惯以维持正常排便。

(三) 保留灌肠技术

项目	操作流程及要求	分值	评分细则	扣分及记录
操作前准备(10)	1. 护士要求:着装整洁、仪表端庄	5	1项不符合要求扣1分	
	2. 用物准备:PDA、治疗盘内放50mL注射器、一次性治疗碗(内盛遵医嘱备的灌肠液)、肛管(20号以下)、温开水5~10mL、弯盘、止血钳、润滑剂、免洗手消毒液、纸巾、一次性垫巾、垫枕、水温计、一次性手套,另备便盆、输液架,必要时备屏风	5	缺1件扣0.5分	
操作步骤(80)	1. 核对医嘱,洗手,携用物至床旁,PDA扫描腕带核对患者信息及灌肠溶液,评估患者(身体状况、排便情况),向患者及家属解释目的、操作的程序和配合要点,嘱患者先排便或等渗盐水灌肠1次,排便后30分钟再进行保留灌肠,以取得合作	10	未核对扣2分,未使用PDA扣2分,未评估3分,未查对、未解释各扣2分	
	2. 洗手,戴口罩。根据医嘱正确配制灌肠液,灌肠液不超过200mL,调配并测量温度(38℃)	12	溶液量、温度不准确各扣3分,未测水温扣2分,缺1项扣1分,1项不符合要求扣0.5分	
	3. 关门窗,遮挡患者,左侧卧位,双腿屈曲,褪裤至膝下,将一次性垫巾、垫枕放于臀下,臀部抬高约10cm,注意保暖,纸巾、弯盘放臀边	8	未遮挡扣2分,卧位不正确扣2分,未抬高臀部扣2分,过多暴露扣1分,1项不符合要求扣0.5分	
	4. 再次核对后,戴手套,注射器抽吸溶液,连接肛管,润滑肛管前端,排气后夹管	5	未排气、未润滑各扣2分,缺1项扣1分,1项不符合要求扣0.5分	
	5. 左手分开臀部,暴露肛门,嘱患者深呼吸,右手持肛管轻轻插入15~20cm(幼儿5~7.5cm,婴儿2.5~4cm),固定肛管,缓慢注入药液,推完后再注入温开水5~10mL	25	插入深度不正确扣5分,灌注量不正确扣10分,推注过快扣2分,缺1项扣1分,1项不符合要求扣0.5分	

续表

项目	操作流程及要求	分值	评分细则	扣分及记录
操作步骤(80)	6. 将肛管末端抬高,使管内溶液全部注完,拔出肛管,擦净肛门,脱去手套	5	肛管末端未抬高扣2分,未擦净肛门扣1分,1项不符合要求扣0.5分	
	7. 再次核对,嘱患者尽量保留药液1小时以上,帮助患者穿好衣裤,协助患者取舒适卧位,整理床单位	8	未指导扣5分,卧位不适、未整理用物、未关爱各扣2分	
	8. 打开门窗,分类整理用物。洗手后PDA记录,签字	7	未整理扣3分,未洗手、未记录签字各扣2分,缺1项扣1分,1项不符合要求扣0.5分	
效果评价(10)	1. 操作熟练,动作轻巧,步骤正确;沟通有效,注重人文关怀 2. 竞赛操作时间6分钟	10	操作不熟练扣1~4分,缺乏沟通技巧和人文关怀扣1~4分 超时10秒扣0.1分,以此类推	

1. 目的

(1) 镇静、催眠 在小儿CT、彩超、磁共振等辅助检查中广泛应用。

(2) 肠道感染、慢性盆腔炎、肝性脑病等的配合治疗。

2. 注意事项

(1) 保留灌肠前嘱患者排便,肠道排空有利于药液吸收。了解灌肠目的和病变部位,以确定患者的卧位和插入肛管的深度。

(2) 保留灌肠时,应选择稍细、头端光滑有侧孔的肛管并且插入要深,液量不宜过多,压力要低,灌入速度宜慢,以减少刺激,使灌入的药液能保留较长时间,利于肠黏膜吸收。

(3) 保留药液期间可变换体位,增加药液与肠黏膜的接触面积,提高药物吸收利用率。

(4) 肠道疾病患者在睡眠前灌入为宜,将臀部抬高10cm,易于保留药液。慢性细菌性痢疾,病变部位多在直肠或乙状结肠,取左侧卧位。阿米巴痢疾病变多在回盲部,取右侧卧位可以提高疗效。

(5) 正确配制灌肠液,掌握好灌肠液的温度、量、浓度、流速。常用溶液:①镇静、催眠用10%水合氯醛,剂量按医嘱准备;②抗肠道感染用2%小檗碱、0.5%～1%新霉素或其他抗生素溶液。

(6) 肛门、直肠、结肠手术的患者及大便失禁的患者,不宜做保留灌肠。

3. 健康教育

向患者及家属讲解有关疾病的知识和保留灌肠的方法,正确配合治疗。

四十五、尿标本采集技术

项目	操作流程及要求	分值	评分细则	扣分及记录
操作前准备(10)	1. 护士要求:着装整洁、仪表端庄	5	1项不符合要求扣1分	
	2. 用物准备 尿常规标本:标本容器、PDA、10mL注射器,必要时备便盆或便壶、免洗手消毒液 尿培养标本:0.5%安尔碘、棉签、5mL注射器、无菌导尿用物、无菌有盖标本容器、清洁手套、PDA、便盆、免洗手消毒液 12h或24h尿标本:集尿瓶(容量3000～5000mL)、防腐剂、标本容器、PDA、免洗手消毒液	5	缺1件扣0.5分	
操作步骤(80)	1. 查对医嘱,打印条形码,双人核对医嘱、条形码及标本容器,无误后贴条形码于标本容器外壁上。如为12小时或24小时尿标本应注明留取尿液的总量及起止时间	5	未查对医嘱扣2分,未核对条形码扣3分,1项不符合要求扣1分	

续表

项目	操作流程及要求	分值	评分细则	扣分及记录
操作步骤(80)	2. 携用物至床旁,PDA扫码核对患者及试管信息,评估患者情况,向患者及家属解释留取尿标本的方法、目的、时间及注意事项,以取得配合	5	未查对扣2分,未解释扣2分,未评估扣1分	
	3. 收集常规尿标本 (1)告知患者留取次日晨第一次中段尿液约10mL于标本容器内,PDA扫码确认发管。行动不便的患者,协助在床上使用便器或尿壶,留取足够尿液于标本容器中 (2)留置导尿的患者,于集尿袋下方引流孔处打开橡胶塞收集尿液	20	未向患者讲明扣5分,未告知清楚扣2分,未PDA扫码确认发管扣5分,标本量过少扣5分,未协助患者扣2分,尿液滴漏床单扣3分,尿液污染扣3分,1项不符合要求扣1分	
	4. 尿培养标本 (1)围帘遮挡,清洁会阴,女性应分开大阴唇,男性上翻包皮,再用清水冲洗尿道口周围,自然晾干 (2)嘱患者自行排尿,将前段尿液排在便盆内,留取5~10mL中段尿液于无菌标本容器内,盖好容器,防止污染。余尿排在便盆内。必要时可用导尿法留取 (3)留置导尿的患者,夹住导尿管10~20分钟后,先打开调节夹放尿少许,消毒尿管与集尿袋连接处上方0.5cm,用注射器斜刺入尿管内,抽取5~10mL尿液于标本容器内	20	未向患者讲明扣5分,未告知清楚扣2分,未PDA扫码确认发管扣5分,未提前夹管扣2分,标本量过少扣5分,尿液滴漏床单扣3分,尿液污染扣5分,1项不符合要求扣1分	
	5. 24小时或12小时尿标本 (1)嘱患者于早晨7:00排空膀胱后,开始留取尿液,记录开始留尿时间,至次晨7:00最后一次尿液。若为留取12小时尿标本,则于19:00排空膀胱留取尿液至次晨7:00 (2)患者排第一次尿时即应加防腐剂,使之与尿液混合,防止尿变质。协助患者将尿液先排在便盆或尿壶内,再收集到集尿瓶内	23	未向患者讲明扣5分,未告知清楚扣2分,未PDA扫码确认发管扣5分,标本量不符合要求扣5分,尿液滴漏床单扣3分,尿液污染扣5分,未加防腐剂扣2分,未最后排尿扣2分,未测总量扣3分,1项不符合要求扣1分	

续表

项目	操作流程及要求	分值	评分细则	扣分及记录
操作步骤(80)	(3)于收集时间结束前,再请患者排尿,留取最后一次尿液后,测总量 (4)充分混匀,从中取20～50mL于清洁干燥有盖容器内立即送检,余尿弃去			
	6. 标本留取完成后,再次核对医嘱和标本,扫码确认完成,标本及时送检	5	未查对扣2分,未扫码确认扣2分,未及时送检扣1分	
	7. 正确处理用物,洗手	2	用物未处理、未洗手各扣1分	
效果评价(10)	1. 采集方法正确,标本符合要求;沟通有效,注重人文关怀;送检及时 2. 操作熟练,动作轻巧,无菌观念强 3. 竞赛操作时间8分钟	10	方法不正确、标本不符合要求各扣5分,缺乏沟通技巧和人文关怀扣1～5分,操作不熟练扣1～5分 超时10秒扣0.1分,以此类推	

(一)目的

(1)用于尿液常规检查,检查有无细胞和管型,特别是各种有形成分的检查和尿蛋白、尿糖等项目的测定。

(2)12小时尿标本常用于细胞、管型等有形成分计数,如Addis计数等。24小时尿标本适用于体内代谢产物尿液成分定量检查分析,如蛋白、糖、肌酐等。

(3)尿培养标本适用于病原微生物学培养、鉴定和药物敏感试验,协助临床诊断和治疗。

(二)注意事项

(1)留取尿标本时,当晚告知患者留取翌日晨第一次尿液。因晨尿浓度较高,且不受饮食的影响,检验结果更具参考意义。

(2)留取尿标本时,不可将粪便混于尿液中,以防粪便中的微生物使尿液变质。会阴部分泌物过多时,应先清洁或冲洗,再收集尿液。

(3) 留取尿标本时,女性患者在月经期不宜留取尿标本。

(4) 采集尿培养时,严格无菌操作,勿触及容器口,以免污染尿液。采集中段尿时,必须在膀胱充盈情况下进行。

(5) 尿内勿混入消毒液,以免产生抑菌作用而影响检验结果。

(6) 注意用屏风遮挡、保护患者隐私。

(7) 小孩或尿失禁患者用尿套或尿袋协助收集。

(8) 及时送检,以免影响检验结果。

四十六、粪便标本采集技术

项目	操作流程及要求	分值	评分细则	扣分及记录
操作前准备(10)	1. 护士要求:着装整洁、仪表端庄	5	1项不符合要求扣1分	
	2. 用物准备:清洁便盆、大便管、无菌棉签、PDA、免洗手消毒液、手套	5	缺1件扣0.5分	
操作步骤(80)	1. 查对医嘱、HIS系统打印条形码,检查大便试管质量完好后按要求贴于试管外壁上	10	未查对医嘱、未打印标签各扣3分,未粘贴标签或粘贴不合规范各扣2分	
	2. 携用物至床旁,PDA扫描腕带核对患者信息及试管信息,评估患者状况,向其解释目的和收集大便的方法,确认发管	10	未评估、未核对、未解释、PDA未确认发管各扣2分	
	3. 遮挡患者,请患者排空膀胱	2	未遮挡扣1分,1项不符合要求扣1分	
	4. 收集粪便标本 (1)常规标本:嘱患者排便于清洁便盆内,检便匙取黏液脓血部分或粪便表面、深处及粪端多处取材约5g(约拇指大小)新鲜粪便,放入大便管中送检	47	留取标本方法不正确扣4分,标本量过多或过少扣3分	

续表

项目	操作流程及要求	分值	评分细则	扣分及记录
操作步骤（80）	(2)培养标本：嘱患者排便于干燥消毒便盆内，用无菌棉签取标本中异常部分(有黏液、脓液和血液的部分)2～5mL粪便悬液或2～5g粪便标本置于培养管内，盖紧瓶塞送检		留取标本方法不正确扣4分，标本量过多或过少扣3分	
	(3)隐血标本：按常规标本留取		留取标本方法不正确扣4分，标本量过多或过少扣3分	
	(4)寄生虫及虫卵标本 ① 检查寄生虫及虫卵：嘱患者排便于便盆内，用检便匙取不同部位带血或黏液部分5～10g送检		留取标本方法不正确扣4分，标本量过多或过少扣3分	
	② 检查蛲虫：嘱患者睡觉前或清晨未起床前，将透明胶带贴于肛门周围处。取下并将已粘有虫卵的透明胶带面贴在载玻片上或将透明胶对合，立即送检验科作显微镜检查。或用透明塑料薄膜或软黏透明纸拭子于24：00或清晨排便前，于肛门周围皱襞处拭取标本，立即送检		留取时间不正确扣2分、留取标本方法不正确扣4分。标本量过多或过少扣3分	
	③ 检查阿米巴原虫：将便盆加温至接近人的体温。排便后标本连同便盆及时送检		留取方法不正确扣4分，送检方法不正确扣3分，便盆未加温扣3分	
	5. 采集后再次核对患者信息及标本信息，PDA确认核对、及时送检	6	未核对、未确认、未及时送检各扣2分，1项不符合要求扣1分	
	6. 整理用物，清洁消毒便盆，放回原处，洗手	5	未整理、未洗手各扣2分，1项不符合要求扣1分	
效果评价（10）	1. 采集方法正确，标本符合要求；沟通有效，患者配合好；送检及时 2. 竞赛操作时间：常规粪便标本3分钟，粪便培养4分钟	10	标本污染扣3分，缺乏沟通技巧扣1～3分，未及时送检扣4分 超时10秒扣0.1分，以此类推	

(一) 目的

(1) 常规标本　检查粪便的颜色、性状、细胞等。

(2) 培养标本　检查粪便中的致病菌。

(3) 隐血标本　检查粪便内肉眼不能察见的微量血液。

(4) 寄生虫及虫卵标本　检查粪便中的寄生虫成虫、幼虫及虫卵并计数。

(二) 注意事项

(1) 盛粪便标本的容器必须有盖，有明显标记。采集培养标本时，如患者无便意，用长棉签蘸 0.9％氯化钠溶液，由肛门插入 4～5cm (幼儿2～3cm)，顺一个方向轻轻旋转后退出，将棉签置于培养管内盖紧。

(2) 不应留取尿壶或混有尿液的便盆中的粪便标本。粪便标本中也不可混入植物、泥土、污水等异物。不应从卫生纸或衣裤、纸尿裤等物品上留取标本，不能用棉签有棉絮端挑取标本。

(3) 采集隐血标本时，嘱患者检查前三天禁食肉类、动物肝、血和含铁丰富的食物，以免造成假阳性。

(4) 采集寄生虫标本时，如患者服用驱虫药或作血吸虫孵化检查，应取黏液、脓、血部分，如需孵化毛蚴应留取不少于 30g 的粪便，并尽快送检，必要时留取整份粪便送检。

(5) 检查痢疾阿米巴滋养体时，在采集标本前几天，不应给患者服用钡剂、油质或含金属的泻剂，以免影响阿米巴虫卵或胞囊的显露。

(三) 健康教育

(1) 留取标本前根据检验目的不同向患者介绍粪便标本留取的方法及注意事项。

(2) 向患者说明正确留取标本对检验结果的重要性。

(3) 教会患者留取标本的正确方法，确保检验结果的准确性。

四十七、痰标本采集技术

项目	操作流程及要求	分值	评分细则	扣分及记录
操作前准备（10）	1. 护士要求：着装整洁、仪表端庄	5	1项不符合要求扣1分	
	2. 用物准备：治疗盘内放痰盒、无菌集痰器、温水、漱口水（复方硼砂溶液或朵贝尔溶液）、手电筒、免洗手消毒液、PDA，昏迷患者或不合作患者另备吸引器、无菌集痰器、灭菌注射用水、无菌手套、备开口器、压舌板	5	缺1件扣0.5分	
操作步骤（80）	1. 核对医嘱，打印条形码贴于对应无菌容器上，洗手，戴口罩，携用物至床旁，PDA扫描腕带核对患者信息，点击标本采集，查看相应检查项目，扫描条形码信息，无误后点击确认发管，评估患者身体状况、意识、病情等，观察口腔黏膜及咽部情况。向患者及家属解释留取痰液的方法、目的、时间及注意事项，以取得配合	15	未查对医嘱扣2分，未核对扣2分，未评估5分，未解释扣2分，未打印条形码、未使用PDA各扣3分，缺1项扣1分，1项不符合要求扣0.5分	
	2. 采集痰培养标本：患者清晨起床后，未进食前，协助取坐位或半坐卧位，先用漱口溶液反复漱口，再用清水漱口，深呼吸数次后用力咳出气管深处的第一口痰液，吐入无菌集痰器内，加盖。痰液不得少于1mL，咳痰困难者可先雾化吸入生理盐水，再咳痰。协助漱口，PDA扫描条形码，无误后点击确认，立即送检	15	未询问进食情况扣2分，未指导漱口1次扣1分，未指导患者扣5分，痰液与漱口水、唾液混合扣5分，方法不正确扣5分，未及时送检扣2分	
	3. 为人工辅助呼吸者收集痰标本时，戴无菌手套，将痰液收集器连接在负压吸引器上，按吸痰方法将痰吸入集痰器内，PDA扫描条形码，无误后点击确认，立即送检	5	方法不正确扣3分，1项不符合扣1分，未遵循无菌原则扣5分	

续表

项目	操作流程及要求	分值	评分细则	扣分及记录
操作步骤(80)	4. 采集常规痰标本 (1)若患者能自行留取痰液,患者清晨起床后,未进食前,协助取坐位或半坐卧位,用清水漱口,深呼吸数次后用力咳出气管深处的第一口痰液,盛于痰盒内,盖好痰盒,协助漱口,核对后及时送检 (2)无力咳痰或不合作患者,协助取适当卧位,由下向上叩击患者背部,痰液收集器分别连接吸引器和吸痰管吸痰,置痰液于集痰器。PDA扫描条形码,无误后点击确认,立即送检	20	未询问进食情况扣2分,未指导患者扣5分,指导不全面扣3分,痰液与漱口水、唾液混合扣5分,未协助患者留取扣5分,方法不正确扣5分,未及时送检扣2分	
	5. 采集24小时痰标本:无菌容器上注明留痰截止时间,嘱患者将24小时的全部痰液吐入集痰器内(一般从清晨7:00未进食前漱口后第一口痰开始留取,次日晨7:00未进食前漱口后第一口痰结束)。每次咳痰后要及时漱口,不可将唾液、漱口水、鼻涕等混入,PDA扫描条形码,无误后点击确认,立即送检	20	未指导患者扣5分,痰液与漱口水、唾液混合扣5分,未在容器上注明时间扣3分,未及时送检扣2分	
	6. 整理床单位,协助取舒适卧位,爱护患者。分类处理用物,洗手,记录签字(记录痰的颜色、性状,24小时痰标本应记总量)	5	未整理用物、未记录各扣2分,未关爱患者、未洗手各扣1分	
效果评价(10)	1. 操作熟练、规范;护患沟通有效,注重人文关怀;标本合格、有效,留取方法得当 2. 竞赛操作时间:采集常规痰标本3分钟,采集痰培养4分钟	10	操作不熟练扣1~5分,缺乏沟通技巧和人文关怀扣1~5分 超时10秒扣0.1分,以此类推	

(一) 目的

(1) 痰培养标本　检查痰液中的致病菌，为选择抗生素提供依据。
(2) 常规标本　检查痰液中的细菌、虫卵或癌细胞等。
(3) 24 小时痰标本　检查 24 小时的痰量，并观察痰液的性状，协助诊断或做浓集结核杆菌检查。

(二) 注意事项

(1) 如查癌细胞，应用 10% 甲醛溶液或 95% 乙醇溶液固定痰液后立即送检。
(2) 不可将唾液、漱口水、鼻涕等混入痰液中。
(3) 收集痰液时间宜选择在清晨，因为此时痰量较多，痰内细菌也较多，可提高阳性率。
(4) 做 24 小时痰量和分层检查时，应嘱患者将痰吐在无色广口大玻璃瓶内，加少许防腐剂（如苯酚）防腐。
(5) 留取痰培养标本时，应先用朵贝氏液及冷开水漱口数次，尽量排除口腔内大量杂菌。
(6) 痰培养标本　真菌和分枝杆菌诊断宜连续采集多套痰标本。痰标本不能进行厌氧培养。痰涂片、革兰氏染色镜检对痰培养结果具有参考价值。

(三) 健康教育

(1) 向患者及家属解释痰标本收集的重要性。
(2) 指导痰标本收集的方法及注意事项。

四十八、咽拭子标本采集技术

项目	操作流程及要求	分值	评分细则	扣分及记录
操作前准备(10)	1. 护士要求：着装整洁、仪表端庄	5	1 项不符合要求扣 1 分	
	2. 用物准备：咽拭子培养管、条形码、PDA、手电筒、压舌板、弯盘、纱布、纸杯、免洗手消毒液、小桶	5	缺 1 件扣 0.5 分	

续表

项目	操作流程及要求	分值	评分细则	扣分及记录
操作步骤(80)	1. 查对医嘱,打印条形码,选择试管,粘贴条形码。洗手、戴口罩、手套。携用物至床旁,PDA扫描腕带核对患者信息、点击标本采集,查看相应检查项目,扫描条形码信息,无误后点击确认发管,评估患者身体状况、意识、病情等,观察口腔黏膜及咽部情况、询问进食时间。向患者及家属解释以取得配合	15	未查对医嘱、扫码、打印条形码各扣2分,未评估扣5分,未解释扣5分,缺1项扣2分	
	2. 协助患者漱口,然后嘱张口发"啊"音,必要时使用压舌板	5	缺1项扣1分,未指导患者扣5分	
	3. 取出培养管中的拭子,越过舌根到咽后壁及扁桃体隐窝、侧壁等处,反复擦拭3~5次,收集黏膜细胞(做真菌培养时,必须在口腔溃疡面取分泌物)	30	方法不正确扣5分,动作粗暴扣5分,动作迟缓扣5分,标本污染扣10分	
	4. 将拭子插入试管中,旋紧瓶塞	10	瓶塞未旋紧扣3分	
	5. 采集后再次核对患者信息及标本信息,PDA确认核对、及时送检	10	未及时送检、未再次核对、未注明留取时间各扣3分	
	6. 整理床单位,协助取舒适卧位,爱护患者。根据院感要求分类正确处理用物,洗手,记录签字	10	未处理用物、未记录各扣2分,未关爱患者、未洗手各扣2分	
效果评价(10)	1. 操作熟练、规范;护患沟通有效,注重人文关怀;标本合格、有效,留取方法得当 2. 竞赛操作时间4分钟	10	操作不熟练扣1~5分,缺乏沟通技巧和人文关怀扣1~5分 超时10秒扣0.1分,以此类推	

(一)目的

从咽部和扁桃体采取分泌物做细菌培养或病毒分离,以协助诊断。

(二)注意事项

(1)应避免在进食后2小时内进行,以防呕吐。

(2) 棉签不可触及其他部位，以免影响检验结果。
(3) 暴露咽喉部，必要时可使用压舌板压住舌部。
(4) 做真菌培养时，需在口腔溃疡面上采集分泌物。
(5) 传染性疾病时要根据院感要求做好个人防护、规范送检。
(6) 在应用抗生素之前采集标本。
(7) 避免交叉感染。

(三) 健康教育
(1) 向患者及家属解释取咽拭子标本的目的，使其能正确配合。
(2) 指导患者配合采集咽拭子标本的方法及注意事项。

四十九、肛拭子采集技术

项目	操作流程及要求	分值	评分细则	扣分及记录
操作前准备(10)	1. 护士要求：着装整洁、仪表端庄	5	1项不符合扣1分	
	2. 用物准备：肛拭子培养管、生理盐水或润滑剂、垃圾桶、签字笔、纱布、免洗手消毒液、PDA、手套	5	缺1件扣0.5分	
操作步骤(80)	1. 洗手、戴口罩。核对医嘱，打印条形码，并粘贴于肛拭子培养管	8	未核对医嘱、未打印条形码或条形码未粘贴各扣2分	
	2. 携带物至床旁，PDA扫描腕带确认患者信息，评估身体状况、意识、病情等，观察患者操作部位、皮肤黏膜、有无肛裂、痔疮等情况，向患者及家属解释以取得配合，注意保护隐私	15	未使用PDA扣5分，未评估扣5分，未解释扣3分，1项不符合要求扣1分	
	3. 进入PDA标本采集界面，扫描条形码、腕带核对信息，确认发管	6	PDA未确认发管扣5分，1项不符合要求扣1分	
	4. 协助取侧卧屈膝位或双手支撑桌椅站立前屈位	5	未取合适体位扣5分	

续表

项目	操作流程及要求	分值	评分细则	扣分及记录
操作步骤(80)	5. 协助患者松解衣裤,暴露肛门,站于患者侧面,不要直对肛门(防止粪便喷出),必要时肛拭子蘸润滑剂,起到润滑作用,顺着肛门方向缓慢、旋转或侧压向前插入,深度 3～4cm 旋转 360°,缓慢退出。观察患者肛门部位有无粪便及出血情况	25	未充分暴露扣 5 分,采集方法不规范扣 10 分,未观察扣 2 分,1 项不符合要求扣 1 分	
	6. 采样后,将拭子插入试管中,旋紧瓶塞	5	瓶塞未旋紧或污染扣 5 分	
	7. PDA 扫码再次核对,标本及时送检,协助患者穿好衣裤并取舒适卧位	10	PDA 未再次确认扣 5 分,未及时送检扣 3 分,未取舒适卧位扣 2 分	
	8. 整理床单元,分类正确处理用物,洗手,记录	6	未处理用物、未记录各扣 2 分,未洗手扣 3 分	
效果评价(10)	1. 操作熟练,动作轻巧;沟通有效,注重人文关怀;标本合格、有效,留取方法得当 2. 竞赛操作时间 5 分钟	10	操作不熟练扣 1～4 分,缺乏沟通技巧和人文关怀扣 1～5 分 超时 10 秒扣 0.1 分,以此类推	

(一) 目的

肛拭子采样可提高检出率、降低漏诊率,有效降低假阴性的概率,避免病毒的二次传播。

(二) 注意事项

(1) 在采样前要做好清洁。

(2) 检测的时候要稳定情绪,不要过度紧张和害羞。

(3) 使用肛拭子检测寄生虫时,请不要服用抗寄生虫药。

(4) 有痔疮、肛周脓肿、肛门糜烂或溃疡者不适合做肛拭子。

(5) 刚做完痔疮和肛肠手术者不适合做肛拭子。

五十、穿脱隔离衣技术

项目	操作流程及要求	分值	评分细则	扣分及记录
操作前准备（10）	1. 护士要求：着装整洁、仪表端庄，剪指甲	5	1项不符合要求扣1分	
	2. 用物准备：免洗手消毒液、医疗垃圾桶、一次性隔离衣、一次性圆帽、医用外科口罩、一次性防护面屏、乳胶手套，检查隔离衣大小合适，检查用品在有效期内	5	缺1项扣0.5分，未检查扣3分	
穿隔离衣流程（50）	1. 洗手或卫生手消毒。按七步洗手法洗手揉搓，揉搓步骤不分先后，揉搓时间不少于15秒 （1）掌心相对，手指并拢，相互揉搓 （2）手心对手背沿指缝相互揉搓，交换进行 （3）掌心相对，双手交叉指缝相互揉搓 （4）弯曲手指使关节在另一手掌心旋转揉搓，交换进行 （5）右手握住左手大拇指旋转揉搓，交换进行 （6）将五个手指尖并拢放在另一手掌心旋转揉搓，交换进行 （7）手掌握住手腕揉搓，交换进行	5	未洗手扣5分，1项不符合要求扣1分	
	2. 戴医用外科口罩 （1）将口罩罩住鼻、口及下巴（鼻夹向上）如为系带式，口罩上方带系于头顶中部，下方带系于颈后；如为耳挂式，将系带挂于双耳 （2）双手食指指尖放在鼻夹上，从中间位置开始，手指向内按压，逐步向两侧移动，根据鼻梁形状塑造鼻夹 （3）调整系带松紧度	5	未戴口罩扣5分，口罩上下或正反面戴反扣3分，未遮住口鼻和下巴扣3分，鼻夹未贴合鼻梁扣2分	

续表

项目	操作流程及要求	分值	评分细则	扣分及记录
穿隔离衣流程（50）	3. 戴一次性圆帽，需遮住全部头发，不得外露	5	未戴圆帽扣5分，头发遮盖不全扣1分	
	4. 穿隔离衣 (1)手持衣领，两手将衣领的两端向外展开，使内面朝向自己，露出肩袖内口 (2)一手持衣领，另一手伸入一侧袖内，持衣领的手向上拉衣领，将衣袖穿好。换手持衣领，依上法穿好另一袖。双手持衣领，由领子中央顺边缘向后将领扣扣好 (3)两手在背后将隔离衣两侧边缘对齐，向一侧折叠，将腰带打一活结	25	操作手法不正确扣2分，后边穿戴不整齐、领口和背部裂缝过大各扣2分	
	5. 戴一次性防护面屏。调节系带松紧和舒适度，检查面部是否有暴露	5	未戴防护面屏扣5分，1处佩戴不规范扣1分	
	6. 戴手套。打开手套包装，取出手套，戴好手套并将手套套在隔离衣袖口外面，双手对合交叉调整手套位置	5	手套未套住隔离衣袖口扣2分	
脱隔离衣流程（30）	1. 摘一次性防护面屏、脱隔离衣 (1)洗手，摘一次性面屏　身体前倾，头向前伸，双手大拇指自后侧插入伸缩绳中，提起整根伸缩绳，轻轻向前拉，摘下面屏，放入医疗垃圾桶内 (2)洗手，脱隔离衣　打开腰带和领扣，双手胸前交叉将衣袖拉下，手臂逐渐退出，污染面向内，将手套一并脱出，放入医疗废物桶内，动作轻柔	15	未洗手扣3分，1处污染扣2分，1项不符合要求扣1分	
	2. 洗手，摘帽子	5	未洗手扣3分，1处污染扣2分，1项不符合要求扣1分	

续表

项目	操作流程及要求	分值	评分细则	扣分及记录
脱隔离衣流程(30)	3. 洗手,摘口罩。解开系于颈后下方的系带,解开系于头顶中部的上方系带,用手紧捏住口罩的系带(不要接触口罩前面)弃置于医疗垃圾桶内	5	未洗手扣3分,1处污染扣2分,1项不符合要求扣1分	
	4. 洗手	5	未洗手扣3分,1处操作不规范扣1分	
效果评价(10)	1. 用后物品处置符合要求 2. 操作熟练,隔离衣穿戴整齐 3. 操作时间8分钟	10	不符合要求扣1~3分;操作不熟练扣1~4分;每超时30秒扣0.5分	

(一)目的

(1)防止病原体的传播。

(2)保护患者和工作人员,避免交叉感染和自身感染。

(二)注意事项

(1)穿隔离衣前应准备好工作中的一切需用物品。

(2)隔离衣长短合适,须完全遮盖内面工作服,有破损及时修补,修补好后再穿。

(3)穿隔离衣后,只限在规定区域内进行活动,不得进入清洁区。

(4)系领口时,勿使衣袖触及面部、衣领及工作帽。

(5)刷洗时腕部应低于肘部,避免污水倒流,不得溅湿衣服或污染水池。

(6)隔离衣应每日更换,如有潮湿或被污染,应立即更换。

(7)挂隔离衣时,若在半污染区,不得露出污染面;若在污染区,不得露出清洁面。

(8)使用指征

① 接触经接触传播的感染性疾病患者如多重耐药菌感染患者等时。

② 对患者实施保护性隔离时,如大面积烧伤患者、骨髓移植患者的诊疗、护理时。

③ 可能受到患者血液、体液、分泌物、排泄物喷溅时。

五十一、物理降温技术

(一) 床上温水擦浴技术

项目	操作流程及要求	分值	评分细则	扣分及记录
操作前准备 (10)	1. 护士要求:着装整洁,仪表端庄	5	1项不符合扣1分	
	2. 用物准备:大浴巾2块、小毛巾2块、浴毯、50~52℃温水、备干净衣裤、指甲刀、屏风、便器	5	缺1件扣0.5分	
操作步骤 (80)	1. 洗手,携用物至床旁,PDA扫治疗卡,扫腕带,核对患者信息,评估患者,了解患者年龄、病情、意识、自理能力、合作程度、皮肤完整性及清洁度、伤口及引流管情况及心理反应,解释床上擦浴的目的、方法、注意事项及配合要点,询问是否大小便,取得配合	10	未使用PDA扣5分,未核对、未解释各扣2分,未评估扣5分,漏一项扣0.5分	
	2. 调节室温24℃以上,关门窗、屏风遮挡	2	漏一项扣1分	
	3. 松开盖被移至床尾,盖浴毯,协助患者移近护士,取舒适卧位	5	漏一项扣1分	
	4. 擦浴 (1)擦洗面部和颈部 ① 将一条浴巾铺于患者枕上,另一条浴巾盖于患者胸部,避免擦浴时弄湿床单和盖被部。将毛巾叠成手套状,包于护士手上。将包好的毛巾放入水中,彻底浸湿 ② 温水擦洗患者眼部,由内眦至外眦,使用毛巾不同部位轻轻擦干眼部 ③ 按顺序洗净并擦干前额、面颊、鼻翼、耳后、下颌直至颈部	50	擦洗顺序不正确扣10分,手法不正确扣5分,弄湿床单扣3分,不注意保护隐私和不注意保暖各扣3分,1项不符合要求扣1分	

续表

项目	操作流程及要求	分值	评分细则	扣分及记录
操作步骤(80)	(2)擦洗上肢和手 ① 为患者脱去上衣,盖好浴毯。先脱近侧,后脱远侧。如有肢体外伤或活动障碍,应先脱健侧,后脱患侧 ② 移去近侧上肢浴毯,将浴巾纵向铺于患者上肢下面 ③ 从远心端向近心端擦洗患者上肢直至腋窝,浴巾擦干,注意洗净腋窝等皮肤皱褶处 ④ 将浴巾对折,放于患者床边处。置脸盆于浴巾上。协助患者将手浸于脸盆中,洗净并擦干。根据情况修剪指甲。操作后移至对侧,同法擦洗对侧上肢 (3)擦洗胸、腹部 ① 根据需要换水,测试水温 ② 将浴巾盖于患者胸部,将浴毯向下折叠至患者脐部。护士一手掀起浴巾一边,用另一只包有毛巾的手擦洗患者胸部。擦洗女性患者乳房时应环形用力,注意擦净乳房下皮肤皱褶处。必要时,可将乳房抬起以擦洗皱褶处皮肤。彻底擦干胸部皮肤 ③ 将浴巾纵向盖于患者胸、腹部(可使用两条浴巾)。将浴毯向下折叠至会阴部。护士一手掀起浴巾一边,用另一只包有毛巾的手擦洗患者腹部一侧,同法擦洗腹部另一侧。注意洗净脐部和腹股沟处的皮肤皱褶处,彻底擦干腹部皮肤 (4)擦洗背部 ① 协助患者取侧卧位,背向护士。将浴巾纵向铺于患者身下 ② 将浴毯盖于患者肩部和腿部 ③ 依次擦洗后颈部、背部至臀部。注意擦净臀部和肛门部位皮肤皱褶处			

续表

项目	操作流程及要求	分值	评分细则	扣分及记录
操作步骤（80）	④ 协助患者穿好清洁上衣。先穿对侧，后穿近侧。如有肢体外伤或活动障碍，先穿患侧，后穿健侧 ⑤ 将浴毯盖于患者胸腹部，换水 （5）擦洗下肢、足部 ① 协助患者平卧 ② 将浴毯撤至床中线处，盖于远侧腿部，确保遮盖会阴部位。将浴巾纵向铺于近侧腿部下面 ③ 依次擦洗踝部、膝关节、大腿，洗净后彻底擦干 ④ 护士移至床对侧。将浴毯盖于洗净腿，同法擦洗对侧下肢 ⑤ 移盆于足下，盆下垫浴巾 ⑥ 双手托起患者小腿部，将足部轻轻置于盆内，浸泡后擦洗足部。根据情况修剪趾甲。彻底擦干足部。若足部过于干燥，可使用润肤剂，注意洗净并擦干趾间部位 （6）给患者盖好浴毯，换水 （7）擦洗会阴部 ① 用浴毯折起一角盖于患者上身和对侧下肢，一条浴巾盖于近侧腿上，另一条浴巾垫于臀下，只暴露会阴部，洗净并擦干会阴部 ② 协助患者穿好清洁裤子			
	5. 观察：患者有无寒战、面色苍白、脉搏及呼吸异常	3	未观察扣2分	
	6. 擦洗完毕按需更换床单，协助患者取舒适卧位，整理床单位，开窗撤屏风	5	漏1项扣1分，1项不符合要求扣0.5分	
	7. 核对患者信息，PDA提交，正确整理用物，洗手，记录时间、效果和反应	5	未核对、未提交、未整理、未洗手、未记录各扣1分，1项不符合要求扣0.5分	

续表

项目	操作流程及要求	分值	评分细则	扣分及记录
效果评价(10)	1. 动作轻巧、稳重、准确、安全、清洁，注意节力原则 2. 竞赛操作时间 30 分钟	10	操作不熟练扣 1~4 分，缺乏沟通技巧和人文关怀扣 1~4 分，未遵循节力原则扣 1 分 超时 10 秒扣 0.1 分，以此类推	

1. 目的

（1）去除皮肤污垢，保持皮肤清洁，增进患者舒适感。

（2）刺激皮肤血液循环，增强皮肤排泄功能，预防感染和压疮等并发症。

（3）促进患者身体放松，增加患者活动机会。

（4）促进护患交流，增进护患关系。

（5）观察患者一般情况，活动肢体，防止肌肉挛缩和关节僵硬等并发症发生。

2. 注意事项

（1）遵循标准预防、安全的原则。

（2）擦浴时应注意患者保暖，控制室温，随时调节水温，及时为患者盖好浴毯。天冷时可在被内操作。

（3）操作时动作敏捷、轻柔，减少翻动次数。通常于 15~30 分钟内完成擦浴。

（4）擦浴过程中应注意观察患者病情变化及皮肤情况，如出现寒战、面色苍白、脉速等征象，应立即停止擦浴，并给予适当处理。

（5）擦浴时注意保护患者隐私，减少身体不必要的暴露。

（6）擦浴过程中，注意遵循节时省力原则。

（7）擦浴过程中，注意保护伤口和引流管，如有外伤先脱健侧，再脱患侧，先穿患侧，再穿健侧，避免伤口受压、引流管打折或扭曲。

（二）温水/乙醇擦浴降温技术

项目	操作流程及要求	分值	评分细则	扣分及记录
操作前准备（10）	1. 护士要求：着装整洁，仪表端庄	5	1项不符合要求扣1分	
	2. 用物准备：治疗盘内放治疗碗（内盛25%～35%乙醇200～300mL，温度30℃）或脸盆内盛32～34℃温水至2/3满（放在治疗车上），小毛巾2条、大毛巾、冰袋（内装冰块，装入布套中）、热水袋（内装60～70℃热水，装入布套中）、PDA，另备清洁衣裤1套、屏风、便器、免洗手消毒液。按顺序合理放置	5	缺1件扣0.5分	
操作步骤（80）	1. 核对医嘱，洗手，携用物至床旁，PDA扫治疗卡扫患者腕带，查对患者信息，评估患者（病情、意识、体温、了解患者皮肤对冷刺激耐受程度、乙醇过敏史、年龄、自理、合作程度及局部组织状况和皮肤情况），向患者及家属解释，询问大小便，按需给予便器，协助取适宜体位，以取得合作	10	未使用PDA扣5分，未评估扣5分，未核对医嘱、患者各扣2分，未解释扣3分，1项不符合要求扣0.5分	
	2. 进行环境准备，关闭门窗，拉窗帘，保证室内温度适宜，屏风遮挡患者，松开床尾盖被，协助仰卧位	5	缺1项扣1分，1项不符合要求扣0.5分	
	3. 头部置冰袋，足底部置热水袋	4	未放置1处扣2分，部位不正确扣1分	
	4. 协助患者脱去近侧衣袖上衣，露出一侧上肢，下垫大毛巾，将浸过乙醇的毛巾或温水拧至半干呈手套式缠在手上，以离心方式进行拍拭，2块小毛巾交替使用。拍拭顺序为自颈部侧面→肩部→上臂外侧→前臂外侧→手背；侧胸→腋窝→上臂内侧→前臂内侧→手心。拍拭毕，用大毛巾拭干皮肤，同法拍拭另一侧，每侧上肢各拍拭3分钟（口述）	15	暴露过多或过少各扣1分，毛巾过湿或过干、大毛巾使用不当、顺序错1处各扣1分，手法不正确、时间不足各扣5分，1项不符合要求扣0.5分	

续表

项目	操作流程及要求	分值	评分细则	扣分及记录
操作步骤（80）	5. 腰背部：协助患者侧卧，露出背部，下垫大毛巾，用同样的手法自颈下背部至臀部，纵行拍拭3分钟。拍拭毕，用大毛巾拭干皮肤，更换上衣，平卧	10	暴露过多或过少各扣1分，毛巾过湿或过干、大毛巾使用不当、顺序错1处各扣1分，手法不正确、时间不足各扣5分，1项不符合要求扣0.5分	
	6. 双下肢：协助患者脱去近侧裤子，露出一侧下肢，下垫大毛巾，用同样的手法拍拭。顺序为外侧，髂骨→下肢外侧→足背部；内侧，腹股沟→下肢内侧→内踝；后侧，臀下→大腿后侧→腘窝→足跟，拍拭毕，用大毛巾拭干皮肤，同法拍拭另一侧，每侧下肢拍拭3分钟（口述）	15	暴露过多或过少各扣1分，毛巾过湿或过干、大毛巾使用不当、顺序错1处各扣1分，手法不正确、时间不足各扣5分。缺1项扣1分，1项不符合要求扣0.5分	
	7. 拍拭毕，更换裤子，取下热水袋，协助患者取舒适卧位，核对患者信息，PDA提交，整理床单位，观察患者反应、局部及全身情况	5	缺1项扣1分，1项不符合要求扣0.5分	
	8. 擦浴过程中，告知患者有关注意事项，了解患者感受，随时观察患者情况，如出现寒战、呼吸及脉搏异常时立即停止，及时报告医生，对症处理	5	未告知、未观察各扣2分，缺1项扣1分，1项不符合要求扣0.5分	
	9. 注意观察体温变化情况，擦拭完毕30分钟后测量体温并记录，如体温降至39℃以下，可取下头部冰袋	5	未测体温扣3分，未记录扣1分，缺1项扣1分，1项不符合要求扣0.5分	
	10. 整理用物，洗手，记录	6	未整理、未洗手、未记录各扣2分，1项不符合要求扣0.5分	
效果评价（10）	1. 操作熟练，动作轻巧、准确、节力；沟通有效，注重人文关怀；患者感觉舒适，体温下降 2. 竞赛操作时间10分钟	10	操作不熟练扣1~4分，缺乏沟通技巧和人文关怀扣1~4分 超时10秒扣0.1分，以此类推	

1. 目的

为高热患者降温。

2. 注意事项

（1）冰袋置于头部，热水袋置于脚部，是为了减轻头部充血引起的头痛并有助于降温，促进足底末梢血管扩张，避免寒战、不适。

（2）擦浴时，尽量减少暴露患者的时间，以拍拭方式进行，避免用摩擦方式，因摩擦易生热。擦拭腋窝、肘窝、腹股沟、腘窝等血管丰富处，应稍用力并适当延长时间，以利增加散热。

（3）禁忌擦拭后颈部、耳郭、阴囊、心前区、腹部和足底等，这些部位对冷刺激敏感，可引起反射性心率减慢、腹泻等不良反应。新生儿及血液病高热患者禁用乙醇擦浴。

（4）擦浴过程中，应随时观察患者情况，如出现寒战、面色苍白、脉搏及呼吸异常时，应立即停止，并及时与医生联系。

（5）擦浴时间不得超过 20 分钟，擦浴后 30 分钟测量体温并记录。休息 1 小时后可再次使用，以利于局部组织复原。如体温降至 39℃ 以下，可取下头部冰袋。

（6）告知患者在高热期间保证摄入足够的水分。

（7）指导患者在高热期间采取正确的通风散热方法，避免捂盖。

（三）冰毯及冰帽降温技术

项目	操作流程及要求	分值	评分细则	扣分及记录
操作前准备（10）	1. 护士要求：着装整洁、仪表端庄	5	1 项不符合要求扣 1 分	
	2. 用物准备：冰毯及冰帽降温机、毛巾、腋表或肛表、笔、手表、免洗手消毒液、PDA	5	缺 1 件扣 0.5 分	
操作步骤（80）	1. 核对医嘱，PDA 扫治疗卡，扫患者腕带，核对患者信息，评估患者（病情、意识、体温，了解患者皮肤对冷刺激耐受程度，自理、合作程度及局部组织状况和皮肤情况），向患者及家属解释，取得合作并帮助取合适体位	12	未使用 PDA 扣 5 分，未评估扣 5 分，未核对医嘱扣 2 分，未解释扣 3 分，1 项不符合要求扣 0.5 分	

续表

项目	操作流程及要求	分值	评分细则	扣分及记录
操作步骤(80)	2. 检测冰毯、冰帽、机器是否处于备用状态(主要检查机器运转功能、水箱水位、各连接部位有无漏水)	10	未检查扣6分,缺1项检查项目扣2分	
	3. 核对患者,进行环境准备,保证室内温度适宜,必要时为患者进行遮挡	3	未核对病人扣2分,环境不适宜扣1分	
	4. 帮助患者翻身,将冰毯铺于床基单下,协助取平卧位。冰帽内垫毛巾,将患者头轻轻放入,并用干毛巾保护耳郭等易冻伤处。如有引流管时,妥善固定,将探头置于腋窝	10	铺冰毯不符合要求扣1~4分,头部放置位置不正确扣3分,未保护易被冻伤处1处扣2分,有引流管未固定扣2分	
	5. 打开机器电源开关,设置降温参数:①设定冰毯的降温范围(设置启动及停止降温数值);②同法设定冰帽的降温范围,再设置水温工作参数(设置水温范围),启动机器	20	未设定冰毯参数、未设定冰帽参数、未设定水温参数各扣5分,1项设定不正确扣3分,未打开电源、未启动机器各扣2分	
	6. 告知患者有关注意事项,核对患者信息,PDA提交,随时观察局部血液循环、皮肤情况和体温变化情况,严格执行交接班制度。如局部皮肤苍白、青紫或麻木感,应立即停用,防止冻伤。(结合口述)	5	未告知、未观察、未核对、未提交、未交班各扣1分,1项不符合要求扣1分	
	7. 记录患者降温的部位、时间、效果、反应等	5	未记录扣4分,缺1项扣1分	
	8. 根据患者病情、体温和医嘱,停用冰毯、冰帽降温。关闭机器电源开关,拔出电源线,撤出冰帽、冰毯,整理床单位,协助患者取舒适卧位,询问患者感受,撤走机器。30分钟后测量体温,降温后的体温记录在体温单上(口述)	10	停用顺序不正确扣3分,未询问病人、未协助卧位、未口述各扣2分	
	9. 分类整理用物,75%乙醇或0.05%~0.1%含有效氯的消毒液擦拭冰毯和冰帽,放于固定处备用。洗手,记录	5	未整理扣3分,未洗手、未记录各扣1分,1项不符合要求扣0.5分	

续表

项目	操作流程及要求	分值	评分细则	扣分及记录
效果评价(10)	1. 操作熟练,动作轻巧,方法正确;沟通有效,注重人文关怀;患者感觉舒适,体温下降;熟悉机器性能 2. 竞赛操作时间 15 分钟	10	操作不熟练扣 1~4 分,缺乏沟通技巧和人文关怀扣 1~4 分 超时 10 秒扣 0.1 分,以此类推	

1. 目的

(1) 为高热患者降温。

(2) 为患者实施头部降温,防止脑水肿,并可降低脑细胞的代谢,减少其需氧量,提高脑细胞对缺氧的耐受性。

2. 注意事项

(1) 严密观察患者病情变化及体温变化情况,严格交接班制度。

(2) 注意观察患者皮肤状况,如患者发生局部皮肤苍白、青紫或有麻木感时,应立即停止使用,防止冻伤发生。

(3) 降温过程中,注意保护患者的枕后、耳郭、心前区、腹部、阴囊及足底部位。

(4) 指导患者在高热期间采取正确的通风散热方法,避免捂盖。

(5) 告知患者在高热期间保证摄入足够的水分。

(6) 降温 30 分钟后需测体温,并做好记录。如为防止脑水肿应对体温进行监测,肛温维持在 33℃,不能低于 30℃,以防心室纤颤等并发症出现。

五十二、口服给药法

项目	操作流程及要求	分值	评分细则	扣分及记录
操作前准备(10)	1. 护士要求;着装整洁,仪表端庄	5	1 项不符合要求扣 1 分	
	2. 用物准备:PDA、服药盘或服药车,执行单、量杯、饮水管、治疗巾、温开水、弯盘、免洗手消毒液,备齐所需药物。必要时备 50mL 注射器 1 个。按顺序放置合理	5	缺 1 件扣 0.5 分	

续表

项目	操作流程及要求	分值	评分细则	扣分及记录
操作步骤（80）	1. 药物送至科室，双人核对药品无误后签名	10	未双人核对扣 2 分，1 项不规范扣 0.5 分	
	2. 婴幼儿、鼻饲、昏迷患者药物应研碎后放置药袋内备用（口述）	5	未口述扣 3 分。不符合要求扣 5 分	
	3. 按规定时间发药，洗手，携用药至床旁，评估患者身体状况、药物过敏史及药物使用情况，观察患者口咽部有无溃疡等，做好解释及注意事项，取合适体位，备好温开水或吸水管 （1）中心摆药室药袋 患者自述姓名，PDA 扫描药袋二维码，确保患者信息与药袋信息一致；核对药物名称、剂量、用法、时间，扫描患者腕带提交。协助患者服药，确认患者服下后，查看患者腕带与药袋信息 （2）二维码不可扫描/科室自行摆药 PDA 扫描患者腕带，确保患者自述、PDA 信息与药袋/药盒信息一致，进入药嘱界面，核对药物名称、剂量、用法、时间，协助患者服药，确认患者服下后，PDA 点击提交。再次核对，确保腕带与药袋/药盒信息一致	45	未按时发药扣 10 分，未评估扣 10 分，使用 PDA 不规范扣 6 分，未解释扣 4 分，未核对扣 4 分，未询问过敏史扣 6 分，未扫描执行扣 3 分，未确认患者服下扣 5 分，未再次核对扣 2 分。缺 1 项扣 2 分，1 项不符合要求扣 1 分	
	4. 若患者不在病房或因故暂不能服药者，暂不发药，并做好交班	5	药物放床头桌扣 3 分，未交班扣 2 分，未口述原因扣 2 分	
	5. 观察患者服药效果及不良反应，告知相关注意事项	5	未观察、未告知各扣 2 分	
	6. 分类整理用物；清洁药盘	5	缺 1 项扣 2 分	
	7. 洗手，必要时记录签字	5	未洗手、未记录各扣 2 分	
效果评价（10）	1. 操作熟练；严格查对制度；沟通有效，注重人文关怀 2. 竞赛操作时间 5 分钟	10	操作不熟练扣 1~4 分，缺乏沟通技巧和人文关怀扣 1~4 分	

(一) 目的

协助患者遵照医嘱安全、正确地服下药物,以达到减轻症状、治疗疾病、维持正常生理功能、协助诊断和预防疾病的目的。

(二) 注意事项

(1) 严格执行查对制度,了解患者所服药物的作用、不良反应以及服用某些药物的特殊要求。

(2) 严格按照医嘱按时给药。发药前护士应了解患者情况,如遇患者不在、特殊检查或手术须禁食,暂不发药,将药物带回保管,适时再发或交班;如患者病情有变化,应暂不发药,及时报告医生,并做好交班。

(3) 对易发生过敏反应药物应在使用前了解患者有无过敏史,使用中加强病情观察。

(4) 了解患者所服药物的作用、不良反应以及某些药物服用的特殊要求,做必要宣教,告知患者所服的药物、服用方法和特殊药物服用的注意事项。①对牙齿有腐蚀作用或使牙齿染色的药物,如酸类、铁剂,服用时避免与牙齿接触,可用吸管吸入或服药后漱口。服用铁剂忌饮茶,防止铁剂和茶叶中的鞣酸结合形成难溶性铁盐,阻碍吸收。②止咳溶液对呼吸道黏膜起安抚作用,服后不宜饮水,以免冲淡药物,降低疗效。服用多种药物时应最后服用止咳溶液。③磺胺类药和发汗药服后多饮水。磺胺类药由肾脏排出,尿少时易析出结晶,引起肾小管阻塞;发汗药起降温作用,多饮水可增强药物疗效。④健胃及增进食欲的药物应在饭前服用;助消化药及对胃黏膜有刺激的药物应在饭后服用,使药物与食物混合,减少对胃黏膜的刺激。⑤服用强心苷类药物应先测量脉率(心率)及节律,如脉率低于60次/分或节律异常,应停服并报告医生。⑥服用利尿药需记录出入量。

(5) 发药时,患者如提出疑问,应重新核对,确认无误后给予耐心解释,再给患者服下。

(6) 吞服药物常用40~60℃温开水送下,不要用茶水服药。

(7) 发药后,注意观察服药效果及不良反应,必要时与医生联系。

(8) 加强健康教育。

五十三、无菌技术

项目	操作流程及要求	分值	评分细则	扣分及记录
操作前准备(10)	1. 护士要求：着装整洁、仪表端庄、洗手、戴口罩	5	1项不符合要求扣1分	
	2. 用物准备：治疗盘、无菌持物钳、无菌持物钳包、无菌巾包、无菌洞巾包、无菌溶液、无菌纱布罐、无菌棉球罐、消毒棉球罐、器械盒(内放药杯2个、镊子、止血钳、尿管)、无菌容器(内放治疗碗数个)、无菌手套、弯盘2个、0.5%碘伏或安尔碘、无菌棉签、免洗手消毒液、笔、纸、手表。物品按顺序合理放置	5	缺1件扣0.5分	
操作步骤(80)	1. 评估操作环境和操作台是否符合要求。用清洁纱布擦净治疗盘	2	未评估扣2分，缺1项扣1分 未擦治疗盘扣1分，缺1项扣1分，1项不符合要求扣0.5分	
	2. 洗手、戴口罩。按顺序检查无菌物品消毒指示胶带上6项信息(名称、锅次、消毒日期、有效期、打包者、胶带是否变色)。无菌包有无破损、潮湿、消毒指示胶带是否变色。检查无菌手套号码及灭菌日期	8	缺1项扣1分，1项不符合要求扣0.5分	
	3. 打开无菌持物钳包，注明开启日期、时间，签名	5	无菌持物钳使用不正确扣2分，每污染1处扣3分	
	4. 打开无菌包：先后揭开包的外、左、右、内角，夹无菌巾于盘上，剩余按原折包好(按原折痕折好内、右、左、外角)；注明开包日期、时间并签名	10	开包方法不正确扣3分，操作中每污染1处扣3分，未注开包日期及时间各扣0.5分	
	5. 将无菌巾双折平铺于治疗盘上，将上层呈扇形折叠到对侧，边缘向外	3	折叠开口向内扣2分，越过无菌面1次扣3分	

续表

项目	操作流程及要求	分值	评分细则	扣分及记录
操作步骤（80）	6. 打开无菌容器,取治疗碗2个,注明开启日期、时间并签名	5	每污染1次扣3分,缺1项扣1分,1项不符合要求扣0.5分	
	7. 打开器械盒,取出镊子、止血钳、尿管放入一治疗碗内,取出2个药杯放于治疗盘的右下角。注明开启日期、时间并签名	5	每污染1次扣3分,缺1项扣1分,1项不符合要求扣0.5分	
	8. 打开无菌纱布罐,取纱布放入另一治疗碗。注明开启日期、时间并签名	3	每污染1次扣3分,缺1项扣1分,1项不符合要求扣0.5分	
	9. 打开无菌棉球罐,取棉球数个放入一药杯内;打开消毒棉球罐,取数个棉球放入另一药杯内。注明开启日期、时间并签名	5	每污染1次扣3分,缺1项扣1分,1项不符合要求扣0.5分	
	10. 打开无菌洞巾包,夹取洞巾放入治疗盘内	3	每污染1次扣3分,缺1项扣1分,1项不符合要求扣0.5分	
	11. 取无菌溶液:检查核对、开启瓶盖、手握标签面、冲洗瓶口、再由原处倒出所需液量于干棉球药杯内,消毒瓶口盖好,注明开瓶日期、时间并签名	12	未检查扣3分,漏查1项扣0.5分,开瓶盖方法不正确扣3分,未消毒瓶口扣2分,倒液体方法不正确扣3分,液体外倾扣2分,未注时间扣1分,1项不符合要求扣0.5分	
	12. 整理无菌盘内物品,放置合理	1	未整理扣1分,1项不符合要求扣0.5分	
	13. 将无菌巾边缘对齐盖好,将开口处向上反折2次与治疗盘边缘对齐,两侧边缘向下反折1次与治疗盘边缘对齐	5	边缘未对齐扣2分,反折不正确扣2分,越过无菌面1次扣5分	
	14. 注明铺盘日期、时间、铺盘人签名,放于治疗盘下	2	未注明扣2分	

续表

项目	操作流程及要求	分值	评分细则	扣分及记录
操作步骤（80）	15. 戴无菌手套：摘手表，洗手。打开无菌手套包，取出无菌手套，两拇指对齐，将手套戴好。将手套翻边扣套在工作服衣袖外面，双手对合交叉调整手套位置。进行无菌操作（口述）	8	戴手套方法不正确扣2分，污染1处扣5分，戴手套于腕关节下扣2分，缺1项扣1分，1项不符合要求扣0.5分	
	16. 脱手套：一手捏住另一只手套腕部外面，翻转脱至掌心下；再以脱下手套的手的拇指插入另一手套内，将其往下翻转脱下	2	脱手套方法不正确扣2分，缺1项扣1分，1项不符合要求扣0.5分	
	17. 分类整理用物	1	1项不符合要求扣0.5分	
效果评价（10）	1. 操作熟练，动作准确、节力；操作过程遵循无菌原则，无污染 2. 竞赛操作时间8分钟	10	操作不熟练扣1～4分，污染1次扣5分，严重污染不及格。每超过10秒扣0.1分	

（一）目的

（1）无菌持物钳使用的目的是取用或者传递无菌的敷料、器械等。

（2）戴无菌手套的目的是执行无菌操作或者接触无菌物品时戴无菌手套，以保护患者，预防感染。

（3）取用无菌溶液的目的是保持无菌溶液的无菌状态。

（4）无菌容器使用的目的是保持已经灭菌的物品处于无菌状态。

（5）铺无菌盘的目的是将无菌巾铺在清洁干燥的治疗盘内，形成无菌区，放置无菌物品，以供实施治疗时使用。

（二）注意事项

1. 使用无菌持物钳

（1）严格遵循无菌操作原则。

（2）取、放无菌持物钳应闭合钳端，不可触及容器口边缘。

（3）无菌持物钳不能夹取未灭菌的物品，也不能夹取油纱布，始终保持钳端向下。

（4）取远处物品时，应当连同容器一起搬移到物品旁使用。
（5）使用无菌钳时不能低于腰部。
（6）打开包后的干镊子罐、持物钳应当每4小时更换一次。
（7）不可用无菌持物钳换药或消毒皮肤，以防被污染，一旦污染或可疑污染应重新灭菌。

2. 戴无菌手套

（1）戴手套时应当注意未戴手套的手不可触及手套的外面，戴手套的手不可触及未戴手套的手或者另一手套的里面。
（2）戴手套后如发现有破洞，应当立即更换。
（3）脱手套时，应翻转脱下，勿使手套外面接触到皮肤，脱手套后应立即洗手。
（4）戴手套后双手应始终保持在腰部或操作台面以上视线范围内的水平。
（5）诊疗护理不同患者之间应更换手套，一次性手套应一次性使用，戴手套不能替代洗手，必要时进行手消毒。
（6）严格遵循无菌操作原则。

3. 取用无菌溶液

（1）不可以将无菌物品或者非无菌物品伸入无菌溶液内蘸取或者直接接触瓶口倒液。
（2）已倒出的溶液不可再倒回瓶内。
（3）已开启的无菌溶液瓶内的溶液，24小时内有效，余液只作清洁操作用。
（4）严格遵循无菌操作原则。

4. 使用无菌容器

（1）使用无菌容器时，不可污染盖内面、容器边缘及内面。
（2）无菌容器打开后，记录开启的日期、时间，有效使用时间为24小时。
（3）从无菌容器内取出的物品，即使未用，也不可再放回无菌容器中。

（4）严格遵循无菌操作原则。

5. 铺无菌盘

（1）铺无菌盘区域必须清洁干燥，无菌巾避免潮湿。

（2）非无菌物品不可触及无菌面，手不可触及无菌巾内面，不可跨越无菌区。严格遵循无菌操作原则。

（3）注明铺无菌盘的日期、时间，无菌盘有效期为4小时。

五十四、冷湿敷技术

项目	操作流程及要求	分值	评分细则	扣分及记录
操作前准备（10）	1. 护士要求：着装整洁，仪表端庄	5	缺1项扣2分，1项不符合要求扣1分	
	2. 用物准备：脸盆（内放冰块和冷水）、治疗盘内放小毛巾2块、弯盘、一次性治疗巾1块、一次性手套、凡士林、纱布、免洗手消毒液。按顺序合理放置	5	缺1件扣1分	
操作步骤（80）	1. 核对医嘱，洗手，戴口罩。携带物至床旁，PDA扫描患者腕带核对信息，评估患者（病情、意识、体温、皮肤对冷刺激耐受程度、合作程度、局部组织状况等），向患者及家属解释，帮助取舒适体位	20	未评估扣8分，漏1项扣1分，未核对医嘱、未核对患者各扣2分，未解释扣3分，卧位不舒适扣1分，1项不符合要求扣0.5分	
	2. 进行环境准备，关闭门窗，保证室内温度适宜，必要时为患者进行遮挡。暴露患处，注意保暖，垫一次性治疗巾于受敷部位下，受敷部位涂凡士林，纱布覆盖	10	缺1项扣2分，1项不符合要求扣0.5分	
	3. 核对，戴一次性手套将小毛巾浸入冰水中，将小毛巾拧至不滴水为宜，敷在患处（高热病人敷在前额）。每3～5分钟更换1次毛巾，持续15～20分钟	25	未核对扣2分，放置部位不正确扣5分，时间不正确扣5分，未及时更换1次扣1分，1项不符合要求扣0.5分	

续表

项目	操作流程及要求	分值	评分细则	扣分及记录
操作步骤(80)	4. 告知患者有关注意事项，冷敷过程中随时观察局部血液循环、皮肤情况和患者的反应及体温变化情况，观察有无毛巾移动、脱落并及时调整	10	未告知、未观察各扣3分，缺1项扣1分，1项不符合要求扣0.5分	
	5. 核对患者信息，PDA提交，记录冷湿敷部位、时间、效果、反应等。做好交接班	5	未核对、未提交、未记录各扣2分，缺1项扣1分，未交班扣1分	
	6. 冷敷结束后，擦掉凡士林，整理床单位，协助患者取舒适卧位，了解患者感受，观察皮肤情况	5	缺1项扣1分，1项不符合要求扣0.5分	
	7. 分类整理用物，洗手，记录，降温后的体温记录在体温单上	5	未整理、未洗手、未记录各扣2分，1项不符合要求扣1分	
效果评价(10)	1. 操作熟练，动作轻巧、准确、节力；沟通有效，注重人文关怀；患者感觉舒适，体温下降 2. 竞赛操作时间5分钟	10	操作不熟练扣1～4分，缺乏沟通技巧和人文关怀扣1～4分	

（一）目的

为患者局部消肿，减轻充血和出血，限制炎症扩散，减轻疼痛，降低体温。

（二）注意事项

（1）冷敷前，局部应涂凡士林保护皮肤。

（2）冷敷时注意观察局部皮肤的颜色及患者主诉，严格交接班，如患者出现局部皮肤苍白、青紫或者有麻木感时，应立即停止使用，防止冻伤发生。

（3）若冷敷部位为开放性伤口，需按无菌技术处理伤口。

（4）若为降温，使用冷湿敷30分钟后测量体温，并记录到体温单上。

五十五、床上洗头法

项目	操作流程及要求	分值	评分细则	扣分及记录
操作前准备（10）	1. 护士要求：着装整洁、仪表端庄	5	1项不符合要求扣1分	
	2. 用物准备：治疗车上置水壶（内盛适量热水，水温略高于体温，以不超过40℃为宜）、水温计、污水桶、治疗盘内置毛巾2条、小夹子、一次性垫巾、洗头盆、棉球、眼罩（或纱布）、洗发液、梳子、一次性手套。必要时备屏风、电吹风、护肤霜。按顺序合理放置	5	缺1件扣1分	
操作步骤（80）	1. 洗手，戴口罩。携用物至患者床旁，PDA查对患者，评估患者头发情况、自理能力、病情及环境（室温适宜）、向患者及家属解释洗头的目的，以取得配合	10	未评估扣6分，1项不符合要求扣2分，未解释扣2分，未查对扣2分	
	2. 根据需要关门窗，调节舒适室温。必要时放屏风遮挡	3	未调节扣1分，未遮挡扣1分，1项不符合要求扣1分	
	3. 移开床旁桌椅，移床，撤去床头，协助患者取仰卧位。将患者衣领松开向内折，毛巾围于颈下，用小夹子固定好	3	卧位不正确扣2分，未整理衣领扣1分，1项不符合要求扣0.5分	
	4. 撤去枕头，将一次性垫巾由头下铺至双肩下，将枕部置于洗头盆圆形支撑面，洗头盆下端接污水桶	4	头部位置放置不正确扣2分，未铺垫巾、未接污水桶各扣1分	
	5. 用棉球塞双耳，用纱布遮盖双眼	4	双耳未塞棉球、未用纱布盖眼睛各扣2分，1项不符合要求扣0.5分	
	6. 必要时戴手套，松开患者头发，用水温计测水温，助手协助用温水冲湿头发，涂上洗发液，由前发际至脑后部均匀反复揉搓，将洗发液涂遍头发，同时用手指指腹轻轻按摩头皮，然后助手协助用温水冲洗并揉搓，注意冲洗直到洗净为止（注意观察病情，询问患者感受）	27	手法不正确扣5分，清洗不干净扣10分，未按摩头皮扣5分，动作粗暴扣5分，未询问患者感受扣2分	

续表

项目	操作流程及要求	分值	评分细则	扣分及记录
操作步骤(80)	7. 取下眼上的纱布和双耳内棉球,用颈部毛巾擦干面部,并包好头发,酌情使用护肤霜	13	头发过湿扣5分,头发未包好扣3分,未擦干面部扣3分,缺1项扣1分,1项不符合要求扣0.5分	
	8. 撤去洗头盆,将枕头放于垫巾下,协助患者取舒适卧位。毛巾擦干头发,必要时更换毛巾擦干头发或电吹风吹干头发,然后用梳子梳理成病人习惯的发型	10	头发未擦干或吹干头发3分,头发未梳理扣3分,卧位不舒适扣3分,1项不符合要求扣0.5分	
	9. 撤去用物,协助患者取舒适卧位,爱护体贴患者,整理床单位,整理用物	6	卧位不适、未关爱、未整理各扣2分,1项不符合要求扣1分	
效果评价(10)	1. 操作熟练,动作轻柔,沟通有效,注重人文关怀,病人清洁、舒适、安全 2. 竞赛操作时间8分钟	10	操作不熟练扣1~4分,缺乏人文关怀扣1~4分,超时10秒扣0.1分,以此类推	

(一)目的

(1)除去污秽和脱落的头皮,预防和灭除虱虮,使患者清洁、舒适,预防感染。

(2)按摩头皮,促进血液循环。

(3)使患者头发清洁、整齐、舒适、美观,维持患者良好形象,维护患者自尊,并建立良好的护患关系。

(二)注意事项

(1)操作过程中,用指腹揉搓头皮和头发,力量适中,避免抓伤头皮。

(2)注意保护伤口及各种管路。

(3)防止水流入眼、耳内,避免弄湿床单。

(4)观察病情,如患者出现寒战、面色苍白等病情变化,应立即停止擦洗,给予适当处理。

(5) 清洗后及时擦干或吹干头发,防止患者受凉。
(6) 操作中注意节力,动作敏捷、轻柔,防止受凉。
(7) 危重患者、衰弱患者暂不宜洗头。

五十六、卧床患者更换床单技术(双人)

项目	操作流程及要求	分值	评分细则	扣分及记录
操作前准备(10)	1. 护士要求:着装整洁、仪表端庄	5	1项不符合要求扣1分	
	2. 用物准备:扫床车上按操作先后顺序备大单、医用护理垫、枕套、被套、床刷及扫床套、免洗手消毒液	5	缺1件扣1分	
操作步骤(80)	1. 洗手,戴口罩,携用物至床旁,评估(患者病情、皮肤状况、肢体活动情况、自理能力、管路情况、患者床单元洁污情况等),同病室患者无治疗和进餐,向患者解释,以取得患者合作	10	未评估病人扣4分,缺1项扣1分,未评估床单元扣3分,未解释扣3分,1项不符合要求扣1分	
	2. 酌情关闭门窗,拉围帘,询问患者有何需要,按需要给予便器	3	未询问扣1分,1项不符合要求扣1分	
	3. 移开床旁桌,移凳至床尾,将床头、床尾均放平。护士站于患者右侧,助手站于患者左侧	2	未移桌、椅扣1分,响声过大扣1分,1项不符合要求扣1分	
	4. 助手拉起左侧床挡,检查左侧管路给予松解,护士移枕,两人将患者向床面右侧移动,协助患者卧向左侧,护士观察患者背部受压情况及反应	10	卧位不适、未移枕各扣1分,移动患者方法不正确扣3分,未观察患者扣2分,未松解管道扣2分,放置不妥当扣1分	
	5. 松开右侧床单,卷污医用护理垫、大单于患者身下,扫净棉褥	4	更换方法不正确扣3分,未扫净扣1分	
	6. 铺清洁大单,对齐中线,将远侧半边向内卷至病人身下,近侧自床头、床尾、中间展平,拉紧塞于床垫下	7	方法不正确扣4分,不平整扣2分,中线不正扣1分,1角不符合要求扣0.5分	

续表

项目	操作流程及要求	分值	评分细则	扣分及记录
操作步骤(80)	7. 铺看护垫,远侧半边塞于患者身下,近侧半边拉平后塞于床垫下。将患者平卧,将右侧床挡拉起后将患者管路均移向患者右侧	9	方法不正确扣4分,未移动管路扣3分,1项不符合要求扣1分	
	8. 两人协助患者翻身,改为右侧卧位	2	翻身方法不正确扣2分	
	9. 助手放下左侧床挡,卷污医用护理垫、污大单至床尾一并放于扫床车污物袋内	5	未放床挡扣1分,去除方法不正确扣2分,各单1处不平扣1分	
	10. 扫净褥上渣屑,依次铺大单、医用护理垫。协助患者平卧,将患者管路均移回患者左侧固定	5	卧位不适扣2分,未扫净扣1分,未移回固定管路扣2分,1处不符合要求扣1分	
	11. 拉上左侧床挡,两人将患者摆放舒适体位,询问患者有无不适	5	1处不符合要求扣1分	
	12. 换枕套:托住患者头部,将枕头撤出,取下枕套,置于扫床车污物袋,套好枕套,四角充实,拍松枕芯,将枕头放于患者对侧头部,一手托住头部,一手将枕头置于患者头下	3	枕头不平整、放置不符合要求各扣2分,1角不充实扣1分	
	13. 更换被套:护士和助手分站患者两侧。(1)松解被套尾端,将棉胎在污染套内竖叠三折,按"S"形折叠于尾端。(2)将清洁被套正面向上铺于床上,被套尾端打开1/3。(3)将棉胎拉出,套入清洁被套内,套好,铺平。(4)卷出污被套,放扫床车污物袋内。(5)盖被边缘内折齐床沿,叠成被筒。被尾内折与床尾齐	7	未打开清洁被套尾端扣2分,1角不充实扣2分,1处不平扣1分,未放污物袋内扣2分,1处折叠不符合要求扣1分	
	14. 协助患者取舒适卧位,关爱患者,桌凳移回原处,必要时开窗通风	4	卧位不合适扣2分,桌凳未放原处各扣1分	
	15. 整理用物,洗手	4	未整理、未洗手各扣2分,1项不符合要求扣1分	

续表

项目	操作流程及要求	分值	评分细则	扣分及记录
效果评价(10)	1. 操作熟练、规范,动作轻柔,沟通有效,注重人文关怀,符合节力原则,床单整洁 2. 竞赛操作时间8分钟	10	操作不熟练扣1~4分,缺乏人文关怀扣1~4分 超时10秒扣0.1分,以此类推	

(一)目的

(1) 使病床清洁、平整、舒适,保持病室整洁、美观。

(2) 保持患者的清洁,使患者感觉舒适。

(3) 便于观察患者,预防压疮等并发症。

(二)注意事项

(1) 戴引流管者,应妥善安排,并先从无引流管的一侧开始更换。

(2) 移动患者动作轻柔,提起对侧床挡防坠床。

(3) 被头充实,盖被平整,两边内折对称。

(4) 注意省时、节力。

(5) 与患者进行有效沟通,满足患者身心需要。

(6) 注意观察患者面色、脉搏、呼吸及病情,有异常立即停止操作并及时处理。

(7) 注意观察受压皮肤情况,必要时行皮肤护理。

(三)健康指导

(1) 告知患者在更换床单过程中如感觉不适应立刻向护士说明,防止意外发生。

(2) 告知患者被服一旦被伤口渗出液、尿液、粪便等污染,应及时通知护士,请求更换。

五十七、协助患者床上移至平车技术

项目	操作流程及要求	分值	评分细则	扣分及记录
操作前准备（10）	1. 护士要求：着装整洁、仪表端庄	5	1项不符合要求扣1分	
	2. 用物准备：平车（各部件性能良好，罩一次性车罩）、带套的毛毯或棉被、枕头、床刷、床刷套、免洗手消毒液、笔	5	缺1件扣2分	
操作步骤（80）	1. 洗手，检查平车性能，将平车及用物推至床旁，PDA核对患者信息。评估患者（病情、体重、意识状态、肢体肌力、配合能力，观察患者损伤部位、有无约束带、伤口及管路情况等），向患者解释搬运的目的和方法，以取得合作。安置好患者身上的各种导管，开始搬运	12	未评估扣5分，缺1项扣1分，未解释扣3分，未查对扣2分，未检查平车、未安置导管各扣1分	
	2. 挪动法：移开床旁桌、椅，松开盖被，帮助患者移向床边，平车与床平行并紧靠床边，大轮靠近床头，将制动闸制动，将盖被平铺于平车上，帮助患者按上半身、臀部、下肢的顺序向平车挪动，协助患者在平车上躺好，用盖被包裹患者，先足部，再两侧，头部盖被折成45°角	9	方法不正确扣2分，挪动顺序颠倒扣3分，平车未制动扣1分，未协助患者移向床边扣1分，未移桌椅、未松盖被、未铺被、未盖被各扣0.5分	
	3. 一人法：将平车推至床尾，使平车头端与床尾成钝角，固定平车，松开盖被，协助患者穿衣，将盖被平铺于平车上。患者移至床边，协助患者屈膝，一臂自患者腋下伸至对侧肩部，另一臂在同侧伸入患者大腿下，患者双臂交叉于搬运者颈后，并双手用力握住搬运者，抱起患者移步转身，将患者轻放于平车中央，为患者盖好被	12	手法不正确扣2分，未节力扣3分，挪动顺序颠倒扣3分，平车放置位置不正确、未制动各扣1分，未松被、未协助患者、未铺被、未盖被各扣0.5分	

续表

项目	操作流程及要求	分值	评分细则	扣分及记录
操作步骤（80）	4. 两人法：将平车推至床尾，使平车头端与床尾成钝角，固定平车，松开盖被，协助患者穿衣，将盖被平铺于平车上，二人站于床同侧，一名护士一手托住头颈肩部，另一手托住患者腰部，另一名护士一手托住患者臀部，另一手托住患者腘窝部，将患者移至床边后托患者，同时合力抬起，使患者身体稍向护士倾斜，移步转向平车，将患者轻放于平车中央，为患者盖好被	10	手法不正确扣2分，未节力扣3分，挪动顺序颠倒扣1分，平车放置位置不正确、未制动各扣1分，未松被、未协助患者、未铺被、未盖被各扣0.5分	
	5. 三人法：将平车推至床尾，平车头端与床尾成钝角，固定平车，松开盖被，协助患者穿衣，将盖被平铺于平车上，三人站于床同侧，一名护士托住患者头、肩胛部，另一名护士托住患者腰背部、臀部，第三名护士托住患者腘窝、双足部，将患者移至床边，三人同时抬起，使患者身体稍向护士倾斜，同时移步转向平车，将患者轻放于平车中央，为患者盖好被	10	手法不正确扣2分，未节力扣3分，挪动顺序颠倒扣1分，平车放置位置不正确、未制动各扣1分，未松被、未协助患者、未铺被、未盖被各扣0.5分	
	6. 四人法：移开床旁桌、椅，推平车与床平行并紧靠床边，在患者腰、臀下铺中单（中单的质量一定要能承受住病人的体重），一名护士站于床头，托住患者头、颈肩部，第二名护士站于床尾，托住患者两腿，第三名、第四名护士分别站于床及平车两侧，紧握中单四角，四人合力同时抬起患者，轻放于平车中央，为患者盖好被，患者从平车返回病床时，则反向移动	10	手法不正确扣2分，未节力扣3分，挪动顺序颠倒扣1分，平车放置位置不正确、未制动各扣1分，未移桌椅、未松盖被、未铺中单、未盖被各扣0.5分	
	7. "过床易"：移开床旁桌、椅，推平车与床平行并紧靠床边，平车与床的平面处于同一水平，固定平车，护士分别站于平车与床的两侧并抵住，站于床侧的护士协助患者向床侧翻身，将"过床易"平放在患者身下1/3或1/4，向斜上方45°轻推患者，站于车侧的护士，向斜上方45°轻拉，协助患者移向平车，待患者上平车后，协助患者向车侧翻身，将"过床易"从患者身上取下	10	手法不正确扣2分，未节力扣3分，挪动顺序颠倒扣1分，平车放置位置不正确、未制动各扣1分，未松被、未协助患者、未铺被、未盖被各扣0.5分	

续表

项目	操作流程及要求	分值	评分细则	扣分及记录
操作步骤(80)	8. 整理床单位及用物,铺暂空床	3	未整理扣1分,未铺暂空床扣2分	
	9. 松开平车制动闸,推患者至目的地。注意观察病情、保暖及关爱。必要时记录并签字	4	未松开制动闸扣2分,未关爱、未观察各扣1分	
效果评价(10)	1. 操作熟练,动作轻稳,注意节力,注重人文关怀,移动平稳、协调,卧位得当 2. 竞赛操作时间6分钟	10	操作不熟练扣1~4分,缺乏沟通技巧和人文关怀扣1~4分,不节力扣1~2分	

(一) 目的

使用平车运送卧床的患者入院,做各种特殊检查、治疗、手术或转运。

(二) 注意事项

(1) 搬运时,动作轻稳,避免拉、拽等动作,协调一致,确保患者安全、舒适。

(2) 注意节力原理的应用,尽量使患者的身体靠近搬运者,以达到节力。

(3) 推行时,将患者头部置于平车的大轮端,以减轻颠簸与不适。护士站在患者头侧,便于观察病情,注意患者的面色、呼吸及脉搏的变化。车速适宜,平车上下坡时,患者头部应在高处一端,大轮端在头端。下坡时,要减慢速度。

(4) 搬运的整个过程中,应当固定好各种导管,防止脱落、受压或液体逆流,输液和引流管须保持通畅,并注意观察病情变化。

(5) 进出门时,应先将门打开,不可用车撞门,以免震动患者引起不适及损坏设施。

(6) 如为骨折患者,固定好骨折部位。

(7) 对颈椎损伤或怀疑颈椎损伤的患者,搬运时要确保患者头部处于中立位。

（8）颅脑损伤、颌面部外伤的患者，头卧于健侧。昏迷患者头偏向一侧。

（9）护送途中注意患者安全和保暖，继续输液和给氧等治疗措施，不可中断。

（10）护送患者入病区后，与病区值班护士对患者的病情、治疗护理措施、个人物品进行交接。

五十八、轮椅使用技术

项目	操作流程及要求	分值	评分细则	扣分及记录
操作前准备（15）	1. 护士要求：着装整洁，仪表端庄	5	1项不符合要求扣1分	
	2. 用物准备：轮椅1辆、免洗手消毒液	10	缺1件扣10分	
由床转移至轮椅流程（45）	1. 洗手，PDA核对患者信息，评估患者病情（生命体征、意识状态、合作程度、肢体肌力、皮肤情况、管路固定情况等），向患者及家属做好解释工作	13	未洗手扣3分，未核对扣6分，未评估扣2分，未解释扣2分，1项不符合要求扣0.5分	
	2. 锁定病床	5	未锁定病床扣5分	
	3. 推轮椅至床旁，椅背与床呈45°或平行	5	轮椅与床未呈45°或未平行扣5分	
	4. 锁定轮椅，翻起脚踏板	5	未锁定轮椅扣3分，未翻起脚踏板扣2分	
	5. 将患者身上的管路妥善固定，协助患者坐起和穿鞋（询问、查看患者有无不适）	7	管路未妥善固定扣5分，未询问、未查看患者有无不适扣2分	
	6. 协助患者下床，使其背对轮椅，患者双手放于护士肩上，护士两手扶于患者腰部，弓步，前脚放于患者双足之间，使患者缓慢坐入轮椅中	4	护士两手未扶患者腰部扣2分，脚未呈弓步扣2分	
	7. 系好安全带，患者双手放于扶手上，放平脚踏板双脚置于脚踏板上	6	未系安全带扣3分，双脚未置于脚踏板上扣3分	

续表

项目	操作流程及要求	分值	评分细则	扣分及记录
由轮椅转移至床流程（30）	1. 返回病房后，推轮椅至床旁，与床呈45°或平行，锁定轮椅，翻起脚踏板，解开安全带	13	轮椅与床未呈45°或未平行扣3分，未锁定轮椅扣5分，未翻起脚踏板扣3分，未解开安全带扣2分	
	2. 护士双手扶于患者腰部，弓步，前脚放于患者双足之间，患者双手放于护士肩上，协助患者站立使其背对病床，缓慢坐至床上	6	未扶患者腰部扣3分，脚未呈弓步扣3分	
	3. 协助患者取舒适体位并妥善安置管路	5	未取舒适体位扣2分，未妥善安置管路扣3分	
	4. 协助患者整理床单元，告知注意事项。轮椅归位，洗手，记录	6	未整理扣2分，未归位扣2分，交代注意事项不全扣1分，未洗手、未记录扣1分	
效果评价（10）	1. 操作熟练，动作轻巧，有效沟通，注重人文关怀 2. 竞赛操作时间6分钟	10	操作不熟练扣1～4分，缺乏沟通技巧和人文关怀扣1～4分，超时10秒扣0.1分，以此类推	

（一）目的

运送行动不便、不能行走但能坐起的患者入院、出院、检查、治疗、转科或室外活动。

（二）注意事项

（1）动作轻稳，确保患者安全舒适。

（2）护理人员使用轮椅推行患者上下坡时，护理人员要一直处于低处，车速适宜，注意路况，避开障碍物以确保患者安全。

（3）妥善固定患者身上的引流管，保持各管路的通畅，无反折、扭曲，避免脱落、受压或液体反流。

（4）保护患者隐私，注意保暖。

(5) 使用轮椅过程中随时观察患者病情。

(6) 轮椅使用完毕后要及时放置在科室固定位置，同时包括其附属物，如输液架、氧气枕等。轮椅如有污染，要进行清洗及消毒处理。

五十九、协助患者翻身、叩背及有效咳嗽

项目	操作流程及要求	分值	评分细则	扣分及记录
操作前准备（10）	1. 护士要求：着装整洁，仪表端庄	5	1项不符合要求扣1分	
	2. 用物准备：护理车上放软枕3个，PDA、床刷及一次性扫床套，治疗盘内放：纸杯（内有温开水、吸水管）、小毛巾或纸巾、弯盘、一次性纸杯或痰杯、听诊器、手表、免洗手消毒液、床单、被罩、枕套、医用看护垫	5	缺1件扣0.5分	
操作步骤（80）	1. 洗手，戴口罩，携用物至床旁，PDA扫描腕带核对患者信息。查看翻身记录单，确定患者翻身时间及体位	2	未核对、未使用PDA、未查看各扣1分，1项不符合要求扣0.5分	
	2. 评估（患者病情、卧位、有无输液、管路及约束等情况，患者床单洁污情况、室温、环境等），听诊双肺情况；向患者解释操作目的，询问患者进食时间，询问患者卧位需求。关门窗，将治疗盘放于床头桌上，松开盖被，安排妥当各种引流管及管路等	10	未评估患者扣3分，未解释扣2分，缺1项扣1分，不符合要求扣0.5分	
	3. 协助患者翻身 (1)患者仰卧，双手交叉放于腹部（输液侧手臂放于上面），双腿屈曲。护士一手托肩，另一手托膝部，轻轻将患者推向对侧。查看患者右侧及背部皮肤情况 (2)扫净操作者近侧床单上渣屑。协助患者取仰卧位 (3)操作者站在病床左侧，一手放于患者肩下，另一手放于患者臀下，双手同时用力将患者抬起移向左侧，一手托肩，另一手托膝部，轻轻将患者推向对侧。下腿伸直，上腿稍弯曲	18	动作不轻柔、手法不正确、患者姿势不正确各扣3分，移动位置不到位扣2分，患者卧位不舒适扣2分，未观察扣2分，移动患者时患者身体未完全抬离床面扣3分，未扫净床单上渣屑扣3分，1项不符合要求扣1分	

续表

项目	操作流程及要求	分值	评分细则	扣分及记录
操作步骤(80)	(4)观察患者左侧及背部皮肤受压情况,根据情况做皮肤护理 (5)扫净操作者近侧床单上渣屑			
	4.进行叩背 (1)叩背方法:患者取坐位或侧卧位,操作者将手固定成背隆掌空状态(即手背隆起,手掌中空,手指弯曲,拇指紧靠食指) (2)叩背原则:自下而上、由外向内,背部从第十肋间隙,必要时胸部从第六肋间隙开始向上叩击至肩部,力度适宜,注意避开乳房及心前区 (3)叩背时观察患者反应及叩背力度是否适宜	18	卧位不正确扣3分,叩背位置不正确扣3分,手法不正确扣5分,顺序不正确扣5分,力度过大或过小扣2分,未观察扣2分,1项不符合要求扣1分	
	5.有效咳痰:患者取坐位、半卧位或侧卧位,上身前倾,嘱患者数次深呼吸,深吸气后屏气3~5秒(有伤口者,护理人员应将双手压在切口的两侧,减轻伤口的压力,以减少疼痛),然后让患者腹肌用力,进行2~3次短促而有力的咳嗽(先示范,后指导患者做);将痰液吐至痰杯或一次性纸杯中,观察患者反应、咳痰情况以及痰液的颜色、性质和量,给予患者漱口、擦净口唇,听诊双肺的情况	20	卧位不正确扣3分,未示范扣10分,示范不正确扣3分,未教会患者扣5分,未观察扣2分,未屏气扣1分,1项不符合要求扣1分	
	6.将枕头放于背部、胸前及双膝之间,检查并安置患者肢体关节处于功能位置,整理盖被	5	胸部、背部、肢体未放枕头各扣1分,1项不符合要求扣1分	
	7.将治疗盘放于治疗车上,整理床单位,打开门窗,关爱患者	2	1项不符合要求扣1分	
	8.整理用物,洗手,PDA记录翻身时间、体位,患者咳嗽、咳痰情况,必要时记录患者背部皮肤情况及患者反应	5	未整理、未洗手、未PDA记录各扣1分,缺1项扣1分,1项不符合要求扣1分	

续表

项目	操作流程及要求	分值	评分细则	扣分及记录
效果评价(10)	1. 操作熟练、规范；动作轻柔；符合节力原则；注重人文关怀 2. 竞赛操作时间 8 分钟	10	操作不熟练扣 1～4 分，缺乏人文关怀扣 1～4 分 超时 10 秒扣 0.1 分，以此类推	

(一) 目的

（1）协助不能自行移动的患者更换卧位，增进舒适，减轻局部组织的压力，预防压疮。

（2）对不能有效咳痰的患者进行拍背，促进痰液排出，保持呼吸道通畅，预防并发症。

(二) 注意事项

（1）节力原则，尽量让患者靠近护士。

（2）移动患者时动作应轻稳，协调一致，不可拖拉，以免擦伤皮肤。应将患者身体抬起再行翻身。轴线翻身时，要维持躯干的正常生理弯曲，以防加重脊柱骨折、脊髓损伤和关节脱位。翻身后，需用软枕垫好肢体，以维持舒适而安全的体位。

（3）若有各种导管或输液装置，应先将导管安置妥当，翻身后仔细检查，保持导管通畅。

（4）颈椎或颅骨牵引者，翻身时不可放松牵引，并使头、颈、躯干保持在同一水平位翻动。一般手术者，翻身时应先检查敷料是否干燥、有无脱落，如分泌物浸湿敷料，应先更换敷料并固定妥当后再行翻身，翻身后注意伤口不可受压。颅脑手术者，应卧于健侧或平卧。石膏固定者，应注意翻身后患处位置及局部肢体的血运情况，防止受压。

（5）翻身时应注意防止坠床。

（6）根据患者病情及皮肤受压情况，确定翻身间隔时间，如发现皮肤发红或破损及时处理，酌情增加翻身次数，同时记录于翻身单上，并做好交接班。

（7）叩背时用单层薄布保护，避免直接叩击引起皮肤发红，但覆盖物不宜过厚，以免降低叩击效果。

（8）叩击力量适中，以患者不感到疼痛为宜，每次叩击时间以5～15分钟为宜。

（9）叩背应安排在进食饮水前30分钟或进食后2小时、饮水后30分钟进行。

（10）叩背时要观察患者反应及叩背力度是否适宜。

（11）注意叩背原则：从下至上，从外至内，背部从第十肋间隙、胸部从第六肋间隙开始向上叩击至肩部，注意避开乳房及心前区，力度适宜。

（12）行有效咳嗽时，应先行示范，后指导患者做。

（13）有伤口者行有效咳嗽时，护理人员应将双手压在切口的两侧，减轻伤口的压力，以减少疼痛。

（14）胸部叩击适用于久病体弱、长期卧床、排痰无力者。禁用于未经引流的气胸、肋骨骨折、有病理性骨折史、咯血、低血压及肺水肿等病人。

（三）健康指导

（1）向患者及家属说明翻身、叩背及有效咳嗽对预防并发症的重要性。

（2）介绍翻身、叩背及有效咳嗽的方法及注意事项，教会患者及家属配合的正确方法，确保患者的安全。

六十、保护性约束具使用

项目	操作流程及要求	分值	评分细则	扣分及记录
操作前准备（10）	1. 护士要求：着装整洁、仪表端庄	5	1项不符合要求扣1分	
	2. 用物准备：约束工具（约束带或防护手套、约束背心、约束衣）、保护垫（棉垫或毛巾）等、表、免洗手消毒液	5	缺1件扣0.5分	

续表

项目	操作流程及要求	分值	评分细则	扣分及记录
操作步骤（80）	1. 核对医嘱,洗手,PDA扫描腕带,核对患者信息,评估患者病情、年龄、意识、活动能力、约束部位皮肤情况、患者/家属心理状况、对使用约束带的认知和接受程度	10	未核对医嘱扣2分,未使用PDA扣5分,未评估扣5分,1项不符合要求扣0.5分	
	2. 告知家属约束的目的、时间和方法,请家属在约束告知书上签字	10	未告知扣5分,家属未签字扣5分	
	3. 选择合适的约束用具并检查	5	用具选择不正确扣3分,未检查扣2分	
	4. 核对,解释,取得配合,将患者肢体摆放于功能位置	7	未解释、未核对各扣2分,肢体摆放不正确扣3分	
	5. 根据需要选择约束部位（一般选择肩部、双上肢、双下肢及膝部）,必要时以保护垫包裹约束部位,套约束带于约束部位,固定约束带,检查松紧度	23	约束部位选择不当扣5分,未以保护垫包裹扣5分,固定不牢扣10分,未检查扣3分,1项不符合要求扣1分	
	6. 检查肢体的功能位,交代约束后的注意事项	5	未检查患者肢体活动程度、范围扣3分,未交代注意事项扣2分	
	7. 核对患者信息,PDA提交,整理床单位,取舒适卧位,记录（约束原因、用具、部位、时间和实施者）	5	未核对、未提交各扣1分,卧位不舒适扣1分,未记录扣2分,记录缺少一项扣1分,1项不符合要求扣0.5分	
	8. 每15～30分钟应动态观察患者约束松紧度、局部皮肤颜色、温度、感觉、局部血运等情况并记录。一旦出现并发症,及时通知医师。至少每2小时松解一次	10	未按时观察扣5分,记录不及时或内容不全扣2分,缺1项扣1分,未按时松解扣3分,1项不符合要求扣0.5分	
	9. 根据病情及治疗需要,适时解除约束。给予心理护理,正确处理约束用具,洗手,记录解除时间	5	未洗手、未记录各扣2分,1项不符合要求扣1分	

续表

项目	操作流程及要求	分值	评分细则	扣分及记录
效果评价(10)	1. 动作轻柔,沟通有效,注重人文、安全,注意节力原则 2. 竞赛操作时间 8 分钟	10	操作不熟练扣 1~4 分,缺乏沟通技巧和人文关怀扣 1~4 分 超时 10 秒扣 0.1 分,以此类推	

(一) 目的

(1) 为了防止小儿、高热、谵妄、昏迷、躁动、危重等病人因虚弱、意识不清或其他原因而发生坠床、撞伤、抓伤、拔管等意外,确保病人安全。

(2) 为了防止精神障碍病人因兴奋、冲动、言行紊乱、外越行为或严重消极等导致个人或他人的伤害风险。

(3) 为了保证不合作病人的治疗和护理操作能顺利进行。

(二) 注意事项

(1) 严格掌握适应证,维护患者自尊。

(2) 根据医嘱执行约束,使用约束前向患者/家属解释,征得同意,取得合作。极度消瘦、局部血液循环障碍的患者,准备柔软的保护垫。

(3) 患者肢体置于功能位,约束松紧度以患者活动时肢体不易脱出、不影响血液循环为宜,以能伸进 1~2 指为原则。

(4) 约束带应固定于病床缘、床头或座椅上(约束背心)。

(5) 15~30 分钟巡视患者一次,约束带至少每 2 小时松解一次并活动肢体。

(6) 翻身或搬动患者时,应松解约束带。

(7) 松解约束带时,加强看护,防止意外的发生。

(8) 约束期间观察末梢循环情况(皮肤颜色、温度等)及有无压疮发生。约束部位皮肤苍白、发绀、麻木、刺痛、冰冷时,应立刻放松约束带,必要时行局部按摩。

(9)约束患者严格床头交接:约束原因、时间、约束带的数目、约束部位及皮肤情况。

(10)约束带只能作为保护患者安全、保证治疗的方法,使用时间不宜过长,病情稳定或者治疗结束后,应及时解除约束。

第二篇

专科护理操作流程及考核标准

六十一、缩唇腹式呼吸技术

项目	操作流程及要求	分值	评分细则	扣分及记录
操作前准备(8)	1. 护士要求:着装整洁、仪表端庄	5	1项不符合要求扣1分	
	2. 用物准备:速干手消毒液、PDA	3	缺1件扣0.5分	
操作步骤(82)	1. 洗手,PDA扫描腕带核对患者信息。评估病人(病情、知识接受程度、配合度),向病人解释此项操作的目的和方法,以取得合作,协助取合适卧位,评估环境适宜	10	未核对、未评估各扣3分,体位不舒适、未解释各扣2分,缺1项扣1分,1项不符合要求扣0.5分	
	2. 指导患者放松,讲解要领,用鼻吸气,用嘴呼气,做到深吸、慢呼,以不费力为度,一手放于胸前,另一手放于腹部	15	未讲解要领扣10分,讲解不清晰、双手放置不合适各扣3分	
	3. 用鼻吸气时口唇闭拢,让空气自鼻腔逐渐吸入,默数1、2、3同时腹部逐渐膨出,胸部尽量保持不动	20	未用鼻吸气、吸气时间短、腹部未膨出各扣5分,口唇未闭拢、胸部活动度过大各扣2分,1项不符合要求扣1分	
	4. 吸气末屏气1秒	7	未屏气扣5分,屏气时间过短扣2分	

续表

项目	操作流程及要求	分值	评分细则	扣分及记录
操作步骤(82)	5. 用嘴呼气：嘴唇缩成吹口哨状，缓慢呼气，呼气时默数1、2、3、4、5、6伴腹肌收缩，腹部逐渐下陷	15	呼气不符合要求、呼气过快各扣5分，腹部凹陷不符合要求扣3分	
	6. 呼气末屏气1秒，进行下一循环，呼气力度以不吹灭蜡烛为宜	10	未屏气扣5分，屏气时间过短、呼气力度过大各扣2分，1项不符合要求扣1分	
	7. 核对信息，询问病人感受，指导患者并告知有关注意事项：练习5～15分钟，每日2～3次	5	未指导注意事项扣3分，未关注感受扣2分，1项不符合要求扣1分	
效果评价(10)	1. 操作熟练，步骤正确，动作轻巧；沟通有效，注重人文关怀 2. 竞赛操作时间5分钟	10	操作不熟练扣1～4分，缺乏沟通技巧和人文关怀扣1～4分 超时10秒扣0.1分，以此类推	

（一）目的

为增强呼吸肌（包括吸气肌、呼气肌、辅助肌）的耐力和力量，改善呼吸症状。

（二）注意事项

（1）COPD患者缩唇呼吸和腹式呼吸每天训练频次正确，每天训练2～3次，每次重复5～15分钟。

（2）吸呼之比1：（2～3）。

（3）吸气时用鼻吸气，呼气时缩唇轻闭慢慢轻轻呼出气体。

（4）患者出现以下2种及以上情况时，应终止呼吸功能锻炼：呼吸＞35次/分；血氧饱和度＜90%；心率＞130次/分；收缩压＞180mmHg或＜90mmHg；激动、出汗、意识水平改变、胸腹呼吸方式不同步等。

六十二、精神病患者约束法（磁扣式）

项目	操作流程及要求	分值	评分细则	扣分及记录
操作前准备（10）	1. 护士要求：着装整洁、仪表端庄	5	1项不符合要求扣1分	
	2. 用物准备：治疗车、肩部约束带2根、上肢约束带2根、下肢约束带1根、笔、表、免洗手消毒液	5	缺1件扣0.5分	
操作步骤（80）	1. 核对医嘱，洗手，PDA扫描腕带，核对患者信息，评估患者病情、年龄、意识、活动能力，约束部位皮肤情况，患者/家属心理状况，对使用约束带的认知和接受程度	5	未核对医嘱扣2分，未使用PDA扣5分，未评估扣5分，1项不符合要求扣0.5分	
	2. 告知家属约束的目的、时间和方法，请家属在约束告知书上签字	4	家属未签字扣2分，约束带准备不足扣2分，1项不符合要求扣1分	
	3. 根据病情需要准备约束带，携用物至床旁，备好人力	3	用具选择不正确扣2分，未检查扣1分	
	4. 肢体约束 （1）上肢：暴露患者腕部，用约束带海绵部包裹腕部，一侧束带翻折，松紧度适宜，磁扣固定锁实，约束带磁扣固定于床边，检查磁扣的牢固性。同法约束对侧上肢 （2）下肢：暴露患者踝部，用约束带海绵部包裹，一侧束带翻折，松紧度适宜，磁扣固定锁实，同法约束对侧下肢。两侧约束带固定于床尾，磁扣锁实，检查磁扣的牢固性，注意保暖	25	约束部位不正确各扣3分，过松或过紧一处扣5分，磁扣不牢一处扣5分，约束带尾端固定不符合要求扣2分，未检查牢固性一处扣2分，1项不符合要求扣1分	
	5. 肩部约束：暴露患者双肩，将约束带海绵部置于患者颈后，由胸前经腋窝至肩胛，尾端自颈后与约束带上方穿出，经枕头下两端固定于床头，磁扣锁实，检查磁扣的牢固性	13	约束带放置与穿出方法不正确一处扣2分，过松或过紧一处扣5分，约束带尾端固定不牢扣3分，未检查牢固性一处扣2分，1项不符合要求扣1分	

续表

项目	操作流程及要求	分值	评分细则	扣分及记录
操作步骤(80)	6. 约束完毕,再次检查约束带松紧度(以放入1~2指为宜)。安慰患者,告知家属注意事项	10	未检查松紧度扣2分,约束带过松或过紧1处扣5分,未告知各扣2分	
	7. 核对患者信息,PDA提交,整理床单位,取舒适卧位,记录(约束原因、用具、部位、时间和实施者)	5	未核对、未提交各扣1分,卧位不舒适扣1分,未记录扣2分,缺少项扣1分,1项不符合要求扣0.5分	
	8. 每15~30分钟应动态观察患者约束松紧度、局部皮肤颜色、温度、感觉、局部血运等情况并记录。一旦出现并发症,及时通知医师。至少每2小时松解一次	10	未按时观察扣5分,记录不及时或内容不全扣2分,缺1项扣1分,未按时松解扣3分,1项不符合要求扣0.5分	
	9. 根据病情及需要,适时解除约束。给予心理护理,洗手,记录解除时间并签名	5	未洗手、未记录各扣2分,1项不符合要求扣1分	
效果评价(10)	1. 动作轻柔,沟通有效,注重人文、安全,注意节力原则 2. 竞赛操作时间8分钟	10	操作不熟练扣1~4分,缺乏沟通技巧和人文关怀扣1~4分 超时10秒扣0.1分,以此类推	

(一) 目的

限制精神科患者的活动能力及活动范围,保护精神疾病患者及周围环境免遭损害。

(二) 注意事项

(1) 实施保护约束时工作人员应态度和蔼,避免动作粗暴,严禁使用约束惩罚患者。

(2) 根据情况选择合适的约束用具。

(3) 安置在重点病室,始终置于护士的视线之内,至少每15~30

分钟巡视一次,防止受其他病人袭击、伤害或解脱约束发生意外。

(4)约束部位必须始终处于功能位置,约束带松紧度应适中,经常检查其松紧度,有无肢体发绀、红肿、皮肤受压及擦伤等情况,有无自行解脱现象,一旦症状有所改善或患者安静、入睡等评估后解除约束。

(5)约束期间应做好基础护理:如定时喂开水、给予足够营养,及时处理大小便,保持床褥清洁干燥,防止压疮发生等。

(6)做好床旁交接,及时填写保护性约束评估与观察单。

(7)约束前后做好患者的心理疏导。

六十三、多发性创伤止血包扎技术

项目		操作流程及要求	分值	评分细则	扣分及记录
操作前准备(8)		1.护士要求:个人防护,戴手套	3	缺1项扣2分,1项不符合要求扣0.5分	
		2.用物准备:止血带、无菌纱布块、三角巾、弹力绷带、纱布垫子、密封袋、冰袋、置物容器、笔、记录单 3.备物齐全,急救用品摆放整洁,无污染	5	缺1件扣0.5分	
操作步骤(82)	评估环境	评估周围环境安全	2	未评估环境扣2分	
	初步检伤	1.初步判断伤情,"右手离断伤、头顶偏左头皮裂伤",检伤要点无遗漏	4	未伤情判断扣2分,遗漏检伤要点扣1分	
		2.口述:"患者车祸致伤,右手离断,肢端喷射性出血,立即指压肱动脉,抬高患肢(用无菌纱垫完全覆盖伤口)。另见,头顶偏左皮肤裂伤4cm,轻微渗血"	3	未口述伤情及处理扣1分,伤情处理不符合要求扣2分	
		3.指压止血位置正确	3	未止血扣2分,止血位置不正确扣1分	

228

续表

项目		操作流程及要求	分值	评分细则	扣分及记录
操作步骤（82）	止血带止血	1. 止血带位置在上臂上1/3处，采取旋压式止血法（在外侧旋压、顺时针旋转绞棒，止血带松紧适当，以绞棒转最少圈数止血为度），记录止血带使用时间	10	止血带位置不正确扣4分，方法不正确扣3分，未记录止血时间扣3分	
		2. 评估止血效果	2	未评估扣2分	
	回返式包扎	1. 更换无菌敷料覆盖创面（原有敷料被渗血完全浸透，弃于医疗垃圾袋内）	2	未用无菌敷料覆盖创面扣2分	
		2. 残端回返包扎正确（绷带头端反折，初始环形包扎2圈，再将绷带来回反折，第一圈从中间开始，接着每次一左一右，直至将伤口完全包住，然后将反折各端固定）。包扎后检查止血情况和有无麻木感	12	包扎方法不正确扣5分，包扎不美观扣2分，包扎后未检查止血情况和有无麻木感各扣3分，操作过程不熟练、绷带脱落扣3分	
	断肢保存	断肢的保存方法（用无菌敷料包裹断肢，外面用塑料薄膜密封防水处理，放置在干净的容器内，周围放上冰块覆盖断肢，标记患者姓名和时间。和伤者一同转送至医院（口述）	10	残肢未处理扣2分，未进行密封防水处理扣2分，将冰袋直接放入断肢密封袋内扣5分，未标记患者姓名和时间扣1分	
	伤肢固定	1. 大悬臂带将前臂悬吊于胸前，使伤肢屈曲于80°～85°（三角巾顶角对肘关节，伤肢屈曲功能位，上底角置于健侧肩部，下底角置于患侧肩部，健侧斜方肌上打结，且为活结，结下垫衬垫，顶角肘部反折，整理平顺）	12	包扎方法不正确扣10分，包扎不美观扣2分，未打活结扣2分，未垫衬垫扣2分	
		2. 三角巾做横带，宽度至少4横指，横带下缘平伤肢上缘。横带在健侧腋下打结，且为活结，结下垫衬垫	6		

续表

项目		操作流程及要求	分值	评分细则	扣分及记录
操作步骤(82)	头部风帽式包扎	1. 除去患者眼镜及头饰。无菌敷料覆盖头顶创口并压迫止血（敷料超过伤口1～2cm，按无菌操作原则，拿敷料手的接触面不能触碰创面）	4	无菌纱布未覆盖头顶创口扣2分，未压迫止血扣2分，未除去患者眼镜及头饰各扣1分	
		2. 三角巾底边反折，齐眉包扎，不得遮盖眉毛和眼睛。三角巾两底角经两耳上方，拉向枕后，两底角边于枕后交叉，再绕到前额侧方打结固定，且为活结。将三角巾顶角轻轻拉紧后上翻塞入带内（包扎平整美观，包扎不能压耳郭，不能压迫异物，不能过紧，患者无不适感觉）	12	包扎方法不正确扣10分，未打活结扣2分。包扎不平整美观扣2分，包扎压耳郭扣1分	
整体评价(10)		1. 安抚患者，人文关怀。全程动作轻柔，有爱伤观念 2. 操作顺畅，整体包扎美观 3. 整理现场物品，无医疗废物遗留 4. 竞赛操作时间：330秒内完成	10	操作不熟练扣1～4分，缺乏人文关怀扣1～4分。操作超时不得分，小于270秒得6分，270.01～300秒得4分，300.01～330秒得2分	

（一）目的

帮助止血、保护伤口、固定敷料、防止污染、减轻疼痛、利于转运。

（二）注意事项

（1）包扎前先控制出血。

（2）有伤口时，必须覆盖敷料再包扎，避免绷带直接与伤口接触。

（3）绷带包扎时，应由远心端或易固定处开始。如果不小心掉落，要立即更换。

（4）包扎时绷带或三角巾应能完全覆盖伤口敷料，防止脱落及污染。

(5) 包扎四肢应尽可能露出肢体末梢,以便随时观察血液循环,观察有无冷、肿、发绀和麻木感。

(6) 包扎完毕,可以以打结方式固定或用胶布固定,弹力绷带可以放入上一圈内。

(7) 不可在受伤、关节、骨突、肢体内下侧或不易看到的地方打结。

六十四、创伤急救固定与搬运技术

项目	操作流程及要求	分值	评分细则	扣分及记录
操作前准备(5)	1. 护士要求:着装整洁、仪表端庄、洗手、标准防护措施得当、戴手套	2	缺1项扣1分,1项不符合要求扣0.5分	
	2. 用物准备:模拟人、头盔、颈托、三角巾、衬垫、脊椎板、夹板、绑带。摆放顺序合理	3	缺1件扣0.5分	
操作步骤(85)	现场评估 1. 判断周围环境安全,口述现场评估情况 2. 术者迎面走向患者,至患者右侧	2	未判断周围环境扣1分;未口述现场评估情况扣1分	
	现场指令 1. 观察患者总体印象,有无致命性大出血 2. 自我介绍,安抚患者,请求配合 3. 指令下达准确,组员闭环式沟通	3	未观察扣2分,未介绍扣1分,指令下达不准确扣1分	
	摘除头盔 1. 二助头锁稳定,患者无摇晃 2. 术者解开头盔固定带,动作轻柔,行头胸锁,头盔内稳定患者头部 3. 二助动作轻柔,逐步将头盔脱下 4. 摘除头盔过程中患者头部无较大晃动,术者逐步调整头胸锁,保持头部稳定 5. 二助行头锁,与术者平稳将患者头部平放。平放过程中,逐步使头部恢复功能位	15	术者、二助行头锁、头胸锁不稳定、动作不规范各扣5分;整个过程动作粗暴、有磕碰扣5分;术者指令不清晰,不体现闭环式沟通扣3分	

续表

项目		操作流程及要求	分值	评分细则	扣分及记录
操作步骤(85)	基础生命体征探查	1. 观察法判断患者呼吸,颈、胸、腹三点扫视,大声计数7秒 2. 口述:患者呼吸正常,无鼾声、痰鸣音及哮鸣音,触摸患者桡动脉,判断脉搏 3. 评估患者肤色、温度、湿度,以判断患者休克体征,检查患者甲床毛细血管充盈时间	6	判断患者呼吸方法不正确扣2分,未口述扣1分;未评估休克体征扣3分;1处不符合要求扣1分	
	头部查体与处置	1. 观察有无浣熊征、耳鼻漏、耳后瘀血斑,头部是否有出血、畸形、红肿、压痛 2. 触诊:额部、上颌、下颌	3	未观察扣1分,未触诊扣1分,1处不符合扣0.5分	
	颈部查体与处置	1. 视诊颈动脉是否充盈 2. 手法确认气管是否居中,触诊颈后部是否压痛 3. 向一助下达指令,放置颈托,指令明确,闭环沟通 4. 一助颈部测量手法正确。调整颈托塑型,放置颈托手法正确	10	未视诊扣2分;确认气管是否居中、触诊颈后部压痛手法不正确各扣3分,颈部测量、放置颈托手法不正确各扣3分,颈托未塑型扣1分,1处不符合扣0.5分	
	胸部检查与处置	1. 胸部视诊:胸廓是否对称,有无反常呼吸运动 2. 胸部听诊:三点听诊法,双肺底及心前区,效果切实有效 3. 胸部触诊:锁骨、胸骨及胸廓,是否有出血、畸形、红肿、压痛	3	1处不符合扣1分	
	腹部检查与处置	1. 腹部视诊:是否有膨隆及脏器脱出 2. 腹部触诊:四点触诊法,逆时针,判断是否有压痛、反跳痛及腹肌紧张 3. 骨盆挤压分离试验,动作到位	3	1处不符合扣1分	

续表

项目		操作流程及要求	分值	评分细则	扣分及记录
操作步骤(85)	下肢检查与处置	1. 健侧肢体是否有出血、畸形、红肿、压痛,健侧足背动脉搏动、肌力及感觉 2. 患侧肢体是否有出血、畸形、红肿、压痛,患侧足背动脉及感觉 3. 口述:"患者右小腿骨折,畸形固定。"	8	1处不符合扣2分	
	右下肢骨折固定	1. 三角巾4条,做四指宽带 2. 位置:膝关节上部、骨折处上下及踝关节 3. 两腿空隙及关节处垫衬垫 4. 健肢外侧打结处垫衬垫 5. 固定顺序:骨折上、骨折下、膝关节上、踝关节	8	1处不符合扣2分	
	脊椎板搬运考核	1. 选择脊椎板进行搬运 2. 术者头锁稳定,交换流畅,患者头部无失控及摇晃 3. 二助长短锁方向正确,长锁位于翻转侧 4. 术者与一助位置正确 5. 肩部、腰部、臀部、大腿部四点抓紧患者,二助下达翻转指令,三人动作协调一致,翻转过程中患者脊椎无明显位移 6. 术者行背部查体,脊柱与背部左右两侧,有无出血、畸形、红肿、压痛 7. 脊椎板贴近患者,位置无较大偏移 8. 二助下达平放指令,三人动作协调一致。平放过程中,患者无明显摇晃 9. 术者行头胸锁,二助换双肩锁,交换平稳,患者无失控 10. 三人平稳移动调整患者位置	24	1处不符合扣2分	

续表

项目		操作流程及要求	分值	评分细则	扣分及记录
操作步骤(85)	脊椎板搬运考核	11. 术者行头胸锁,二助换头锁,交换稳定,患者无失控 12. 胸部2根交叉绑带,同时拉紧,卡扣位于患者胸大肌处。拉紧绑带之前,嘱患者吸气。下肢绑带斜行固定,避开伤肢。绑带拉紧顺序为先胸部、后下肢 13. 术者行头胸锁。二助上头部固定器,位置正确,无偏斜 14. 术者复查患者气管、颈动脉、双侧呼吸动度及绑带松紧			
效果评价(10)		1. 三人合作协调,流程设计合理,团队运作高效 2. 全程闭环式沟通,脊柱限制无放松 3. 爱伤观念,无造成二次损伤的情况 4. 竞赛操作时间:270秒内完成	10	操作不熟练扣1~4分,缺乏沟通技巧和人文关怀扣1~4分。小于270秒得6分,270.01~300秒得4分,300.01~330秒得2分,超过330秒不得分	

(一) 目的

(1) 防止骨折断端移位损伤血管、神经,减轻伤员痛苦,有利于伤员的搬运及防止休克。

(2) 规范、科学地搬运可减少伤员的痛苦,改善预后,使伤员获得最佳治疗时机。

(二) 注意事项

(1) 选择的固定用具要与骨折的部位相适应。

(2) 骨突出部位应加衬垫,防止受压或固定不妥。

(3) 固定应松紧适度,肢体骨折固定时须将指(趾)端露出。

(4) 搬运过程中动作要轻巧,协调一致,避免颠簸,减少伤员痛苦。脊柱损伤者应用铲式担架搬运。

(5) 搬运时头部在后、足部在前,便于抬担架的人随时观察病情变化。

(6) 长途转运时须防止压疮的发生。

六十五、肠内营养泵使用技术

项目	操作流程及要求	分值	评分细则	扣分及记录
操作前准备(10)	1. 护士要求:着装整洁、仪表端庄	5	1项不符合要求扣1分	
	2. 用物准备:治疗盘、肠内营养液、肠内营养泵、胃肠营养输送器、肠内营养标识、50mL注射器、温开水、听诊器。按顺序合理放置	5	缺1件扣0.5分	
操作步骤(80)	1. 核对医嘱,洗手,戴口罩。PDA扫描腕带核对患者信息。评估患者营养状况,喂养管情况,输注方式,有无误吸风险,有无腹部不适及腹泻、胃潴留等并发症。告知操作目的及过程,取得患者配合	10	未核对、未洗手、未戴口罩各扣2分,未解释扣5分,评估少1项扣1分,1项不符合扣0.5分	
	2. 携用物至床旁,将营养泵垂直固定在输液架的适当高度,拧紧并固定旋钮,连接电源,检查仪器性能	6	营养泵未垂直固定扣3分,未检查仪器性能扣3分,1项不符合扣0.5分	
	3. 打开肠内营养泵开关,将肠内营养液挂于输液架,连接输注泵管,安置于营养泵的泵管槽内,进行排气,遵医嘱设置泵速(先调至20~50mL/h开始,根据患者耐受情况逐渐增加)	12	未排气扣3分,设置速度不合理扣3分,1项不符合扣1分	
	4. 协助患者取舒适体位,抬高床头30°~45°,确认喂养管是否在位,回抽有无潴留	10	未抬高床头扣3分,未确认在位或未回抽扣3分,1项不符合扣1分	
	5. 再次核对信息无误,确认在位后用温开水或生理盐水20~30mL脉冲式冲洗喂养管,将输注泵管与喂养管连接	8	未核对扣2分,未冲洗扣3分,未连接扣3分,1项不符合扣1分	

续表

项目	操作流程及要求	分值	评分细则	扣分及记录
操作步骤(80)	6. 按开始键,营养泵开始工作,悬挂肠内营养标识,交代注意事项	6	未挂营养标识扣3分,未告知注意事项扣3分,1项不符合扣1分	
	7. 再次核对患者信息,洗手,记录,整理用物	5	缺1项扣1分,1项不符合要求扣0.5分	
	8. 喂养期间,询问患者感受,检查喂养管刻度有无变化及固定情况,查看营养泵运行情况、泵速是否正常,持续泵入过程中,每4小时冲管一次,每4~6小时评估肠内营养耐受性	8	缺1项扣2分,1项不符合扣1分	
	9. 肠内营养鼻饲完毕时,向患者解释,营养泵按停止键,分离喂养管与泵管,用温开水或生理盐水20~30mL脉冲式冲洗喂养管,封闭喂养管并妥善固定,交代注意事项,观察患者有无腹胀、腹泻、呕吐、电解质紊乱等	10	未解释扣3分,未冲洗扣3分,胃管未封闭或未妥善固定扣2分,1项不符合扣1分	
	10. 营养泵关机,分类整理用物,肠内营养泵擦拭消毒,处于备用状态,洗手,记录	5	缺1项扣1分,1项不符合要求扣0.5分	
效果评价(10)	1. 操作熟练、规范;提倡人文关怀,注意沟通技巧;遵守无菌操作原则;熟悉机器性能 2. 竞赛操作时间5分钟	10	操作不熟练扣1~4分,缺乏沟通技巧和人文关怀扣1~4分,污染1次扣5分,严重违反原则不及格超时10秒扣0.1分,以此类推	

(一) 目的

(1) 开展规范的肠内营养输注方式。

(2) 专业的肠内营养泵输注能够有效减少肠内营养并发症。

(二) 注意事项

(1) 护士应了解营养泵的工作原理,熟练掌握其使用方法。

(2) 专用的营养泵应该与专用的泵管配套使用。

(3) 在使用营养泵控制的过程中,护士应加强巡视。注意实际速度与设定速度是否一致等。

(4) 如营养泵出现报警,应查找可能的原因,如有气泡、管堵塞或营养液泵完等,并及时给予处理。

(5) 持续经泵输注时,应每 4 小时用 20～30mL 温开水脉冲式冲管一次,泵管每 24 小时更换一次。

(6) 重症患者持续经泵输注时,应每隔 4～6 小时检查胃残留量。

(7) 营养制剂应在推荐时间内输完。

六十六、 ECMO管路安装预冲技术

项目	操作流程及要求	分值	评分细则	扣分及记录
操作前准备(10)	1. 护士要求:着装整洁,仪表端庄,洗手、戴口罩	5	1 项不符合扣 1 分	
	2. 用物准备:ECMO 主机、ECMO 管路套包、水箱、空氧混合器、治疗盘铺无菌治疗巾、0.9%氯化钠注射液 500mL 4 袋、灭菌用水 2 瓶、无菌手套 2 副、肝素帽 3～5 个、管钳 4 把、扎带数根、执行单、2%葡萄糖酸氯己定醇消毒液、棉签、垃圾小桶、弯盘、速干手消毒液,按顺序合理放置	5	缺 1 件扣 0.5 分	
操作步骤(80)	1. 核对医嘱,洗手,核对患者信息	5	未核对医嘱、未查对各扣 2 分,1 项不符合要求扣 0.5 分	
	2. 携用物至床旁,主机连接电源,检查是否为交流电,打开主机开关,检查性能,泵速调零、校零,检查手摇泵性能,打开水箱开关,检查水箱性能及水位线,设定温度为 36～37℃,空氧混合器连接气源、氧源	10	未检查仪器性能各扣 3 分,未校零扣 3 分,未检水位线扣 3 分,未设定温度扣 3 分,气源、氧源连接错误扣 5 分	

237

续表

项目	操作流程及要求	分值	评分细则	扣分及记录
操作步骤(80)	3. 将0.9%氯化钠注射液500mL挂于输液架，检查ECMO套包，打开套包，戴手套，将预冲管路（2根）分别接生理盐水，缓慢排出空气。取出膜肺及血管管路，安装膜肺于固定架上，消毒并紧密连接泵头与静脉引血端（蓝色）管路，扎带固定。消毒并将一条预冲管一端与血管管路（蓝色标记端）三通连接，三通与大气端关闭，另一端与废液袋连接，将一条预冲管一端与血管管路（红色标记端）三通连接，关闭三通，另一端与废液袋连接	15	未检查包装完整性及有效期各扣3分，预冲管路连接错误或未排除空气扣3分，未消毒或泵头与管路连接不紧密或未扎带固定扣5分，膜肺或离心泵安装不规范扣2分	
	4. 用三把管钳夹闭两条预冲管路及"桥段"，将膜肺排气孔黄色小帽半开放。打开预冲管及三通，液体将充满泵头管路、膜肺，排尽泵头和膜肺中的气体	15	离心泵或膜肺排气不成功扣5分，1项不符合要求扣2分	
	5. 取用适量耦合剂涂在离心泵管路两侧，正确安装泵头，将蓝色标记端三通通大气，关闭废液袋端，将血管管路倾斜，同时打开离心泵缓慢调节转速至1500转/分，当液体到达三通时，关闭大气端	10	泵头安装不规范或耦合剂涂抹不规范扣3分，1项不符合要求扣2分	
	6. 调节泵速为零，夹闭两根预冲管路，并将其都接于废液袋上，打开预冲管路（"桥段"处仍夹闭），调节泵速，形成闭路循环，进一步排除整套管路中的空气	10	管路中气泡未排尽扣5分，1项不符合要求扣2分	
	7. 预冲完成后，再次双人核对管路安装是否正确及排气是否充分	5	未检查扣5分	

续表

项目	操作流程及要求	分值	评分细则	扣分及记录
操作步骤（80）	8. 旋转两个三通,使分别与血管管路关闭,打开"桥段",调节泵速,查看最大流量。将泵速调零,将2条预冲管路拆下,两个三通处胶布固定,备用	5	1项不符扣2分	
	9. 连接水箱加温管路至膜肺接口,连接氧气接口,待上机备用	5	未连接水箱或氧气管接各扣2分	
效果评价（10）	1. 操作熟练,动作轻巧;沟通有效,严格遵守无菌原则 2. 竞赛操作时间15分钟	10	操作不熟练扣1～4分,污染1次扣10分,严重违反原则不及格 超时10秒扣0.1分,以此类推	

(一) 目的

(1) 有效地改善低氧血症,保障全身有效的血液灌注。

(2) 避免长期高浓度吸氧引起氧中毒,避免长期机械通气所引起的气道损伤。

(3) 作为对病变心脏、肺的有效辅助方法,为心脏和肺的进一步诊治恢复赢得宝贵时间。

(4) 充当心脏移植的"桥梁",等待移植供体。

(二) 注意事项

(1) ECMO管路及膜肺护理　每2小时检查ECMO管路及膜肺有无凝血及血栓、血浆渗漏、气泡的发生,必要时更换膜肺及管路。ECMO管路系统妥善固定,切勿打折。

(2) 转速及流量的监测　每小时填写一次ECMO治疗记录单,ECMO转速调整需要充分评估,特别是降流速调整,需要严格关注容量变化以及循环和心脏的评估,整个治疗过程中严密监测流量。

(3) 凝血功能检测及护理　ECMO治疗多采用普通肝素钠抗凝,每2小时监测一次ACT,将ACT控制在180～200秒,每4小时监测APTT一次,APTT控制在40～60秒,根据监测结果调整肝素的剂量,每日进行血栓弹力图检查，检查患者凝血功能变化，避免脑出血及穿刺部位血肿等意外的发生。

（4）感染控制　有条件者给予患者单间保护性隔离治疗，ECMO管路系统每日用75%乙醇消毒2次，床单元及周围环境使用500mg/L含氯消毒液进行擦拭，空气每日开窗通风30分钟以上至少2次，空气消毒剂消毒4小时以上，限制查房及探视人数，接触患者必须进行手卫生，责任护士监督。

（5）皮肤护理　ECMO动静脉插管后，每小时检查双下肢足背动脉搏动，每小时交替监测下肢氧合，保证下肢氧合大于90%，若无法触及下肢动脉搏动立即联系超声检查。患者受压皮肤给予水胶体敷料进行保护，身下给予使用防压疮垫保护，严密观察下肢有无缺血的发生及压疮的发生。

六十七、腹内压测量（经膀胱测压）技术

项目	操作流程及要求	分值	评分细则	扣分及记录
操作前准备（10）	1. 护士要求：着装整洁，仪表端庄、洗手、戴口罩	5	缺1项扣2分，1项不符合扣1分	
	2. 用物准备：25～35℃的0.9%氯化钠注射液50mL 1袋、输液器1套、量尺、2%葡萄糖酸氯己定醇消毒液、棉签、一次性治疗巾、弯盘、速干手消毒液、PDA，按顺序合理放置	5	缺1项扣1分，1项不符合扣0.5分	
操作步骤（80）	1. 洗手、戴口罩，核对医嘱，PDA扫描腕带核对患者信息，评估患者（病情、意识状态、是否有膀胱疾病史及腹部外伤史、腹胀情况、尿管置管通畅情况），向患者解释，取得合作	10	未洗手、未戴口罩各扣2分，未PDA核对扣3分，评估缺1项扣1分，未查对、未解释各扣2分，1项不符合扣0.5分	
	2. 携用物至床旁，消毒瓶塞中心及瓶颈，挂于输液架上。打开输液器，插入瓶塞至针头根部，一次排气成功，对光检查有无气泡	10	消毒不符合要求扣2分，针头未全插入扣2分，排气后不成功或未检查气泡扣2分，1项不符合要求扣0.5分	

续表

项目	操作流程及要求	分值	评分细则	扣分及记录
操作步骤(80)	3. 协助患者取平卧位,于尿管与尿袋接头下方铺治疗巾,注意患者保暖	8	体位不正确扣3分,未铺治疗巾扣2分,患者暴露过多扣1分	
	4. 消毒尿管接头采样口,再次检查输液器是否存在气泡,将穿刺针垂直刺入采样口,夹闭尿管	10	未消毒采样口扣3分,未检查气泡扣2分,尿管未夹闭扣1分,1项不符合扣0.5分	
	5. 打开输液器调节夹,注入生理盐水≤25mL,滴注时速度不宜过快,滴注后30~60秒待膀胱逼尿肌放松后测量	10	注水过多扣3分,速度过快扣2分	
	6. 一名护士分离输液器与输液袋,并垂直固定输液器,输液器内液面自行下降,当液面轻微波动而不再下降时,嘱患者放松,另一护士以髂嵴腋中线交点为0点,用量尺测量输液器液面高度,视线与液面水平,待患者呼气末、腹肌无收缩状态下进行读数	20	测量方法不正确扣5分,读数方法不正确扣5分,1项不符合扣2分	
	7. 读数完毕,关闭输液器调节夹,拔出穿刺针,打开尿管夹子	5	尿管未打开扣5分,1项不符合要求扣1分	
	8. 再次核对患者,协助患者取舒适体位,整理床单元	5	未再次核对扣2分,未整理扣1分,1项不符合扣0.5分	
	9. 正确处理用物,洗手,记录签字	2	未正确处理用物、未洗手、未记录各扣1分,1项不符合要求扣0.5分	
效果评价(10)	1. 操作熟练,手法正确;沟通有效,注重人文关怀 2. 遵守查对制度和无菌操作原则 3. 竞赛操作时间5分钟	10	操作不熟练扣1~4分,缺乏沟通技巧和人文关怀扣1~4分,污染1处扣5分 超时10秒扣0.1分,以此类推	

（一）目的

及时有效地发现患者的病情变化，为患者的诊断与治疗提供重要依据。

（二）注意事项

（1）严格执行无菌技术操作。

（2）保持尿管及输液器通畅。

（3）病人处于平卧位测量，躁动病人应给予适当的镇静处理。

（4）在操作中，以髂嵴腋中线交点为0点，保持测压管与地面垂直。

（5）向膀胱内注入的生理盐水量不超过25mL，且温度保持在25～35℃，避免因注入生理盐水温度过低导致病人膀胱痉挛。

（6）使用机械通气且呼气末正压（PEEP）高的病人，在病情允许的情况下可降低PEEP值。为避免病人呼吸造成读数液面波动，可在病人呼气末进行读数。

六十八、中心静脉压监测技术

项目	操作流程及要求	分值	评分细则	扣分及记录
操作前准备（10）	1. 护士要求：着装整洁、仪表端庄、洗手、戴口罩	5	缺1项扣2分，1项不符合扣1分	
	2. 用物准备：监护仪、传感导线、加压袋、一次性使用压力传感器、0.9%氯化钠注射液500mL 1袋、2%葡萄糖酸氯己定醇消毒液、棉签、酒精棉片、10mL预冲式导管冲洗器、一次性治疗巾、弯盘、洗手液、PDA，按顺序合理放置	5	缺1项扣1分，1项不符合扣0.5分	
操作步骤（80）	1. 洗手，戴口罩，PDA扫描腕带核对患者信息，评估患者（病情、意识状态、中心静脉置管穿刺部位无肿胀、无渗出），向患者解释，取得合作	10	未评估扣5分，缺1项扣1分，未查对、未解释各扣2分，1项不符合扣0.5分	

续表

项目	操作流程及要求	分值	评分细则	扣分及记录
操作步骤（80）	2. 监护仪连接电源、导连线，检查监护仪性能	3	连接不正确扣2分，设置不正确扣2分	
	3. 洗手，携用物至床旁，将0.9%氯化钠注射液500mL置于加压袋内，消毒瓶塞中心及瓶颈，挂于输液架上，打开压力传感器，插入瓶塞至针头根部，拧紧所有连接口，一次排气成功，对光检查有无气泡，将压力加压至300mmHg，传感器连接导连线，监护仪激活并启用CVP	10	消毒不符合要求扣2分，传感器针头未全插入扣2分，未对光检查、传感器末端放置不正确各扣2分，1项不符合要求扣1分	
	4. 铺治疗巾，停止中心静脉导管输液，去除输液接头，消毒中心静脉导管接口，待干，抽回血通畅，冲洗导管，将压力传感器导管末端与中心静脉导管接口连接，快速冲洗进行方波试验	12	未铺治疗巾扣2分，酒精棉片消毒手法不正确扣3分，未检查导管通畅扣2分，连接不正确或未进行方波试验各扣3分，1项不符合扣0.5分	
	5. 患者取平卧位，将传感器置于患者右心房水平位置（第4肋间与腋中线交界处），将传感器处三通病人端关闭，与大气相通，监护仪"归零"，当监护仪显示"归零完成"时，将传感器处三通病人相通，关闭大气端，观察监护仪参数，调节CVP最佳波形，稳定后读取患者呼气末的CVP数值，调节报警上下限	15	体位不正确扣3分，传感器位置不正确扣5分，校零不正确扣5分，读取数值不准确或未调节报警上下限各扣2分，未观察波形扣3分，1项不符合扣0.5分	
	6. 操作完毕，再次核对患者，协助患者取舒适体位，整理床单元	3	未再次核对扣2分，未整理患者扣1分，1项不符合扣0.5分	
	7. 分类整理用物，洗手，记录	2	未整理、未洗手、未记录各扣1分，1项不符合要求扣0.5分	

续表

项目	操作流程及要求	分值	评分细则	扣分及记录
操作步骤（80）	8. 使用过程中加强巡视，注意保持管路密闭性与通畅性，确保中心静脉导管和测压管道系统内无血栓、气泡，管道无扭曲打折，每日更换生理盐水，每班零，改变体位时需重新校零，注意波形变化，发现异常	10	观察少1项扣1分，1项不符合要求扣1分	
	9. 遵医嘱停CVP监测，核对医嘱，PDA扫描腕带核对患者信息	5	未核对或未使用PDA扣5分，1项不符合要求扣1分	
	10. 关闭输液器调节夹，关闭中心静脉导管夹，分离压力传感器，抽回血通畅，脉冲式冲洗导管，正压封管	8	未抽回血扣2分，冲洗或封管不正确扣2分，1项不符合要求扣0.5分	
	11. 分类整理用物，洗手，记录	2	未整理、未洗手、未记录各扣1分，1项不符合要求扣0.5分	
效果评价（10）	1. 操作熟练，手法正确；沟通有效，注重人文关怀 2. 遵守查对制度和无菌操作原则 3. 竞赛操作时间8分钟	10	操作不熟练扣1～4分，缺乏沟通技巧和人文关怀扣1～4分，污染一处扣5分 超时10秒扣0.1分，以此类推	

（一）目的

中心静脉压（CVP）代表右心房或胸腔静脉内的压力，可反映全身血容量及右心功能，正常值为 $5\sim12cmH_2O$。临床上常通过连续动态监测CVP准确反映右心前负荷，作为补液速度和补液量的指标，对危重患者的抢救和指导输液有重要作用。

（二）注意事项

（1）严格执行无菌技术操作。

（2）保持加压袋300mmHg的压力，使压力传感器内的液体以3～5mL/h的速度持续冲洗导管。测压管内不能留有血液，必须冲洗干净，防止感染。

（3）管路保持密闭性，防止漏液，冲洗液每日更换。确保中心静脉导管和测压管道系统内无凝血、空气，管道无扭曲，妥善固定延长管，确保静脉内导管畅通无阻。

（4）将传感器置于第4肋间与腋中线交叉处，患者取平卧位。

（5）躁动患者应平静10～15分钟后测压，每班校零，出现异常波形、改变体位后重新校零。

（6）使用呼吸机的患者所测的数值一般较正常高 $2cmH_2O$，病情允许的情况下，测压时可脱开呼吸机。

（7）监测时注意波形变化，发现异常时准确判断患者病情变化，并及时报告医生处理。

（8）压力传感器套装应每96小时更换1次，管路冲洗液宜使用0.9%氯化钠注射液，每24小时更换1次，加压袋内软包液体不少于1/4。

六十九、膀胱冲洗技术

项目	操作流程及要求	分值	评分细则	扣分及记录
操作前准备（10）	1. 护士要求：着装整洁、仪表端庄	5	1项不符合要求扣1分	
	2. 用物准备：治疗盘内放弯盘、3000mL 生理盐水、安尔碘、棉签、酒精棉片、一次性垫巾、一次性手套、精密输液器1套、膀胱冲洗标识、PDA、免洗手消毒液、垃圾桶、输液架、纸、笔	5	缺1件扣0.5分	
操作步骤（80）	1. 洗手，戴口罩，携用物至床旁，PDA 扫描核对患者信息，评估病情（意识状态、自理能力、合作程度）、冲洗是否通畅、膀胱充盈度和会阴清洁情况、尿管固定情况，询问患者感受，向患者及家属做好解释工作，告知配合要点，取得合作，请无关人员离开；关闭门窗，为患者遮挡	25	未核对患者扣3分，未评估每1项扣3分，未解释扣3分，未关门窗、未遮挡各扣1分，1项不符合要求扣0.5分	

续表

项目	操作流程及要求	分值	评分细则	扣分及记录
操作步骤(80)	2. 洗手,协助患者取合适卧位,暴露膀胱冲洗管路,铺一次性垫巾	5	体位不符合要求、暴露时间过长各扣2分,1项不符合要求扣0.5分	
	3. 将膀胱冲洗液(生理盐水)悬挂于输液架上,消毒瓶口,将精密输液器与冲洗液连接排气备用	5	未消毒扣2分,缺1项扣1分	
	4. 再次核对,戴手套,分离三腔尿管输入口并消毒,连接精密输液器并打开	5	未核对扣2分,消毒不规范扣2分,缺1项扣1分	
	5. 注入冲洗液(温度38~40℃),观察患者反应,检查腹部膨隆情况,询问膀胱有无憋胀感,观察冲洗液的颜色、性质、量,并根据冲洗液颜色调节冲洗液速度	15	冲洗液温度、速度不合适各扣2分,未检查患者腹部扣3分,未询问患者感受扣3分,未观察冲洗液的颜色、性质、量扣3分	
	6. 协助患者取舒适卧位,盖好被子,整理床单位,告知注意事项,悬挂膀胱冲洗标识	4	未整理扣1分,卧位不适扣1分,未告知注意事项扣2分,未贴标签扣1分	
	7. 更换完毕,脱手套,PDA扫码完成。分类正确处理用物,洗手	3	未扫码执行扣2分,未整理用物扣1分	
	8. 膀胱冲洗过程中,加强巡视,观察患者反应,检查腹部膨隆情况,询问膀胱有无憋胀感,观察冲洗液的颜色、性质、量情况(结合口述)	5	未观察扣2分,未口述、观察内容不全各扣1分	
	9. 冲洗完毕,洗手,戴口罩,PDA扫码核对患者信息,戴手套,分离精密输液器,消毒三腔尿管输入口及盖帽,妥善固定尿管,位置低于膀胱水平,脱手套	10	未洗手扣1分,未核对扣1分,未消毒扣3分,消毒不规范扣2分,尿管固定不牢扣3分,一项不符合规范扣0.5分	
	10. 分类整理用物,洗手	3	未整理扣2分,未洗手扣1分	

续表

项目	操作流程及要求	分值	评分细则	扣分及记录
效果评价（10）	1. 操作熟练，动作轻巧；有效沟通，注重人文关怀；无菌观念强 2. 竞赛操作时间 8 分钟	10	操作不熟练扣 1～4 分，缺乏沟通技巧和人文关怀扣 1～4 分，严重污染不及格 　超时 10 秒扣 0.1 分，以此类推	

（一）目的

（1）对留置导尿的膀胱出血患者，保持尿液引流通畅。

（2）治疗某些膀胱疾病，如膀胱炎、膀胱肿瘤。

（3）清除膀胱内的血凝块、黏液、细菌等异物，预防膀胱感染。

（4）前列腺及膀胱手术后预防血块形成。

（二）注意事项

（1）严格执行无菌操作，防止医源性感染。

（2）冲洗时若患者感觉不适，应当减缓冲洗速度及量，必要时停止冲洗，密切观察，若患者感到剧痛或者引流液中有鲜血时，应当停止冲洗，通知医师处理。

（3）冲洗时，冲洗液瓶内液面距床面约 60cm，以便产生一定的压力，利于液体流入，冲洗速度根据流出液的颜色进行调节，一般为 60～80 滴/分；如果滴入药液，须在膀胱内保留 15～30 分钟后再引流出体外，或者根据需要延长保留时间。

（4）冲洗后如出血较多或血压下降，应立即报告医生给予处理，并注意准确记录冲洗液量及性状。

（5）冲洗过程中注意观察引流管是否通畅，膀胱冲洗不应作为留置尿管患者的操作常规，以减少逆行性感染。

（6）若无特殊禁忌，鼓励患者多饮水，每天饮水量应＞2000mL。

七十、更换一次性引流袋技术

项目	操作流程及要求	分值	评分细则	扣分及记录
操作前准备（10）	1. 护士要求：着装整洁、仪表端庄	5	1项不符合要求扣1分	
	2. 用物准备：弯盘,安尔碘,棉签,一次性引流袋2个,血管钳2把,一次性手套,治疗巾,生活/医用垃圾桶,无菌纱布,必要时备剪刀	5	缺1件扣0.5分	
操作步骤（80）	1. 洗手,戴口罩,携用物至床旁,PDA扫描腕带核对患者信息,评估引流管是否妥善固定、引流液量、颜色及性质。仔细查看引流管外露长度及引流袋上次更换的时间,向患者及家属解释以取得合作	10	未核对扣2分,未使用PDA扣2分,未评估5分,漏一项扣1分,1项不规范扣0.5分	
	2. 协助患者摆好体位,暴露引流管及周围皮肤,注意遮挡患者。检查物品包装是否完好及有效期	5	1项不规范扣1分	
	3. 铺治疗巾于引流管连接处下方,用止血钳夹闭引流管尾端上3~6cm,戴手套,消毒引流管接口处,取无菌纱布,裹住接口处分离引流管接口,用安尔碘消毒引流管管口2次,连接引流袋,松开止血钳,打开引流袋开关	30	消毒方法不正确扣10分,污染1处扣5分,连接引流袋方法不正确扣5分,未打开开关扣2分,1项不规范扣1分	
	4. 妥善固定引流袋,位置低于引流管开口处,检查引流管是否通畅,在引流袋上标注患者信息及更换日期	20	未固定5分,位置不合适扣5分,未检查扣2分,未注明更换日期扣2分,1项不规范扣1分	
	5. 协助患者取舒适体位,告知注意事项	10	未宣教、未交代注意事项、未协助患者取舒适体位各扣3分,1项不符合要求扣1分	
	6. 整理用物,洗手,PDA记录签字	5	未整理、未洗手各扣2分,1项不符合要求扣1分	

续表

项目	操作流程及要求	分值	评分细则	扣分及记录
效果评价（10）	1. 操作熟练，动作轻巧，步骤正确；沟通有效，注重人文关怀 2. 竞赛操作时间 5 分钟	10	操作不熟练扣 1～4 分，缺乏沟通技巧和人文关怀扣 1～4 分 超时 10 秒扣 0.1 分，以此类推	

（一）目的

（1）保持引流管通畅，维持有效引流。

（2）观察引流液的颜色、性质、量，为医生诊断提供依据。

（3）防止逆行感染。

（二）注意事项

（1）妥善固定引流管，防止因翻身、起床等活动而牵拉脱出。

（2）更换引流袋时常规消毒接口，严格无菌操作。

（3）引流袋位置低于切口平面。

（4）定时挤压引流管，保持引流通畅，防止引流管打折、扭曲、受压。

（5）定时更换引流袋，一般情况下非抗反流引流袋一周更换 2 次，抗反流引流袋一周更换 1 次，特殊情况遵照说明书执行。

（6）准确记录 24 小时引流量。

七十一、T 管引流护理技术

项目	操作流程及要求	分值	评分细则	扣分及记录
操作前准备（10）	1. 护士要求：着装整洁，仪表端庄	5	1 项不符合要求扣 1 分	
	2. 用物准备：治疗盘内放无菌引流袋、量杯、碘伏或安尔碘、胶布、无菌纱布、无菌棉签、垫巾、止血钳、一次性手套、免洗手消毒液、凡士林纱布、垃圾桶、病历、笔、表、屏风，必要时备氧化锌软膏。按顺序合理放置	5	缺 1 件扣 0.5 分	

续表

项目	操作流程及要求	分值	评分细则	扣分及记录
操作步骤(80)	1. 患者术后回病房的护理 （1）核对医嘱，洗手，携用物至床旁，PDA 扫描腕带核对患者信息。评估患者病情、生命体征及 T 管引流情况。向患者及家属解释，以取得合作 （2）为患者遮挡，协助摆好舒适卧位，按照管路固定规范二次固定后，将引流袋固定于床边，引流袋应低于 T 管引流口平面 （3）观察胆汁颜色、性质、量及引流管周围皮肤，告知注意事项 （4）若 T 管内无胆汁引流出，应立即检查 T 管有无折叠、堵塞、脱出等情况；若 T 管周围有胆汁渗出，应及时通知医生给予换药，必要时涂氧化锌软膏保护皮肤（口述） （5）整理用物，洗手后记录	25	未评估扣 3 分，未解释扣 2 分，未核对扣 1 分 T 管固定不正确或未二次固定扣 5 分，卧位不舒适扣 1 分 未观察扣 3 分，未告知注意事项扣 5 分 引流不通畅未观察扣 5 分，未口述扣 5 分 未整理、未洗手、未记录各扣 1 分	
	2. 更换引流袋的护理（步骤同更换一次性引流袋技术）	45	参照更换一次性引流袋技术扣分标准	
	3. T 管拔管护理 （1）评估患者引流情况，术后 10~12 天遵医嘱为患者抬高 T 管（引流袋高于引流口处），告知注意事项即注意抬高后有无腹部、发热或胃肠道症状等 （2）T 管拔除前做好解释，送患者至手术室经胆道镜检查后行 T 管拔管，重新放置腹腔引流管，观察患者有无腹痛、发热等情况；第 2 日拔除引流管后，观察敷料有无渗湿等情况；告知窦道口 1~2 天会自行封闭（口述） （3）协助患者取舒适卧位，整理床单位，关爱患者。分类正确整处用物，洗手，记录签字	15	未评估、未解释各扣 2 分，未观察扣 4 分，观察内容缺 1 项扣 1 分 未评估、未解释各扣 2 分，未观察扣 4 分，观察内容缺 1 项扣 1 分 卧位不适、未记录各扣 2 分，未整理、未洗手各扣 1 分，1 项不符合要求扣 0.5 分	

续表

项目	操作流程及要求	分值	评分细则	扣分及记录
效果评价(10)	1. 操作熟练、规范；护患沟通有效，注重人文关怀 2. 更换引流袋竞赛操作时间 5 分钟	10	操作不熟练扣 1~4 分，缺乏沟通技巧和人文关怀扣 1~4 分 　超时 10 秒扣 0.1 分，以此类推	

(一) 目的

(1) 引流胆汁，减轻胆道内压力，使胆管缝合口顺利愈合，避免胆瘘。

(2) 支撑胆道，防止胆管狭窄。

(3) 引流胆汁及残余结石。

(4) 可作为检查和治疗胆管疾病的通道。

(二) 注意事项

(1) 严格执行无菌操作，避免感染。

(2) 妥善固定 T 管，保持有效引流、持续通畅。经常检查 T 管有无扭曲、折叠、受压；操作时防止过度牵拉；在身体活动过程中注意保护，以防 T 管脱落。

(3) 避免引流液倒流而造成逆行感染。抬高 T 管前，引流袋位置始终不可高出切口平面，即平卧时引流管应低于腋中线，站立或活动时不可高于腹部引流口平面。

(4) 非抗反流引流袋一周更换 2 次，抗反流引流袋一周更换 1 次。

(5) 保护患者 T 管周围皮肤，必要时局部涂氧化锌软膏，防止胆汁浸渍引起局部皮肤破溃和感染。

(6) 注意观察和记录引流液的颜色、性状和量。

(7) T 管在术后 10~12 天抬高，无不适后第 13~14 天夹闭。术后 6~8 周返院行 T 管拔管，拔管前先行 T 管造影或胆道镜检查，证实胆总管通畅、无残余结石、窦道已形成后，方可拔管。拔管后管口如有渗液，及时更换敷料，并注意观察有无发热、腹痛、黄疸等情况。

七十二、胸腔闭式引流管的护理

项目	操作流程及要求	分值	评分细则	扣分及记录
操作前准备（10）	1. 护士要求：着装整洁、仪表端庄	5	1项不符合要求扣1分	
	2. 用物准备：治疗盘内放一次性无菌胸腔闭式引流瓶1个、无菌生理盐水1瓶（500mL）、无菌棉签、碘伏或安尔碘、治疗巾、清洁手套2副、止血钳2把、弯盘、胶布、体表导管固定装置、换药盒、凡士林油纱、免洗手消毒液、引流管标识、病历、笔。按顺序合理放置	5	缺1件扣0.5分	
操作步骤（80）	1. 患者术后回病房后的护理 （1）核对医嘱，携用物至床旁，PDA扫描腕带核对患者信息。评估病情、意识、生命体征、刀口敷料、胸腔引流情况。向患者及家属解释（目的、重要性、注意事项等），以取得合作 （2）洗手，戴口罩。备胶布，协助患者取舒适卧位，将胸腔闭式引流瓶放置安全处，使引流瓶低于胸膜腔60～100cm。固定引流管，粘贴引流管标识，标记引流液刻度，挤压引流管，观察引流情况（搬动患者时双钳夹闭引流管，放置好引流瓶后打开止血钳，嘱患者咳嗽，观察引流是否通畅） （3）向陪护人员宣教带管的注意事项。整理用物，洗手后记录	20	未评估扣3分，未解释扣2分，未查对扣1分 引流瓶固定位置不正确扣5分，卧位不正确、未挤压各扣2分，1项不符合扣0.5分 未指导扣2分，未整理、未记录各扣1分	
	2. 更换胸腔闭式引流瓶的护理 （1）携用物至床旁，核对患者信息。评估环境、病情、意识、生命体征、刀口敷料及胸腔引流情况。向患者及家属解释（目的、重要性、注意事项等），以取得合作	40	未评估扣3分，未解释扣2分，未查对扣1分	

续表

项目	操作流程及要求	分值	评分细则	扣分及记录
操作步骤(80)	（2）洗手，戴口罩。备胶布，帮助患者取舒适半卧位。打开无菌胸腔闭式引流瓶，倒入无菌生理盐水（按取用无菌溶液法），使长玻璃管下端浸入水面以下3～4cm为宜，在引流瓶内液面的水平线处做标记，并注明日期和水量。戴手套、铺治疗巾，用2把止血钳反向双重夹闭引流管（持续时间宜少于60秒），分离并消毒引流管连接口，连接引流瓶。自上而下检查确认连接牢固后，松开止血钳，挤压引流管，嘱患者咳嗽，观察引流是否通畅，正常水柱上下波动4～6cm。将引流瓶放于安全处，妥善固定引流管，保持引流瓶低于胸膜腔60～100cm。密切观察患者的反应 (3)告知患者及家属有关注意事项，协助患者取舒适正确卧位，洗手后记录。引流期间引流装置处于密闭状态，保持引流通畅；定时自上而下挤压引流管，避免管道扭曲、受压、滑脱和阻塞；严密观察引流液的量、颜色、性质及引流速度；询问患者的感受并告知如有不适，及时呼叫值班护士；告知患者保持伤口敷料清洁，不要自行拔管、保持密闭、防止受压扭曲等有关注意事项。（结合口述）		长玻璃管下端未浸入水面以下扣10分，引流瓶位置不正确各扣5分，未使用止血钳双重夹管扣5分，少1把扣2分，连接不严密扣5分，水量不正确、消毒不正确、污染1处各扣3分，未挤压、未标记、未观察各扣2分，1项不符合扣1分 未指导扣2分，漏1项扣0.5分，卧位不正确扣1分，未记录扣1分	
	3. 拔管的护理 (1)评估患者病情及引流情况，做好解释，携用物至床旁，协助医生拔管。观察患者有无胸闷、憋气、呼吸困难、气胸、皮下气肿等情况，局部有无渗血、渗液。（结合口述） (2)协助患者取舒适卧位（拔管后宜指导患者取健侧卧位），整理床单位，关爱患者，告知拔管后避免剧烈运动、提举重物等。分类整理用物，洗手，在管路滑脱评估单上记录拔管日期并签字	20	未评估、未解释、未协助各扣1分，拔管时未正确指导患者呼吸扣2分，拔管后未观察扣1分 卧位不正确、未整理、未洗手、未记录各扣1分，1项不符合要求扣0.5分	

续表

项目	操作流程及要求	分值	评分细则	扣分及记录
效果评价(10)	1. 操作熟练、规范；严格无菌操作；沟通有效，注重人文关怀 2. 竞赛操作时间 7 分钟	10	操作不熟练扣 1～4 分，缺乏沟通技巧和人文关怀扣 1～4 分，严重违反原则不及格 超时 10 秒扣 0.1 分，以此类推	

（一）目的

（1）引流出胸腔内的气体和液体。

（2）重建胸膜腔内负压，使肺复张。

（3）便于观察胸腔引流液的量、性质、颜色。

（4）平衡压力，预防纵隔移位及肺受压。

（二）注意事项

（1）保持管道密闭

① 引流瓶长管没入液面下 3～4cm，并始终保持直立。

② 若引流管连接处脱落或引流瓶损坏，应立即夹闭或反折引流管，并更换引流装置。若引流管从胸腔滑脱，立即用手捏闭伤口处皮肤（注意不要直接接触伤口），消毒处理后，用凡士林纱布封闭伤口，并协助医生进一步处理。

③ 搬动患者或更换引流瓶时双重夹闭引流管，以防空气进入胸膜腔形成气胸。

（2）体位与活动　患者取 45°斜坡卧位，便于胸腔引流及改善呼吸，使肺活量增大。

（3）保持引流通畅

① 定时挤压引流管，防止阻塞、扭曲、受压。

② 鼓励患者做咳嗽、深呼吸及变换体位。

（4）严格无菌操作，防止逆行感染

① 保持引流装置无菌，并按规定及时更换引流瓶（建议引流瓶每周更换一次，引流液多可以每日用无菌生理盐水更换引流瓶内液体）。操作时应严格执行无菌操作规程，防止感染发生。

② 保持引流管口敷料干燥，渗湿后及时更换。

③ 引流瓶应低于胸壁引流口平面60～100cm，防止瓶内液体逆流入胸腔。

(5) 观察和记录

① 观察引流液的量、性质、颜色并准确记录，发现以下情况及时通知医生处理：引流装置中出现大量鲜红血液、引流物浑浊或有沉淀、脓栓；术后引流患者血液量＞200mL/h；乳糜胸患者引流量＞200mL/d；引流装置内大量气体突然逸出、气体逸出突然停止或气体持续逸出。

② 密切观察长管中的水柱波动，注意有无漏气。一般情况下水柱上下波动4～6cm。

(6) 置管48～72小时后，无气体逸出，或引流量明显减少且颜色变浅，24小时引流液＜50mL，脓液＜10mL，X线检查示肺复张良好无漏气，患者无呼吸困难，即可拔管。拔管后要密切观察有无胸闷、憋气、呼吸困难、气胸、皮下气肿等情况，局部有无渗血、渗液。如有异常，要及时报告医师处理。

七十三、肛管排气技术

项目	操作流程及要求	分值	评分细则	扣分及记录
操作前准备(10)	1. 护士要求：着装整洁、仪表端庄	5	1项不符合要求扣1分	
	2. 用物准备：肛管、玻璃接头、橡胶管、玻璃瓶（内盛水3/4满，瓶口系带）、润滑油、棉签、胶布、清洁手套、纸巾适量、免洗手消毒液、生活垃圾桶、医用垃圾桶、PDA	5	缺1件扣0.5分	

续表

项目	操作流程及要求	分值	评分细则	扣分及记录
操作步骤(80)	1. 核对医嘱,洗手,戴口罩,携用物至床旁,PDA扫描腕带核对患者信息,评估患者(年龄、病情、临床诊断、意识状态、心理状况、理解配合能力等)。向患者及家属解释肛管排气的目的和配合要点,以取得合作	12	未使用PDA扣2分,未核对扣2分,未评估扣5分,未解释扣3分,1项不符合要求扣1分	
	2. 准备体位:协助病人取左侧卧位,暴露肛门,注意及时遮盖	10	未遮盖扣2分,卧位不正确扣3分,过多暴露扣2分,缺1项扣1分,1项不符合要求扣0.5分	
	3. 连接排气装置:将玻璃瓶系于床边,橡胶管一端插入玻璃瓶液面下,另一端与肛管相连	8	连接不紧密扣3分,插入不准确扣3分,缺1项扣1分,1项不符合要求扣0.5分	
	4. 插管:再次核对,戴手套,润滑肛管,嘱病人张口呼吸,将肛管轻轻插入直肠15~18cm,用胶布将肛管固定于臀部	20	未核对扣2分,未润滑肛管扣3分,插入深度不正确扣6分,连接不正确扣2分,润滑长度不够扣2分,肛管未固定或固定不牢扣2分,1项不符合要求扣0.5分	
	5. 观察:观察排气情况,如排气不畅,帮助患者更换体位及按摩腹部	10	未观察扣2分,如排气不畅未处理扣5分,处理不正确扣2分,1项不符合要求扣0.5分	
	6. 拔管:保留肛管不超过20分钟,拔出肛管,擦净肛门,脱下手套	10	拔管方法不正确扣4分,未擦净肛门扣1分,1项不符合要求扣0.5分	
	7. 操作后处理 (1)协助病人取舒适的体位,并询问患者腹胀有无减轻 (2)整理床单位及用物 (3)洗手,PDA核对记录签字(排气时间及效果、患者的反应)	10	卧位不适、未协助穿衣、未整理床单位、未关注效果各扣1分,未整理、未洗手、未记录签字各扣2分,1项不符合要求扣1分	

续表

项目	操作流程及要求	分值	评分细则	扣分及记录
效果评价(10)	1. 操作熟练,步骤正确,动作轻巧;沟通有效,注重人文关怀 2. 竞赛操作时间6分钟	10	操作不熟练扣1~4分,缺乏人文关怀扣1~4分,超时10秒扣0.1分,以此类推	

(一) 目的

(1) 帮助患者排出肠腔积气,减轻腹胀。

(2) 直肠或低位结肠切除吻合术后短期促进排气。

(二) 注意事项

(1) 左侧卧位有利于肠腔内气体排出。

(2) 操作中注意尽量少暴露患者。

(3) 防止空气进入直肠内,加重腹胀。

(4) 不可长时间留置肛管。长时间留置肛管,会降低肛门括约肌的反应,甚至导致括约肌永久性松弛,需要时,2~3小时后再行肛管排气。

(三) 健康教育

(1) 向患者及家属讲解避免腹胀的方法,如增加活动、正确选择饮食种类等。

(2) 向患者及家属解释肛管排气的意义。

(3) 指导患者保持健康的生活习惯。

七十四、颈围领佩戴技术

项目	操作流程及要求	分值	评分细则	扣分及记录
操作前准备(10)	1. 操作者要求:着装整洁、仪表端庄	5	1项不符合要求扣0.5分	
	2. 用物准备:颈围领1个、兜单1条、10cm×10cm泡沫敷料5~7个、枕头1个、速干手消毒液、表	5	缺1项扣1分,1项不符合要求扣0.5分	

续表

项目	操作流程及要求	分值	评分细则	扣分及记录
佩戴颈围领步骤(50)	1. 洗手，PDA核对患者信息，评估患者病情(生命体征、意识状态、合作程度、肢体肌力、皮肤情况、颈部敷料情况等)，向患者及家属做好佩戴颈围领的解释工作	8	未洗手扣2分，未核对患者信息扣2分，未评估扣2分，未解释扣2分，1项不符合要求扣0.5分	
	2. 选择合适的颈围领	2	未选择合适的颈围领扣2分	
	3. A护士站在患者头侧，双手头肩锁保护头颈部，B、C护士分别站在病人两侧协助患者双上肢抱于胸前，双手交叉放于肩部，翻身侧下肢伸直，对侧屈曲，双手抓住兜单，三人同时用力将患者平移至床旁，协助患者轴线翻身至侧卧位，患者头下垫枕	11	站位不正确扣2分，手法不正确扣2分，体位摆放不正确扣2分，未轴线翻身扣3分，头下未垫枕扣2分	
	4. B护士观察颈后皮肤状况，将泡沫敷料菱形对称放于患者双肩部，覆盖颈后两大着力区，佩戴颈围领后片，三名护士协助患者轴线翻身至平卧位，撤走头部垫枕	14	未观察皮肤状况扣2分，未使用泡沫敷料保护皮肤或位置摆放不正确分别扣2分，后片位置不正确扣3分，未轴线翻身扣3分，未撤掉垫枕扣2分	
	5. B护士观察颈前皮肤状况。将泡沫敷料以"品"字形排列分别覆盖颈前三大着力区，为患者佩戴颈围领前片，粘固尼龙搭扣	10	未观察皮肤状况扣2分，未使用泡沫敷料保护皮肤或位置摆放不正确分别扣2分，前片位置不正确扣2分，未遵循前片边缘压于后片之上原则扣2分	
	6. B护士检查颈围领的松紧度，询问患者是否舒适	5	未检查松紧度扣3分，未询问患者是否舒适扣2分	

续表

项目	操作流程及要求	分值	评分细则	扣分及记录
拆除颈围领步骤（30）	1. 协助患者平卧，松解尼龙搭扣	5	卧位不正确扣2分，松解时机不正确扣3分	
	2. B护士摘除颈围领前片，取下泡沫敷料，观察患者受压皮肤情况	5	未摘除前片扣2分，未取下敷料扣1分，未观察皮肤扣2分	
	3. B、C护士协助患者双上肢抱于胸前，双手交叉放于肩部，翻身侧下肢伸直，对侧屈曲，三名护士协助患者轴线翻身至侧卧位，头下垫枕，B护士摘除颈围领后片，取下泡沫敷料，观察患者皮肤受压情况	9	体位摆放不正确扣2分，未轴线翻身扣3分，未垫枕扣2分，未观察颈后皮肤状况扣2分	
	4. 三名护士协助患者轴线翻身至平卧位，撤除头下垫枕，询问患者是否舒适	7	未轴线翻身扣3分，未撤垫枕扣2分，未问是否舒适扣2分	
	5. 协助患者整理床单位，告知注意事项。分类整理用物，洗手，记录	4	缺1项扣1分，1项不符合要求扣0.5分	
效果评价（10）	1. 操作熟练，动作轻巧，有效沟通，注重人文关怀 2. 竞赛操作时间5分钟	10	操作不熟练扣1~4分，缺乏沟通技巧和人文关怀扣1~4分 超时10秒扣0.1分，以此类推	

（一）目的

（1）固定、制动、保护、保持颈椎的稳定性。

（2）减少颈椎活动对血管、神经组织的摩擦刺激，控制急性期无菌性炎症的发展，促进炎症、水肿的消散和吸收。

（二）注意事项

（1）严格执行查对制度和注意人文关怀。

（2）佩戴与摘除颈围领时应遵循的原则：佩戴及摘除颈围领时，应保持平卧位，翻身时应轴线翻身。

（3）颈围领与皮肤之间可伸入一横指，固定效果好，患者舒适。

（4）颈围领后片的上缘应靠近枕骨，下缘应靠近双肩。颈围领前片的上凹槽应托住下颌，前片边缘压于后片之上。

（5）预防皮肤压疮，对五大着力区（颈前三大着力区——颈围领前片与下颌、双侧锁骨皮肤接触部位，颈后两大着力区——颈围领后片与双肩部皮肤接触部位）给予泡沫敷料保护。

七十五、胸腰椎支具佩戴技术（趴爬版）

项目	操作流程及要求	分值	评分细则	扣分及记录
操作前准备（10）	1. 护士要求：着装整洁、仪表端庄	5	1项不符合要求扣0.5分	
	2. 用物准备：胸腰椎支具一个、兜单一条、速干手消毒液、表	5	缺1件扣1分，1处不符合要求扣0.5分	
佩戴胸腰椎支具流程（60）	1. 洗手，PDA核对患者信息，评估患者病情（生命体征、意识状态、合作程度、肢体肌力、皮肤及敷料情况等），向患者及家属做好佩戴胸腰椎支具的解释工作	15	未洗手扣2分，未核对扣2分，未评估扣3分，评估不全扣1分，未解释扣2分，1项不符合要求扣0.5分	
	2. 护士将胸腰椎支具的一侧尼龙搭扣固定好	3	未固定好一侧尼龙搭扣扣3分	
	3. 检查患者前胸部皮肤情况	3	未检查皮肤扣3分	
	4. 两名护士分别站于病床两侧，扶住患者肩部及髋部，协助患者轴线翻身至侧卧再至俯卧，患者双膝跪于床面，双上肢伸直支撑，呈趴爬状	7	站位不正确扣2分，未遵循轴线翻身原则扣3分，未指导患者正确姿势扣2分	
	5. 检查患者背部皮肤及敷料情况	4	未检查患者背部皮肤及敷料情况各扣2分	

续表

项目	操作流程及要求	分值	评分细则	扣分及记录
佩戴胸腰椎支具流程（60）	6. 两名护士将胸腰椎支具前后片对应放于患者前胸部及后背，并共同调整、固定两侧尼龙搭扣。遵循先中、后下、最后上的原则（前片上缘应平胸骨柄，凸起缘位于锁骨下缘2~3cm，下缘位于耻骨联合上缘3cm左右，以屈髋不受限制为宜，位置居中。支具片上缘位置由病情决定：第10胸椎及以上节段病变患者后片上缘与肩齐平，后片下缘位于臀裂处，以不影响坐姿为宜。注意支具前片压后片）	16	支具位置错误各扣4分，前片压后片扣4分，系扣顺序未遵循原则扣4分	
	7. 两名护士同时系好肩部的尼龙搭扣，协助指导患者将内嵌气囊充气至舒适	6	未系肩部的尼龙搭扣扣3分，未协助指导患者气囊充气扣3分	
	8. 护士检查患者支具的松紧度，询问患者是否舒适，协助患者倒爬下床后缓慢站起	6	未检查松紧度扣2分，未询问患者是否舒适扣2分，未指导患者倒爬下床扣2分	
摘除胸腰椎支具流程（20）	1. 协助患者趴爬上床，呈趴爬状，松解双肩部尼龙搭扣	5	未指导患者趴爬上床扣3分，未松解双肩部尼龙搭扣扣2分	
	2. 松解胸腰椎支具一侧尼龙搭扣，并取下支具	2	未遵循松解原则扣2分	
	3. 检查背部皮肤及敷料情况	4	未检查背部皮肤及敷料各扣2分	
	4. 协助患者平卧，检查胸部皮肤情况，询问患者是否舒适	7	未轴线翻身扣3分，未检查胸部皮肤扣2分，未询问患者感受扣2分	
	5. 协助病人整理床单位，取平卧位后，告知注意事项。分类整理用物，洗手，记录	2	缺1项扣1分，1项不符合要求扣1分	
效果评价（10）	1. 操作熟练，动作轻巧，有效沟通，注重人文关怀 2. 竞赛操作时间8分钟	10	操作不熟练扣1~4分，缺乏沟通技巧和人文关怀扣1~4分 超时10秒扣0.1分，以此类推	

（一）目的

（1）固定、限制胸腰椎的活动。

（2）减轻疼痛，保护胸腰椎。

（3）矫正脊柱侧弯、畸形等。

（二）注意事项

（1）严格执行查对制度和注意人文关怀。

（2）为卧床患者佩戴胸腰椎支具的要求如下。

① 前片边缘压住后片。

② 支具保持适度的松紧度，以支具与皮肤之间可伸入一横指为宜。女性患者还应测量双乳头连线至脐的长度，乳房放于支具外面。

③ 胸腰椎支具前片、后片位置正确，不影响髋关节、双上肢的活动。

④ 佩戴胸腰椎支具的过程中，注意轴线翻身。

⑤ 佩戴及摘除支具时保持趴爬位。坐位、站立位以及其他躯体受力的体位需要佩戴支具，卧床时不需佩戴支具。

⑥ 注意观察有无皮肤压迫，避免皮肤磨损，每天清洁皮肤。

七十六、腰围使用技术（趴爬版）

项目	操作流程及要求	分值	评分细则	扣分及记录
操作前准备（10）	1. 护士要求：着装整洁、仪表端庄	5	1项不符合要求扣0.5分	
	2. 用物准备：腰围、速干手消毒液、表	5	缺1件扣2分，1处不符合要求扣0.5分	
佩戴腰围流程（50）	1. 洗手，PDA核对患者信息，评估患者病情（生命体征、意识状态、合作程度、肢体肌力、皮肤及敷料情况等），向患者及家属做好佩戴腰围的解释工作	8	未洗手扣2分，未核对扣2分，未评估扣2分，未解释扣2分，1项不符合要求扣0.5分	
	2. 选择合适的腰围	2	未选择合适的腰围扣2分	

续表

项目	操作流程及要求	分值	评分细则	扣分及记录
佩戴腰围流程（50）	3. 协助患者翻身至侧卧再至俯卧	5	未遵循轴线翻身原则扣5分	
	4. 协助患者双膝跪于床面,双上肢伸直支撑,呈趴爬状	6	未协助双膝跪于床面扣2分,双上肢未伸直支撑扣2分,未指导扣2分	
	5. 检查患者腰部皮肤及敷料情况	4	未检查患者腰部皮肤及敷料情况各扣2分	
	6. 将腰围放于患者腰后,将腰围粘牢	7	腰围正中线的位置未正对患者脊柱扣4分,腰围未粘牢扣3分	
	7. 检查腰围的松紧度	5	未检查松紧度扣5分	
	8. 询问患者是否舒适	3	未询问患者感受扣3分	
	9. 协助患者倒爬下床后缓慢站起,协助患者床边活动	10	患者未倒爬下床扣5分,未指导患者缓慢站起扣3分,未协助患者床边活动扣2分	
摘除腰围流程（30）	1. 协助患者趴爬上床,呈趴爬状	10	未指导患者趴爬上床扣4分,双膝未跪于床面扣3分,双上肢未伸直支撑扣3分	
	2. 解开粘扣,取下腰围	5	手法不正确扣5分	
	3. 检查腰部皮肤及敷料情况	4	未检查腰部皮肤及敷料各扣2分	
	4. 协助患者平卧,询问患者是否舒适	7	未轴线翻身扣5分,未询问患者感受扣2分	
	5. 协助患者整理床单位,取平卧位,告知注意事项。分类整理用物,洗手,记录	4	缺1项扣1分,1项不符合要求扣0.5分	

续表

项目	操作流程及要求	分值	评分细则	扣分及记录
效果评价(10)	1. 操作熟练,动作轻巧,有效沟通,注重人文关怀 2. 竞赛操作时间5分钟	10	操作不熟练扣1~4分,缺乏沟通技巧和人文关怀扣1~4分 超时10秒扣0.1分,以此类推	

（一）目的

（1）固定、制动、保持腰椎稳定。

（2）减少腰椎活动对血管、神经组织的摩擦刺激，控制急性期无菌性炎症的发展，促进炎症、水肿的消除和吸收。

（二）注意事项

（1）保证腰围的内外、上下位置正确，腰围上缘位于肋骨下缘，下缘位于臀裂处。

（2）注意观察有无皮肤压迫，避免皮肤磨损。

（3）佩戴腰围期间不宜负重，不宜弯腰拾物，可蹲下拾物。

（4）腰围佩戴的时间应严格遵守医生的指导。

七十七、翻身床使用技术

项目	操作流程及要求	分值	评分细则	扣分及记录
操作前准备(10)	1. 护士要求:着装整洁,仪表端庄,洗手、戴口罩、帽子及一次性手套,必要时穿隔离衣	5	缺1项扣2分,1项不符合要求扣1分	
	2. 用物准备:PDA、速干手消毒液、翻身床、翻身海绵(2大、4长、8小)、无菌纱布垫、无菌棉布、翻身带、翻身记录单、表、笔,放置于搁床台架上	5	缺1件扣0.5分	

续表

项目	操作流程及要求	分值	评分细则	扣分及记录
操作步骤（80）	1. 检查床的性能 （1）一看：床的各部位齐全完好（便盆板，上下床片，搁手板，摇手板，输液器） （2）二试：床的各部件功能完好（脚，转周盘，安全弹簧，刹车） （3）三推：轮子灵活	25	未一看扣 10 分，未二试扣 10 分，未三推扣 5 分，缺 1 项扣 2 分	
	2. PDA 核对患者，解释明确，详细介绍使用翻身床的目的，告知约束方法	5	未核对、未解释各扣 2 分，1 项不符合要求扣 1 分	
	3. 室温 28~32℃，相对湿度 60%	2	1 项不符合要求扣 1 分	
	4. 妥善固定管路	5	未妥善固定扣 5 分	
	5. 去掉便盆及床上各类物品	3	未清理扣 3 分	
	6. 铺开无菌棉布、无菌纱布垫，垫翻身海绵位置正确，双下肢伸直并拢，双上肢伸直紧贴于身体两侧，将肢体架移除	5	1 项不符合扣 1 分	
	7. 将上下床片合紧，翻身带按要求放置，各管路放置位置合理，妥善固定，将下床片 4 个支架旋松放平，床头、床尾各一人，同时拔出床头、床尾固定插销，另一助手站于预翻身侧，进行保护，两名操作者同时翻身，速度适宜，翻身完成，关闭床头、床尾固定插销，助手打开翻身带，操作者移除上床片，撑起旋紧下床片 4 个支架，调整患者头部处于合适位置，安装肢体架，上下肢外展处于功能位置	20	翻身带位置不符合扣 5 分，管路滑脱扣 10 分，协调度差扣 5 分，1 项不符合要求扣 1 分	
	8. 观察患者的面色及一般情况，各类导管（气管插管/人工鼻）的位置及通畅情况，大小便便孔位置合适，气管切开患者检查气管套管纱带的松紧度及套管的正确位置	10	卧位不适扣 2 分，未整理扣 2 分，未观察面色扣 3 分，未关注导管扣 3 分	
	9. 分类整理翻身用物，洗手，再次观察后做好护理翻身记录、签字	5	缺 1 项扣 1 分，1 项不符合要求扣 0.5 分	

续表

项目	操作流程及要求	分值	评分细则	扣分及记录
效果评价(10)	1. 操作熟练,动作轻柔、稳重、准确,翻身床固定有效,各管路在位通畅,肢体无损伤,沟通有效,注重人文关怀 2. 竞赛操作时间 20 分钟	10	操作不熟练扣 1~4 分,缺乏沟通技巧和人文关怀扣 1~4 分 超时 10 秒扣 0.1 分,以此类推	

（一）目的

（1）充分暴露创面，保持创面干燥。

（2）避免创面长期受压，加重感染。

（3）便于更换体位，防止压力性损伤发生，减轻患者痛苦。

（4）便于手术、换药。

（5）便于排痰及大小便。

（6）减少护士劳动强度，节约时间。

（二）注意事项

（1）初次翻身前向患者做好解释工作，解除恐惧与顾虑，取得合作。

（2）使用翻身床前对患者的全身情况进行评估，包括心肺功能、呼吸道是否通畅、有无低蛋白血症、全身头面部水肿情况。对翻身床的所有部件进行检查，确保完好。

（3）首次使用翻身床时，主管医生或值班医生一定要在旁边，以便及时抢救，初次俯卧时间不宜过长，一般以 0.5~1 小时为宜，待患者适应 1~2 天后酌情增加俯卧时间，严格遵医嘱按时翻身。

（4）严重烧伤患者第一次翻身俯卧不应超过 30 分钟，头面部烧伤合并吸入性损伤的患者以 15 分钟为宜。俯卧时严密观察呼吸、脉搏、神志和其他情况，防止发生喉头水肿而窒息死亡。准备急救器械及药物，做好气管切开及抢救准备。

（5）用冬眠药物者不可翻身，以免造成呼吸困难，如为全麻手术需在麻醉完全清醒后 12 小时再给予翻身。

（6）休克期患者一般先不使用翻身床翻身，腹胀及有严重胃扩张者,俯卧时间不宜太长。

(7) 俯卧位时将床头抬高 15°～30°,防止造成体位性水肿而发生窒息。

(8) 嘱患者不得自行在翻身床上翻身,凡有精神症状及不合作者适当约束,防止坠床。

(9) 俯卧时勿使足背、足趾受压,仰卧时踝关节呈 90°,防止马蹄足畸形。

(10) 翻身时注意保持各种管道通畅,防止拉脱或阻塞,使用呼吸机的患者翻身时尤应注意。留置尿管患者引流袋放置双腿之间,暂夹闭以防尿液反流引起逆行感染。

(11) 常规翻身一般每日 6～8 次,夜间应给予仰卧位。

(12) 使用期间做好翻身床的清洁维护。

(13) 如有气管切开/气管插管患者,需要吸痰者应及时吸净痰液,使用呼吸机辅助呼吸者要将人工鼻/气管插管妥善固定,防止将套管拉出。

七十八、间歇性充气压力泵使用技术

项目	操作流程及要求	分值	评分细则	扣分及记录
操作前准备(10)	1. 护士要求:着装整洁、仪表端庄	5	1 项不符合要求扣 1 分	
	2. 用物准备:下肢加压装置、笔、速干手消毒液、电插板、一次性腿套或患者自行准备清洁舒适袜、裤子	5	缺 1 件扣 0.5 分	
操作步骤(80)	1. 核对医嘱,携用物至床旁,洗手,PDA 核对患者信息,说明目的,评估患者病情、神志、肢体情况(触诊足部皮温、足背动脉搏动,有无肿胀、伤口、引流管、出血倾向、尚未结痂的溃疡或压疮、植皮)、有无血栓病史、心力衰竭等,取得患者配合,摘除足部配饰,询问并协助患者大小便。环境评估(安全、整洁、有电源便于操作)	10	未核对患者信息扣 5 分,未评估、未解释各扣 2 分,缺 1 项扣 1 分,未询问大小便扣 1 分,1 项不符合要求扣 0.5 分	

续表

项目	操作流程及要求	分值	评分细则	扣分及记录
操作步骤(80)	2. 洗手,检查仪器:接上电源,必要时使用电插板,腿套与连接管衔接是否紧密,调试,确保性能良好,检查腿套有无破损、有无漏气	10	未洗手扣2分,未检查仪器扣2分,未调试3分,未检查腿套扣2分,1项不符合要求扣0.5分	
	3. 患者取舒适卧位,(足底型)为患者穿上一次性脚套,将双足或单足放于足底泵的脚套内,调整气囊位置(气囊位于足底),妥善固定。松紧适宜,以容纳一指为宜 (大腿/小腿型)为患者穿上一次性腿套,将双下肢或单侧下肢放于空气波压力治疗仪的气囊内,调整气囊位置(气囊位于腓肠肌侧),妥善固定。松紧适宜,以容纳一指为宜	20	卧位不适扣2分,未协助患者穿一次性腿套或裤子、袜子各扣2分,未接治疗仪套筒扣3分,套筒位置不符合要求扣5分,松紧度不符合要求扣2分,1项不符合要求扣0.5分	
	4. 根据患者情况遵医嘱调整治疗模式,调节时间(30~60分钟)	9	未调整治疗模式扣3分,模式不符合要求扣3分,未调节时间3分	
	5. 患者核对无误后按START(开始)键,观察机器运转情况,询问患者感觉(以肢体有明显压力感但不引起不适为宜)。运行正常,压力适中。治疗过程中注意观察患肢的肤色变化情况,并询问患者的感觉	10	未核对患者扣2分,未观察机器运转情况2分,未询问患者感受扣2分,未检查压力扣2分,未观察皮肤扣2分	
	6. 交代注意事项:(1)患者不要自行调节仪器。(2)有任何不适症状及时按铃。(3)治疗过程中尽量保持平卧体位,勿活动	3	未交代注意事项扣3分,缺1项扣1分,1项不符合要求扣0.5分	
	7. 再次核对患者,洗手	4	未核对患者扣2分,未洗手扣2分	
	8. 治疗结束后仪器自动停止,关闭仪器开关,断开电源,撤离套筒,妥善放置	5	未关仪器扣2分,未拔出电源扣1分,未撤离套筒扣1分,未妥善放置扣1分	

续表

项目	操作流程及要求	分值	评分细则	扣分及记录
操作步骤(80)	9. 协助患者取舒适体位,观察患者局部皮肤情况,整理床单元	4	卧位不适扣2分,未观察患者局部皮肤情况扣2分,1项不符合要求扣0.5分	
	10. 分类整理用物,洗手,记录。按院感相关要求终末处理	5	未按院感要求处理扣2分,缺1项扣1分,1项不符合要求扣0.5分	
效果评价(10)	1. 操作熟练,手法正确,沟通有效,注重人文关怀,遵守查对制度 2. 操作时间10分钟	10	操作不熟练扣1~4分,缺乏沟通技巧和人文关怀扣1~4分,缺1项5分超时10秒扣0.1分,以此类推	

(一) 目的

通过对下肢的序贯压力促进血液和淋巴的流动及改善微循环的作用,加速肢体组织液回流,有助于预防血栓的形成,预防肢体肿胀。

(二) 注意事项

(1) 严重动脉硬化、诊断深静脉血栓已经形成、充血性心衰、腿部皮炎、静脉结扎、坏疽或植皮患者禁止使用。

(2) 间歇性充气压力泵是从足、小腿、大腿序贯加压,能泵出更多的回心血量,使用间歇性充气压力泵能使血流增加,临床多为足底、小腿联合气囊加压泵。

(3) 影响间歇性充气压力泵性能因素:加压部位、气囊的数量、压力的大小、加压的频率、膨胀的时间。

(4) 物理预防的禁忌证:①充血性心力衰竭;②肺水肿;③下肢严重水肿;④下肢深静脉血栓症、血栓(性)静脉炎;⑤肺栓塞;⑥下肢局部情况异常(如皮炎、坏疽、近期接受皮肤移植手术);⑦下肢血管严重动脉硬化;⑧其他缺血性血管病变及下肢严重畸形。

七十九、胎心监护技术

项目	操作流程及要求	分值	评分细则	扣分及记录
操作前准备（10）	1. 护士要求：着装整洁、仪表端庄	5	1项不符合要求扣1分	
	2. 用物准备：胎心监护仪（含打印纸）、耦合剂、监护绑带、纸巾、消毒湿巾、速干手消毒液、笔、PDA	3	缺1件扣0.5分	
	3. 环境准备：安静、整洁、室温22～24℃	2	1项不符合要求扣1分	
操作步骤（80）	1. 核对医嘱，评估孕妇孕周、胎动情况、自理能力、合作程度及腹部皮肤情况	6	未核对医嘱扣2分，未评估孕周扣1分，未评估胎动扣1分，未评估自理能力及合作程度扣1分，未评估孕妇皮肤扣1分	
	2. 携用物至床旁，洗手，PDA核对孕妇，解释操作目的、方法以取得配合	10	未洗手扣2分，未核对产妇扣5分，未解释扣2分	
	3. 询问孕妇是否大小便，有无耦合剂过敏史，隔帘遮挡孕妇，协助孕妇取仰卧位或半卧位，适当显露腹部	10	未询问大小便扣2分，未询问有无耦合剂过敏史扣2分，未保护孕妇隐私扣3分，未取舒适卧位扣3分	
	4. 打开胎心监护仪电源开关，检查胎心监护仪性能及连接情况，产妇腰部放置绑带备用，再次核对孕妇	6	未接电源扣1分，未检查胎心监护仪性能及连接情况扣2分，未放置绑带扣2分，未核对扣5分	
	5. 暴露腹部，触诊胎方位，找到胎儿背部，确定胎心听诊位置	10	未了解胎方位扣2分，未确定胎背扣2分，未确定胎心听诊位置扣5	
	6. 将胎心探头涂耦合剂，放置腹部胎背位置找到胎心，并用绑带将探头固定好，将宫腔压力探头置于宫底与脐之间并用绑带固定	10	胎心探头未涂耦合剂扣2分，放置位置错误扣3分，未绑带固定扣3分，缺1项扣2分	

续表

项目	操作流程及要求	分值	评分细则	扣分及记录
操作步骤（80）	7. 调节胎心监护仪，宫压调零，检查胎心上下限报警范围，设置适宜音量	7	宫压未调零扣3分，未设置胎心上下限报警扣2分，未设置音量扣2分	
	8. 观察胎心、胎动情况，胎儿反应正常时行胎心监护20分钟，异常时可根据情况酌情延迟监护时间并通知医生，交代注意事项	5	监护过程中未观察胎心、胎动情况各扣2分，未交代注意事项扣1分，异常情况未延时扣2分	
	9. 监护完成后，再次核对孕妇信息，胎心监护图上传并通知医师查看，纸巾擦净孕妇腹部皮肤，整理衣物，关掉电源	8	未再次核对扣5分，未上传扣2分，未通知医生扣2分，未擦孕妇腹部扣2分，未整理衣物扣1分，未关电源扣1分	
	10. 消毒湿巾擦拭胎心监护仪探头	3	未擦拭扣3分	
	11. 分类整理用物、洗手、记录、签字	5	未整理、未洗手、未记录、未签字各扣1分	
效果评价（10）	1. 操作熟练、规范；动作轻巧；沟通有效，注重人文关怀 2. 竞赛操作时间6分钟	10	操作不熟练扣1~4分，缺乏沟通技巧和人文关怀扣1~4分，严重违反原则不及格 超时10秒扣0.1分，以此类推	

（一）目的

通过胎心基线率水平、胎心基线变异、周期性胎心改变来综合判断胎儿储备能力，评估胎儿宫内安危情况。

（二）注意事项

（1）监测前检查监护仪运行是否正常，时间是否准确，宫压固定后归零。

（2）操作时注意孕妇保暖和保护隐私。

（3）注意观察监护仪探头有无脱落。

（4）监护过程中应关注胎心率的变化。
（5）关注孕妇有无不适。

八十、骨盆外测量技术

项目	操作流程及要求	分值	评分细则	扣分及记录
操作前准备（10）	1. 护士要求：着装整洁、仪表端庄	5	1项不符合要求扣1分	
	2. 用物准备：检查床、骨盆测量仪、速干手消毒液、笔、纸、PDA	5	缺1件扣1分	
操作步骤（80）	1. 携用物至床旁，洗手，PDA核对孕妇，解释操作目的、方法以取得配合	10	未洗手扣2分，未核对扣5分，未解释扣2分	
	2. 温暖双手，询问是否大小便，协助孕妇仰卧位，拉好隔帘	5	未温暖双手扣2分，未询问大小便扣2分，卧位不正确扣2分，未保护隐私扣3分	
	3. 髂棘间径：协助孕妇仰卧于检查床上，双腿伸直并拢，触清两侧髂前上棘，测量两侧髂前上棘外侧缘间的距离，查看数据并记录，正常值为23~26cm	12	卧位错误扣2分，定位错误扣3分，读数错误扣2分	
	4. 髂嵴间径：协助孕妇仰卧于检查床上，双腿伸直并拢，测量两侧髂嵴外缘间的最宽距离，查看数据并记录，正常值为25~28cm	12	卧位错误扣2分，定位错误扣3分，读数错误扣2分	
	5. 骶耻外径：协助孕妇取左侧卧位，上腿伸直，下腿屈曲，为耻骨联合上缘中点至第5腰椎棘突下（米氏菱形窝上角）的距离，查看数据并记录，正常值为18~20cm	12	卧位错误扣2分，定位错误扣3分，读数错误扣2分	
	6. 出口横径（坐骨结节间径）：协助孕妇呈仰卧位，双腿弯曲，双手紧抱双膝，测量时检查者面向孕妇外阴部，触到坐骨结节，测量两坐骨结节内缘间的距离，查看数据并记录，正常值为8.5~9.5cm	12	卧位错误扣2分，定位错误扣3分，读数错误扣2分	

续表

项目	操作流程及要求	分值	评分细则	扣分及记录
操作步骤(80)	7. 耻骨弓角度：协助孕妇呈仰卧位，双腿弯曲，双手紧抱双膝，用左、右两拇指尖斜着对拢，放置于耻骨联合下缘，左、右两拇指平放于耻骨降支上面，测量两拇指间的角度并记录，正常值为90°，小于80°为异常，此角度反映骨盆出口横径的宽度	12	卧位错误扣2分，定位错误扣3分，读数错误扣2分	
	8. 协助孕妇整理衣裤，洗手，记录，整理用物	5	未整理、未洗手、未记录各扣2分	
效果评价(10)	1. 操作熟练、规范；动作轻巧；沟通有效，注重人文关怀 2. 竞赛操作时间7分钟	10	操作不熟练扣1~4分，缺乏沟通技巧和人文关怀扣1~4分，严重违反原则不及格 超时10秒扣0.1分，以此类推	

(一) 目的

了解骨产道情况，以判断能否经阴道分娩。

(二) 注意事项

（1）掌握骨盆各径线正常值及代表意义，严格按照骨标志测量，同时结合胎儿大小判断是否头盆相称。

（2）检查骨盆测量仪对合后是否归零。

（3）操作中注意保护孕妇隐私，询问有无不适。

八十一、四步触诊技术

项目	操作流程及要求	分值	评分细则	扣分及记录
操作前准备(10)	1. 护士要求：着装整洁，仪表端庄	5	1项不符合要求扣1分	
	2. 用物准备：检查床、速干手消毒液、纸、笔、PDA	5	缺1件扣1分	

续表

项目	操作流程及要求	分值	评分细则	扣分及记录
操作步骤(80)	1. 携用物至床旁,洗手,PDA 核对孕妇,解释操作目的、方法以取得配合	10	未洗手扣 2 分,未核对扣 5 分,未解释扣 2 分	
	2. 温暖双手,询问大小便,指导孕妇平卧,头部稍垫高,显露腹部,双腿屈曲分开	5	未温暖双手扣 2 分,未询问大小便扣 1 分,卧位不正确扣 2 分	
	3. 第一步:检查者面向孕妇头部,双手置于子宫底部,先确定子宫底高度,评估宫底高度与孕周是否相符,再以双手指腹交替轻推,分辨宫底处是胎体的哪一部分,圆而硬有浮球感的为胎头,宽而软不规则的为胎臀	15	检查手法不正确扣 5 分,未估计宫底高度与孕周是否相符扣 5 分,未判清胎头与胎臀扣 5 分	
	4. 第二步:检查者面向孕妇头部,双手置于子宫两侧,一手固定,另一手由上至下轻轻深按,双手交替进行,分辨胎背及胎儿四肢各在母体腹壁的哪一侧,平坦饱满部位为胎背,空虚、高低不平可变形部位为胎儿肢体	15	检查手法不正确扣 5 分,未判清胎背与肢体扣 5 分	
	5. 第三步:检查者面向孕妇头部,右手拇指与其余四指分开,置于耻骨联合上方,握住先露部,按第一步特点判断先露是头还是臀,再左右推动先露部,以确定先露是否与骨盆衔接,先露部左右移动提示未衔接,反之提示衔接	15	检查手法不正确扣 5 分,未判断先露扣 5 分,未判断是否衔接扣 5 分	
	6. 第四步:检查者面向孕妇足部,双手放于先露部两侧,向骨盆入口深按,再一次核对先露部的判断是否正确,并确定先露部入盆程度	15	检查手法不正确扣 5 分,未核对先露部的判断是否正确扣 5 分,未确定先露部入盆程度扣 5 分	
	7. 检查完毕,协助孕妇整理好衣服,取舒适卧位,洗手、记录	5	未协助孕妇整理衣服、未协助孕妇取舒适卧位、未洗手、未记录各扣 1 分	

续表

项目	操作流程及要求	分值	评分细则	扣分及记录
效果评价(10)	1. 操作熟练、规范；动作轻巧；沟通有效，注重人文关怀 2. 竞赛操作时间 6 分钟	10	操作不熟练扣 1～4 分，缺乏沟通技巧和人文关怀扣 1～4 分，严重违反原则不及格 超时 10 秒扣 0.1 分，以此类推	

(一) 目的

通过腹部四步触诊法检查子宫大小、胎产式、胎方位、胎先露及是否衔接。

(二) 注意事项

(1) 注意保护孕妇隐私。
(2) 注意保暖，避免受凉。
(3) 用力适宜，避免用力过轻影响检查结果，用力过大引起孕妇不适。

八十二、会阴切开及缝合技术

项目	操作流程及要求	分值	评分细则	扣分及记录
操作前准备(10)	1. 护士要求：着装整洁、仪表端庄、按手术要求洗手消毒、穿手术衣、戴手术帽、戴口罩	5	1 项不符合要求扣 1 分	
	2. 用物准备：无菌产包内置持针器 1 把、止血钳 2 把、剪刀 1 把、纱布 8 块、带刻度产碗 1 个、无菌侧切包内侧切剪刀 1 把、持针器 1 把、纱布 5 块、PDA，按顺序合理放置	5	缺 1 件扣 0.5 分	

续表

项目	操作流程及要求	分值	评分细则	扣分及记录
操作步骤(80)	1. 操作者评估产妇会阴情况,核对医嘱,PDA核对产妇,向产妇解释会阴切开的目的、意义及配合方法	5	未评估扣1分,未核对医嘱扣1分,未核对产妇扣1分,未解释扣1分,未告知配合方法扣1分	
	2. 协助产妇取仰卧位,将两腿屈曲分开放于产床腿架上,充分暴露外阴部,操作人员站在右侧,臀下放一次性垫巾,按常规进行产时会阴消毒	5	卧位不正确扣2分,未放垫巾扣1分,消毒不符合要求扣2分	
	3. 操作者穿隔离衣、戴无菌手套、铺好无菌接生巾	5	穿隔离衣、戴无菌手套不符合要求各扣1分,铺无菌接生巾污染扣5分	
	4. 行会阴部局部麻醉及会阴部神经阻滞麻醉	5	麻醉不符合要求各扣2分	
	5. 会阴切开 (1)非阴道助产(术)者做小切口:胎头着冠,待宫缩间歇,示指和中指伸入阴道内置于胎先露与阴道后壁之间,撑起阴道壁,以引导切口方向和保护胎儿先露部,右手持侧切剪以会阴后联合为支点,置入侧切剪,待宫缩时自会阴后联合处开始向左或右斜向45°～60°剪开。注意剪刀切面与会阴皮肤方向垂直,在宫缩时剪开皮肤及阴道黏膜,切口应整齐,内外一致	10	侧切时机过早或过晚1分,示指、中指未引导切开方向和保护胎儿先露部扣2分,切开角度过小或过大扣5分,切口不整齐扣1分	
	(2)根据产妇及胎儿情况选择切口大小,一般长度为4～5cm	3	切开长度过长或过短扣3分	
	(3)止血:有出血点纱布压迫伤口止血,必要时缝扎止血或用止血钳夹毕止血	2	未及时止血扣2分	
	6. 会阴侧切缝合(胎儿胎盘娩出后) (1)产妇臀下铺无菌巾,消毒侧切口及外阴2遍	5	未铺无菌巾扣1分,未消毒扣2分,1项不符合要求扣1分	

续表

项目	操作流程及要求	分值	评分细则	扣分及记录
操作步骤（80）	（2）检查软产道,手持纱布,检查会阴伤口有无延伸,检查阴道壁是否裂伤、有无血肿	5	未检查软产道情况扣5分,1项不符合要求扣1分	
	（3）操作者左手示指、中指暴露阴道黏膜切口顶端,用2-0可吸收缝合线从切口顶端上方0.5m处开始间断或连续缝合黏膜及黏膜下组织,至处女膜环处打结,缝合上下间距1cm,恢复解剖结构,缝合平整伤口打结松紧适宜,不能打成滑节	10	未缝合切口顶端上0.5cm处扣2分,缝合间距过大或过小扣2分,滑节扣2分,未恢复解剖结构扣3分,打结过松或过紧扣1分	
	（4）用2-0可吸收缝合线间断缝合肌层,正确止血、不留死腔,张力不宜过大	5	未有效止血扣2分,留有无效腔扣2分,张力过大扣1分	
	（5）可吸收缝线进行皮内缝合,顺应伤口方向紧线,间距0.5cm,缝合至阴道口,对合表皮无错位、边缘无内翻、卷曲	5	皮内缝合过密扣1分,表皮对合不齐扣2分,边缘内翻、卷曲各扣2分	
	7.缝合结束,检查切口对合情况,有无渗血、血肿,肛门检查有无缝线穿过直肠黏膜	5	切口处渗血扣1分,血肿扣2分,缝线穿过直肠黏膜扣2分	
	8.擦净外阴部及周围血渍,消毒切口,清点纱布、器械,评估术中出血量	5	未消毒切口扣2分,未清点纱布、器械扣2分,未评估出血量扣1分	
	9.处理用物,帮产妇放平双腿,注意保暖,分类整理用物,脱手套、手术衣,洗手、记录、签字	5	未关爱产妇扣1分,未整理、未洗手、未记录、未签字各扣2分	
效果评价（10）	1.操作熟练、规范;动作轻巧;沟通有效,注重人文关怀 2.竞赛操作时间20分钟	10	操作不熟练扣1~4分,缺乏沟通技巧和人文关怀扣1~4分,严重违反原则不及格 超时10秒扣0.1分,以此类推	

（一）目的

（1）阴道分娩时，为避免会阴严重裂伤，减少会阴阻力，以利于胎儿娩出。

（2）缩短第二产程，保护盆底功能，减少母婴并发症。

（二）注意事项

（1）严格执行无菌操作原则。

（2）行阴部神经阻滞麻醉或局部浸润麻醉时，注药前应常规回抽注射器，确定无回血方可注入麻醉剂，以防麻醉剂误入血管，导致毒性反应。

（3）严格把握会阴切开指征和时机，避免不必要的切开和因切开时间过久导致失血。

（4）会阴切开缝合和裂伤修复，应逐层缝合，松紧适宜，不留死腔。

（5）软产道检查及缝合时，应充分暴露损伤部位，尽量在直视下操作，避免因盲目操作致缝线穿透直肠壁。

（6）缝合完毕，应常规做直肠指检，如有缝线穿透直肠壁，应拆除后重新缝合。

（7）缝合前后均需要清点缝针、纱布及器械数目，避免遗留于体腔。

八十三、产时会阴消毒技术

项目	操作流程及要求	分值	评分细则	扣分及记录
操作前准备（10）	1. 护士要求：着装整洁、仪表端庄、洗手、戴口罩	5	1项不符合要求扣1分	
	2. 用物准备：一次性治疗碗、碘伏灭菌棉球、灭菌持物筒1个（内含灭菌持物钳2把）、一次性垫巾、速干手消毒液、垃圾桶、PDA	5	缺1件扣1分	

续表

项目	操作流程及要求	分值	评分细则	扣分及记录
操作步骤（80）	1. 核对医嘱,洗手,携用物至床旁。PDA核对产妇,评估产程进展情况,向产妇做好解释,以取得配合	5	未评估扣2分,未解释扣1分,未核对扣5分	
	2. 协助产妇取仰卧位,将双腿屈曲分开放于产床腿架上,充分暴露外阴部,操作人员站在右侧,将电动产床调整到合适角度和位置,产妇腰下衣服向上拉,以免打湿,臀下放一次性垫巾	15	卧位不正确扣3分,未放垫巾扣2分,未调整到合适角度和位置扣2分	
	3. 用灭菌持物钳夹取碘伏棉球放入一次性治疗碗,另一持物钳用于消毒 (1)消毒原则：由上到下、由内到外 (2)消毒的顺序：阴道口、对侧小阴唇、近侧小阴唇、对侧大阴唇、近侧大阴唇、阴阜、大腿内侧上1/3向外、两侧臀部向内、会阴体、肛门。擦洗3遍,每遍擦洗范围逐渐缩小,不得反复擦拭,消毒区域皮肤应全部擦拭到,不得有空隙。擦洗过程中与患者沟通	45	消毒顺序不正确扣5分,漏消1个部位扣3分,棉球乱放扣2分,消毒顺序错误扣3分,消毒过程污染扣5分,擦洗范围未每遍逐渐缩小扣2分,反复擦拭扣2分,棉球未完全包裹持物钳前端扣3分,操作粗暴扣5分	
	4. 消毒完毕,告知产妇卧位不变,所有消毒过的部位,手不能再碰触,避免污染	10	未告知卧位扣3分,未告知注意事项扣2分,污染导致再次消毒扣5分	
	5. 分类整理用物,洗手,准备接生	5	未整理、未洗手各扣2分	
效果评价（10）	1. 操作熟练、规范;动作轻巧;沟通有效,注重人文关怀 2. 竞赛操作时间7分钟	10	操作不熟练扣1～4分,缺乏沟通技巧和人文关怀扣1～4分,严重违反原则不及格 超时10秒扣0.1分,以此类推	

（一）目的

为自然分娩、产科手术做准备。

（二）注意事项

（1）严格无菌操作。

（2）所有一次性物品不能重复使用，灭菌持物筒每4小时更换，并注明开启的日期和时间。

（3）消毒过程中，每遍擦洗范围逐渐缩小，不得反复擦拭，消毒区域皮肤应全部擦拭到，不得有空隙。

（4）消毒过程中防止持物钳划伤产妇皮肤。

（5）告知产妇所有消毒过的部位手不能碰触，避免污染。

八十四、会阴红外线照射技术

项目	操作流程及要求	分值	评分细则	扣分及记录
操作前准备（10）	1. 护士要求：着装整洁、仪表端庄	5	1项不符合要求扣1分	
	2. 用物准备：红外线灯一台、PDA、速干手消毒液、笔	5	缺1件扣1分	
操作步骤（80）	1. 核对医嘱，携用物至床旁，PDA核对产妇，了解产妇身体状况，询问大小便情况，向产妇解释红外线照射的目的及注意事项，以取得配合，屏风遮挡	10	缺1项扣1分，未查对、未解释各扣2分，1项不符合扣1分	
	2. 评估产妇会阴部的皮肤及切口情况	10	未评估皮肤及切口各扣5分	
	3. 连接电源，检查红外线灯的性能	5	未检查扣5分	
	4. 协助产妇取舒适卧位，暴露需进行红外线治疗的部位，注意遮挡其余部位	15	1项不符合扣5分	
	5. 根据产妇病情，调节灯距（一般为30～50cm）和照射时间（一般为20～30分钟）	15	灯距不符合要求扣5分，未调节照射时间扣5分	
	6. 再次核对产妇，向产妇交代注意事项，使用过程中加强巡视，观察产妇皮肤情况，询问产妇感受	15	未核对扣5分，未交代注意事项扣5分，未巡视扣5分	
	7. 照射结束，协助产妇整理好衣物，洗手、记录、签字	10	1项不符合扣2分	

续表

项目	操作流程及要求	分值	评分细则	扣分及记录
效果评价(10)	1. 操作熟练、规范;动作轻巧;沟通有效,注重人文关怀 2. 竞赛操作时间 6 分钟	10	操作不熟练扣 1~4 分,缺乏沟通技巧和人文关怀扣 1~4 分,严重违反原则不及格 超时 10 秒扣 0.1 分,以此类推	

(一) 目的

消炎、消肿、镇痛、促进创面干燥结痂和肉芽组织生长。

(二) 注意事项

(1) 与产妇有效沟通,操作正确,动作轻柔,注意保护产妇隐私。

(2) 时间及灯距符合产妇病情。

(3) 告知产妇如感觉灼热、疼痛等情况及时告知医护人员,避免灼伤。

八十五、产后会阴擦洗技术

项目	操作流程及要求	分值	评分细则	扣分及记录
操作前准备(10)	1. 护士要求:着装整洁、仪表端庄、洗手、戴口罩	5	1 项不符合要求扣 1 分	
	2. 用物准备:会阴护理包 2 套,PDA、速干手消毒液、笔、垃圾桶	5	缺 1 件扣 1 分	
操作步骤(80)	1. 携带用物到病人床旁,PDA 核对产妇,评估会阴情况,并解释操作过程及注意事项,以取得配合	10	未核对扣 5 分,未解释扣 3 分,未评估扣 2 分	
	2. 用屏风或床帘遮挡,保护隐私	5	未保护隐私扣 5 分	
	3. 嘱产妇排空膀胱,脱去一侧或双侧裤腿,协助产妇臀下垫一次性护理垫,屈膝仰卧,双腿略外展,暴露外阴	5	1 项不符合要求扣 2 分	

续表

项目	操作流程及要求	分值	评分细则	扣分及记录
操作步骤（80）	4. 一手持一把无菌卵圆钳或无菌镊子夹取碘伏棉球，另一手持一把无菌卵圆钳或无菌镊子夹持该棉球进行擦洗，一般擦洗3遍 （1）第1遍：擦洗时自耻骨联合一直向下擦至臀部，顺序为自上而下、由外向内，先擦净一侧后换棉球同样擦净对侧，再用另一棉球自阴阜向下擦净中间，初步擦净会阴部的污垢、血迹和分泌物 （2）第2遍：顺序为由内向外，或以伤口为中心向外擦洗。每擦洗一个部位更换一个棉球，最后擦洗肛门，并将棉球丢弃，以避免伤口、阴道口、尿道口被污染 （3）第3遍：顺序同第2遍，也可根据病人情况增加擦洗次数，直至擦净	40	1处擦洗顺序错误扣3分，直接夹取无菌棉球扣3分，未擦洗干净扣5分	
	5. 擦洗结束，协助产妇整理衣裤及床单位	5	1项不符合要求扣2分	
	6. 对留置尿管者，注意导尿管是否通畅，另取棉球擦洗尿道口及尿管周围	5	未检查扣2分，未消毒扣3分	
	7. 整理用物，撤去弯盘及会阴垫，放于治疗车下污物桶内，协助更换一次性护理垫于臀下	5	1项不符合扣1分	
	8. 交代注意事项，洗手，记录	5	未交代注意事项、未洗手各扣2分	
效果评价（10）	1. 操作熟练、规范；动作轻巧；沟通有效，注重人文关怀 2. 竞赛操作时间8分钟	10	操作不熟练扣1~4分，缺乏沟通技巧和人文关怀扣1~4分，严重违反原则不及格 超时10秒扣0.1分，以此类推	

(一) 目的

保持产妇肛周及会阴部清洁，使产妇舒适，促进会阴部伤口愈合，防止泌尿系统和生殖系统的逆行感染。

(二) 注意事项

（1）会阴有伤口时，应以伤口为中心擦洗。操作时注意观察伤口有无红肿及分泌物，发现异常应及时记录并向医生汇报。

（2）擦洗中更换无菌棉球时避免直接取用，注意用物传递。

（3）会阴擦洗时须动作轻柔，避免引起护理对象局部不适或疼痛。

（4）对留置导尿管者，注意导尿管是否通畅，避免脱落或打结。

（5）如会阴水肿，根据医嘱，用50%硫酸镁湿热敷。

（6）操作时注意准备环境、遮挡屏风，房内多余人员暂时回避，为病人遮挡保暖。

八十六、母乳喂养技术

项目	操作流程及要求	分值	评分细则	扣分及记录
操作前准备（10）	1. 护士要求：着装整洁，仪表端庄	5	1项不符合要求扣1分	
	2. 用物准备：速干手消毒液、PDA	5	缺1件扣1分	
操作步骤（80）	1. 携用物至床旁，PDA核对产妇，评估产妇产后身体状况、意识、合作程度及对母乳喂养知识的知晓程度	5	未核对扣2分，未评估扣2分，1项不符合扣1分	
	2. 向产妇及家属解释操作目的，介绍母乳喂养好处及人工喂养的风险	5	未解释目的扣2分，未介绍母乳喂养好处及人工喂养的风险各扣2分	
	3. 护士及产妇均洗手，评估乳头及泌乳情况	5	未洗手扣2分，评估不正确扣3分	

续表

项目	操作流程及要求	分值	评分细则	扣分及记录
操作步骤(80)	4. 评估新生儿是否有饥饿征兆	5	未评估新生儿是否有饥饿征象扣2分,1项不符合扣1分	
	5. 产妇取侧卧位,床摇平,后背与床面成90°,头部垫高,乳房自然下垂,下边手臂放在枕头旁,对侧床挡拉起	10	姿势不正确扣5分,1项不符合要求扣1分	
	6. 新生儿侧卧,单层包裹,侧放产妇身边,与产妇胸贴胸、腹贴腹,下颌贴乳房,产妇上边手臂放于新生儿的臀部	10	新生儿姿势不正确扣5分,1项不符合扣1分	
	7. 托乳:产妇大拇指与其他四指分开,其余四指并拢,用C字形方法托起乳房,用乳头刺激新生儿的口周,使新生儿建立觅食反射	10	托乳房姿势不正确扣5分,1项不符合扣1分	
	8. 含接姿势:当新生儿的口张到足够大时,将乳头及大部分乳晕含在新生儿口中,直至看到或者听到新生儿吞咽。待新生儿不再吮吸,产妇用一个手指按压乳房,另一手指轻按新生儿下巴,乳头自新生儿口中自然脱出	15	含接姿势及退乳头方法不正确各扣5分,1项不符合扣1分	
	9. 喂养结束,将新生儿抱起,下颌伏于操作者肩部,操作者身体稍后仰,左手妥善抱稳新生儿,右手轻拍新生儿后背,协助新生儿排出胃内空气,预防溢奶,然后将新生儿侧卧位放入婴儿床入睡	10	未拍嗝扣4分,拍嗝姿势不正确扣2分,新生儿卧位不正确扣2分	
	10. 协助产妇取舒适卧位,整理用物,洗手,交代注意事项	5	产妇未取舒适卧位扣2分,其他缺1项扣2分,1项不符合扣1分	
效果评价(10)	1. 操作熟练、规范;动作轻巧;沟通有效,注重人文关怀 2. 竞赛操作时间8分钟	10	操作不熟练扣1~4分,缺乏沟通技巧和人文关怀扣1~4分,严重违反原则不及格 超时10秒扣0.1分,以此类推	

(一) 目的

通过母乳喂养技术使产妇正确掌握母乳喂养技巧，满足新生儿生长发育的需要。

(二) 注意事项

(1) 做到分娩后即刻行早接触、早吸吮、早开奶。
(2) 新生儿的头与身体呈一直线。
(3) 新生儿的头和颈得到支撑，臀部托起。
(4) 禁止使用"剪刀手"。
(5) 哺乳后挤出少许乳汁涂在乳头及乳晕处，可预防乳头皲裂。
(6) 勿用肥皂水、乙醇等刺激性物品清洗乳头。

八十七、挤奶技术

项目	操作流程及要求	分值	评分细则	扣分及记录
操作前准备(10)	1. 护士要求：着装整洁，仪表端庄	5	1项不符合要求扣1分	
	2. 用物准备：温水、毛巾、大口清洁容器一个、速干手消毒液、PDA	5	缺1件扣1分	
操作步骤(80)	1. 携用物至床旁，PDA核对产妇，并向产妇解释操作目的	5	未核对及解释目的各扣2分	
	2. 洗净双手，评估产妇乳房、乳头及泌乳情况	5	未洗手扣2分，未评估扣3分，1项不符合扣1分	
	3. 根据产妇情况，取舒适的坐位或站位均可	5	产妇姿势不正确扣2分	
	4. 刺激射乳反射，按摩后背	5	未刺激射乳反射扣2分，1项不符合扣1分	
	5. 用温水浸过的热毛巾敷双侧乳房3~5分钟后，可取少许按摩油均匀涂于双侧乳房，一手置于乳房下托起乳房，另一手以小鱼际按顺时针方向螺旋式按摩乳房	10	未热敷乳房扣2分，按摩手法1项不符合扣1分	

续表

项目	操作流程及要求	分值	评分细则	扣分及记录
操作步骤(80)	6. 将备好的容器靠近乳房,将拇指及食指放在乳晕上下方距乳头根部2cm处,两指相对,其他手指托住乳房	10	手法不正确扣5分,1项不符合扣1分	
	7. 拇指及食指向胸壁方向轻轻下压,不可压得过深,否则将引起乳腺管阻塞。压力应作用在拇指及食指间乳晕下方的乳房组织上,即必须压在乳晕下方的乳窦上	10	按压过深或过浅各扣2分,其他1项不符合扣1分	
	8. 依各个方向按照同样方法压乳晕,要做到使乳房内每一个乳窦的乳汁都被挤出	10	按压过深或过浅各扣2分,未挤压每个乳窦,1项不符合扣1分	
	9. 一侧乳房至少挤压3～5分钟,待乳汁少了,可同法挤压另一侧乳房,如此反复数次	10	挤压时间过短扣2分,其他1项不符合扣1分	
	10. 口述:生后6小时之内开始挤奶,每3小时挤1次,注意夜间也要挤奶,一侧乳房挤3～5分,每次挤奶的持续时间20～30分钟	5	未口述扣5分	
	11. 挤奶完毕,洗手,整理用物,交代注意事项	5	未洗手扣2分,其他1项不符合扣1分	
效果评价(10)	1. 操作熟练、规范;动作轻巧;沟通有效,注重人文关怀 2. 竞赛操作时间8分钟	10	操作不熟练扣1～4分,缺乏沟通技巧和人文关怀扣1～4分,严重违反原则不及格 超时10秒扣0.1分,以此类推	

(一) 目的

(1) 缓解涨奶。

(2) 去除乳管堵塞或乳汁淤积,保持乳腺管通畅。

(3) 母婴分离时,保持正常泌乳。

(4) 早产儿、低体重儿、没有吸吮能力时,挤出乳汁,人工喂养。

(二) 注意事项

(1) 挤奶时，注意室内温度，不要过于暴露。

(2) 力量要适度，切忌用力过猛。

(3) 压乳晕的手指不应有滑动或摩擦式动作，应类似于滚动式动作。

(4) 不要挤压乳头，因为压或挤乳头不会出奶。

(5) 选择大口径容器，每次将乳汁挤干净。

八十八、乳房按摩加穴位刺激技术

项目	操作流程及要求	分值	评分细则	扣分及记录
操作前准备(10)	1. 护士要求：仪表端庄、服装整洁、无长指甲、(手)无饰品、身无硬物、洗手、戴口罩	3	1项不符合扣1分	
	2. 用物准备：按摩油、速干手消毒液	2	缺1项扣1分	
	3. 评估产妇身体状况，能否母乳喂养及合作程度，评估产妇乳房情况是否适合乳房按摩加穴位刺激，是否有涨奶，乳头有无凹陷，皮肤是否完整。告知乳房按摩意义及方法，询问大小便	5	1项不符合扣0.5分	
操作步骤(80)	1. 携用物至床旁，PDA核对产妇，取得合作	5	未核对扣2分，1项不符合要求扣1分	
	2. 再次评估产妇乳房情况	5	未再次评估扣5分	
	3. 关闭门窗，保持环境温度适宜，屏风遮挡，保护患者隐私	5	1项不符合要求扣1分	
	4. 乳房按摩 (1) 产妇取仰卧位，暴露一侧乳房 (2) 用手指轻轻刺激乳头表面，使乳头挺立 (3) 拇指置于乳头根部，从不同点向上提拉乳头，约10次，使其完全挺立，时间1分钟	25	卧位不正确扣1分，手法不正确扣2分，次数不正确扣2分，其他1项不符合要求扣1分	

续表

项目	操作流程及要求	分值	评分细则	扣分及记录
操作步骤(80)	(4)以乳头为中心,在乳房上画一"十"字,拇指、食指对称放于距乳头3cm的乳晕位置,对局部进行"按压→提拉",时间1分钟 (5)取适量按摩油于掌中,搓揉双手。利用指腹的力量,自乳房根部向乳头方向做推按,时间≥5分钟 (6)同样的手法按摩对称乳房			
	5.穴位刺激 (1)穴位刺激方法:指压每个穴位1分钟 (2)穴位刺激的顺序:乳中穴、乳根穴、膻中穴、中脘穴、合谷穴、少泽穴、足三里、三阴交、太冲穴、肩井穴	20	手法不正确扣2分,1个穴位不正确扣1分,时间不够扣1分	
	6.操作完毕,对乳房进行局部温水擦拭,保持清洁	5	1项不符合要求扣1分	
	7.整理床单位及用物,感谢配合	5	1项不符合要求扣1分	
	8.整理用物,洗手,询问产妇感受,有无不适	5	1项不符合要求扣1分	
	9.如遇新生儿有泌乳需求,协助有效哺乳	5	1项不符合要求扣1分	
效果评价(10)	1.操作熟练、规范;动作轻巧;沟通有效,注重人文关怀 2.竞赛操作时间30分钟	10	操作不熟练扣1~4分,缺乏沟通技巧和人文关怀扣1~4分,严重违反原则不及格 超时10秒扣0.1分,以此类推	

(一)目的

通过乳房按摩加穴位刺激,达到减轻涨乳及促进乳汁分泌的目的。

(二) 注意事项

（1）按摩力度轻柔，以不痛为宜，若疼痛可更换位置。

（2）刺激穴位时应力度适宜，应达到产生酸、麻、胀的感觉，时间1分钟。

（3）按压乳窦时，手指一定要垂直胸腔向下压（周围有硬块时避免按压）。每日2次，时间20～30分钟。

（4）此操作标准仅适用于早期促进泌乳，如果出现涨奶、乳腺炎切勿擅自操作，及时请乳腺科、推拿科会诊。

八十九、新生儿听力筛查技术

项目	操作流程及要求	分值	评分细则	扣分及记录
操作前准备（10）	1. 护士要求：着装整洁、仪表端庄	5	1项不符合要求扣1分	
	2. 备齐用物：听力检测仪、打印机、耳镜、酒精、棉签、速干手消毒液、消毒湿巾	5	缺1项扣2分	
操作步骤（80）	1. 评估新生儿是否处于睡眠状态，环境是否安静，核对新生儿出生时间（出生48小时后）	6	未评估新生儿是否处于睡眠状态扣2分，未评估环境扣2分，未核对时间扣2分	
	2. 向新生儿监护人解释操作目的，以取得配合，填写听力筛查知情同意书	6	未解释目的扣3分，未填写听力筛查知情同意书扣3分	
	3. 在院期间核对新生儿腕带、包被牌	6	1项不符合要求扣3分	
	4. 筛查前用耳镜检查新生儿外耳道情况，必要时清理耳内的胎脂	6	1处不符合要求扣3分	
	5. 打开听力监测仪和打印机，检查性能	6	未检测各扣3分	
	6. 先测一侧耳朵，一手拿着听力仪器，另一手向外向下轻轻牵拉耳垂，等待监测结果，监测完毕按监测键，同法监测另一侧。两次监测完毕按打印键	20	1处不符合要求扣5分	

续表

项目	操作流程及要求	分值	评分细则	扣分及记录
操作步骤(80)	7. 通过后将检测结果贴于听力知情同意书上	5	未粘贴扣5分	
	8. 不通过,告知监护人复查时间及地点并开具复查证明	10	未告知扣5分,未开具证明扣5分	
	9. 将检测结果登记在知情同意书上,并在听力筛查登记本上签字,保存	10	1处不符合要求扣2分	
	10. 分类整理用物,洗手,记录	5	1项不符合要求扣1分	
效果评价(10)	1. 操作熟练、规范;动作轻巧;沟通有效,注重人文关怀 2. 竞赛操作时间6分钟	10	操作不熟练扣1~4分,缺乏沟通技巧和人文关怀扣1~4分,严重违反原则不及格 超时10秒扣0.1分,以此类推	

(一) 目的

尽早发现有听力障碍的孩子,进行早期干预,提高听力和语言功能。

(二) 注意事项

(1) 环境安静,无噪声。
(2) 新生儿出生时间符合筛查时间。
(3) 操作轻柔,避免损伤黏膜及鼓膜。

九十、新生儿足底血采集技术

项目	操作流程及要求	分值	评分细则	扣分及记录
操作前准备(10)	1. 护士要求:着装整洁、仪表端庄	5	1项不符合要求扣1分	
	2. 备齐用物:治疗盘、酒精、棉签、一次性采血针2个、采血卡、笔、锐器盒、速干手消毒液、胶布	6	1项不符合要求扣1分	

续表

项目	操作流程及要求	分值	评分细则	扣分及记录
操作步骤(80)	1. 核对新生儿采血卡信息	4	未核对1项扣2分	
	2. 询问母乳喂养情况,评估新生儿采血部位皮肤情况,查看局部有无炎症、破损等	5	未询问及评估各扣3分,1项不符合要求扣2分	
	3. 向新生儿监护人讲解采血的目的、方法,签署知情同意书	3	1项不符合要求扣2分,未签署知情同意书扣4分	
	4. 严格核对新生儿出生时间(出生48小时后至7天以内),询问7天内有无药物治疗	5	未核对扣5分	
	5. 在院期间核对新生儿腕带、包被牌,将新生儿放于治疗台上取舒适体位	8	未核对新生儿腕带、包被牌各扣3分,未取舒适体位扣2分	
	6. 按摩足跟,75%乙醇消毒皮肤待干	5	未按摩足跟扣3分,未待干扣2分	
	7. 用采血针刺足跟外侧,出血后棉签擦去第一滴血	10	采血位置选择错误扣5分,未擦掉第1滴血扣5分	
	8. 将滤纸接触血滴,使血液自然渗透到滤纸反面,防止重复滴血	10	不符合要求扣10分	
	9. 棉签轻压止血,贴胶布保护穿刺点,不出血后摘除胶布	5	不符合要求扣5分	
	10. 再次核对新生儿腕带、包被牌	5	未再次核对1项扣2分	
	11. 告知采血处3天内不沾水	5	未告知扣5分	
	12. 新生儿筛查系统进行录入、签字、保存	5	1项不符合要求扣2分	
	13. 血片放在血片架上,悬空平置晾干,晾干后放于密封袋内2~8℃冰箱保存	5	1项不符合要求扣2分	
	14. 分类整理用物,洗手	5	1项不符合要求扣2分	

续表

项目	操作流程及要求	分值	评分细则	扣分及记录
效果评价(10)	1. 操作熟练、规范；动作轻巧；沟通有效，注重人文关怀 2. 竞赛操作时间 5 分钟	10	操作不熟练扣 1~4 分，缺乏沟通技巧和人文关怀扣 1~4 分，严重违反原则不及格 超时 10 秒扣 0.1 分，以此类推	

（一）目的

早发现新生儿有无苯丙酮尿症、先天性甲状腺功能减退症、先天性肾上腺皮质增生症、葡萄糖-6-磷酸脱氢酶缺乏症及应用串联质谱等技术筛查的新生儿遗传代谢病，进行早诊断、早治疗。

（二）注意事项

（1）新生儿出生 48 小时后，母乳喂养至少 6 次，采集足跟部位的血液，最晚不超过 20 天。

（2）采集前足跟部位要保暖，便于血液流出。

（3）告知家长所留信息必须真实有效，电话保持畅通，收到阳性结果后及时带孩子到指定医院复查。

九十一、新生儿心肺复苏技术（双人）

项目	操作流程及要求	分值	评分细则	扣分及记录
操作前准备(10)	1. 护士要求:仪表端庄、着装整洁	2	一项不符合要求扣 1 分	
	2. 用物准备：辐射台、听诊器、吸耳球、简易呼吸气囊、喉镜、导管芯、气管插管、胶布、心电监护仪、电极片、大毛巾、保鲜膜/塑料袋、肩垫、弯盘、棉签、1/10000 肾上腺素、生理盐水、脐静脉置管包、0.5%碘伏、负压吸引器、吸痰管、胎粪吸引管、胃管、注射器、抢救记录本、PDA、表、笔。调节室温至 25~28℃	8	缺一件扣 0.5 分	

续表

项目	操作流程及要求	分值	评分细则	扣分及记录
操作步骤（80）	1. 快速评估：用预热好的毛巾包裹新生儿（胎龄＜32周的患儿用保鲜膜/塑料袋包裹），并在新生儿出生后数秒内进行快速评估以下内容：足月吗？羊水清吗？肌张力好吗？哭声或呼吸好吗？如有一项为"否"，则需进行初步复苏。记录抢救时间	7	未评估扣5分，评估不全1项扣1分，毛巾未预热扣1分，未记录时间扣1分，缺1项扣1分，1项不符合要求扣0.5分	
	2. 初步复苏 （1）正确摆位：将新生儿置于预热的开放式辐射台上（设置腹壁温度为36.5℃）；肩部垫肩垫，使头部轻度仰伸呈鼻吸气位 （2）清理呼吸道："必要时"吸引口鼻，应先吸口腔再吸鼻腔，吸引时间不应超过10秒，吸引器负压80～100mmHg （3）评估处理：用大毛巾擦干全身皮肤并撤走身下毛巾，重新摆正体位。轻拍或轻弹足底1~2次，轻轻地摩擦新生儿的背部。助手贴温度探头。触觉刺激后如出现正常呼吸，再评估心率，助手连接电极片及血氧探头（右手或右手腕）。如心率≥100次/分，再评估血氧饱和度，如血氧饱和度正常可予观察	15	未摆体位扣2分，有分泌物时未清理呼吸道扣2分，呼吸道清理顺序不正确扣1分，吸引压力、时间不正确各扣1分，未刺激扣2分，未擦干全身扣1分，未重新摆正体位扣2分，未放置腹温探头扣0.5分，评估不正确扣1分，电极片及血氧探头连接位置不正确各扣1分，1项不符合要求扣0.5分	
	3.（1）正压通气：呼吸暂停或喘息样呼吸，或心率＜100次/分（如果新生儿有呼吸且心率≥100次/分，但有呼吸困难或持续发绀，可常压给氧或持续气道正压通气，如血氧饱和度不能达到目标值，可考虑尝试正压通气），应立即用简易呼吸气囊进行面罩正压通气。面罩应密闭遮盖下巴尖端、口鼻，但不遮盖眼睛。通气频率40～60次/分，吸呼比1：（1.5～2），压力从20～25cmH$_2$O开始，每次增加5～10cmH$_2$O，最高不超过40cmH$_2$O	25	判断不正确扣3分，面罩放置不正确扣2分，固定面罩手法不正确扣3分，通气频率、吸呼比不正确扣2分，未观察胸廓起伏情况扣1分，未矫正通气步骤扣5分，矫正通气步骤每漏1项扣1分，无效通气（通气过大过小）每次扣1分，缺1项扣1分，1项不符合要求扣0.5分	

续表

项目	操作流程及要求	分值	评分细则	扣分及记录
操作步骤(80)	(2)正压通气过程中助手评估胸廓有无起伏。如无胸廓起伏开始校正通气步骤[MRSOPA,调整面罩(M),重新摆正体位(R),吸引口鼻(S),打开口腔(O),增加压力(P),替代气道(A),每完成两步应尝试正压通气并观察胸廓是否有起伏] (3)评估处理:有效正压通气30秒后再评估心率,如心率≥100次/分,逐渐降低正压通气的压力和频率,同时观察自主呼吸是否良好,如心率持续＞100次/分,自主呼吸好,则逐渐停止正压通气,如氧饱和度未达到目标值,可常压给氧;如心率在60~99次/分,再评估通气有效性,必要时再做 MRSOPA,考虑气管插管正压通气;如心率＜60次/分,再评估通气有效性,必要时再做MRSOPA,给予气管插管,增加氧浓度至100%,开始进行胸外心脏按压			
	4.胸外按压 (1)按压部位:胸骨下1/3处(定位在两乳头连线中点下方,避开剑突) (2)按压方法:①拇指法,操作者双拇指端按压胸骨,根据新生儿体型不同,双拇指重叠或并列,双手环抱胸廓支撑背部。②中示指法,操作者一手的中指加示指或中指加无名指,用指尖按压胸骨下1/3处 按压要点:胸外按压和正压通气比例为3:1,按压90次/分,呼吸30次/分,按压深度至少为胸廓前后径的三分之一,按压放松过程中,手指不离开胸壁	25	按压部位不正确扣10分,按压深度不正确、频率不正确各扣5分,按压节律不等、用力不匀各扣2分,按压少或多1次各扣2分,1次不规范扣1分,未评估扣5分,评估处理不正确扣2分,1处不符合要求扣0.5分	

续表

项目	操作流程及要求	分值	评分细则	扣分及记录
操作步骤(80)	评估处理:协调的胸外心脏按压和正压通气60秒后评估心率,如心率≥60次/分,停止胸外按压,继续以40~60次/分的频率正压通气,给氧浓度可减至40%;如心率＜60次/分,做紧急脐静脉置管,给予肾上腺素(首选脐静脉,当静脉通路正在建立时可考虑气管插管内给药。剂量:静脉给药1:10000肾上腺素0.1~0.3mL/kg;气管插管内给药1:10000肾上腺素0.5~1mL/kg)			
	(3)给予肾上腺素继续正压通气和胸外按压1分钟后评估心率,如心率＜60次/分,3~5分钟可重复应用			
	(4)若有急性失血病史或低血容量表现(皮肤苍白、毛细血管再充盈时间延长＞3秒、心音低钝和大动脉搏微弱),应给予生理盐水10mL/kg,经脐静脉或骨髓腔5~10分钟缓慢推入			
	5.复苏效果评估:心率持续＞100次/分,有自主呼吸,血氧饱和度能维持在目标值以上,肌张力好,复苏成功,进行下一步生命支持与治疗,爱护体贴患儿	5	未评估扣4分,未关爱扣1分,1处不符合要求扣0.5分	
	6.整理用物,洗手,记录	3	缺1项扣1分,1处不符合要求扣0.5分	
效果评价(10)	1.操作熟练、动作敏捷、有效、关爱患儿 2.完成时间在6分钟内	10	一处不符合要求酌情扣1~2分	

(一) 目的

保持气道通畅,建立呼吸,维持正常循环。

(二) 注意事项

(1) 面罩正压给氧时,面罩型号一定要正确,面罩过大可能损伤眼睛,过小则不能遮盖口鼻。

(2) 持续面罩气囊正压通气2分钟以上,可造成胃充盈,需经口插入胃管,用注射器抽出胃内气体,并保持胃管远端处于开放状态。

(3) 复苏过程中注意随时评估新生儿。

(4) 无论足月儿还是早产儿,正压通气均须在脉搏血氧饱和度仪的监测指导下进行,胎龄≥35周的新生儿开始用浓度为21%的氧气进行复苏,胎龄<35周的早产儿自浓度为21%~30%氧气开始,根据脉搏血氧饱和度调整给氧浓度,使脉搏血氧饱和度达到目标值。

九十二、儿童单人心肺复苏技术

项目	操作流程及要求	分值	评分细则	扣分及记录
操作前准备(7)	1. 护士要求:着装整洁、仪表端庄	2	1项不符合要求扣1分	
	2. 用物准备:模拟人、硬板床(或床备胸外按压板)、治疗盘内置治疗碗、弯盘、一次性CPR屏障消毒面膜/面罩/简易呼吸气囊、纱布2块、洗耳球、听诊器、血压计、手电筒、笔、抢救记录本、表、速干手消毒液	5	缺1件扣0.5分	
操作步骤(88)	1. 评估周围环境安全,判断意识:立即呼叫患儿,轻拍患儿双肩,确认患儿无意识	3	未评估环境扣1分,未判断意识扣2分,1项不符合要求扣0.5分	
	2. 启动急救反应程序:立即呼叫。记录时间	2	未呼叫扣1分,未记录时间扣1分	
	3. 检查呼吸、判断颈动脉搏动 (1)时间5~10秒 (2)颈动脉搏动位置:操作者示指和中指指尖触及患儿气管正中部,向同侧下方滑动2~3cm,至胸锁乳突肌前缘凹陷处 无颈动脉搏动,立即行胸外心脏按压	4	未判断扣3分,方法不正确扣1分,触摸颈动脉搏动位置不正确扣1分,时间不正确扣1分,1项不符合要求扣0.5分	

续表

项目	操作流程及要求	分值	评分细则	扣分及记录
操作步骤(88)	4.摆放复苏体位:将患儿去枕仰卧于硬板床上(软床胸下垫胸外按压板),解开衣扣,裤子下拉,暴露胸部,摆复苏体位	2	未摆复苏体位扣2分,1项不符合扣0.5分	
	5.胸外心脏按压 (1)确定正确的按压部位:胸骨下1/2(中指位于双乳头连线中点) (2)按压方法正确 ① 单手按压法:左手固定患儿头部,右手手掌根放于胸骨下1/2处按压,手指不触及胸壁,肘关节伸直,手臂与胸骨垂直,利用上身力量垂直下压 ② 双手按压法:一手掌根部放于按压部位,另一手平行重叠于此手背上,掌根重叠紧贴胸骨,以掌根部接触按压部位,手指不触及胸壁,双臂位于患儿胸骨的正上方,双肘关节伸直,手臂与胸骨水平垂直,利用上身重量垂直下压 (3)按压幅度适宜(胸骨下陷约5cm,至少为胸廓前后径的1/3) (4)按压频率100~120次/分 (5)按压与放松时间比为1:1,按压放松过程中,掌根不离开胸壁,放松时使胸廓完全回弹 (6)按压频率与人工呼吸比为30:2。注意观察患儿面色	50	按压部位不正确扣10分,手指触及胸壁扣1分,双手掌根部不重叠、掌根未紧贴胸骨,肘关节未伸直、前臂与胸骨不垂直各扣3分;按压深度不正确、频率不正确各扣5分(按压深度、频率不正确每组各扣1分);按压节律不等、用力不匀各扣2分;按压少或多1次各扣2分,按压未观察面色每组扣1分	
	6.清理呼吸道:查看口腔,清理口鼻腔分泌物	1	未检查口腔扣1分,未清理呼吸道扣1分,1项不符合扣0.5分	
	7.开放气道	10	未开放气道1次扣2分,手法不正确扣1分	

续表

项目	操作流程及要求	分值	评分细则	扣分及记录
操作步骤(88)	8. 人工呼吸：操作者采用口对口或口对口鼻进行通气，连续2次，吹气时间>1秒，潮气量为6~10mL/kg，以见到胸廓起伏为宜，吸呼比为1:(1.5~2)。按压频率与人工通气比为30:2	10	无效通气（通气过大过小）每次扣1分，共10分。未观察胸廓起伏情况扣1分，1项不符合扣0.5分	
	9. 复苏效果评估：反复5个循环后，再次判断颈动脉搏动并同时观察呼吸，评估时间为5~10s，不超过10s，如未成功则继续进行CPR	2	未判断扣2分，1项不符合要求扣0.5分	
	10. 评价患儿病情：面部、口唇及甲床颜色、瞳孔，测量血压（口述），判断意识恢复情况，爱护体贴患儿。记录抢救时间	2	未评价、未关爱、未记录各扣1分	
	11. 正确处理用物，洗手，记录并签字（口述）	2	1项不符合要求扣0.5分	
效果评价(5)	1. 抢救意识强，操作熟练，动作敏捷、沉着冷静、人文关怀 2. 竞赛操作时间5分钟	5	操作不熟练扣1~4分，无抢救意识扣3分，缺乏人文关怀扣2分。超时终止操作	

（一）目的

（1）通过实施基础生命支持技术，恢复患儿的循环、呼吸功能。

（2）保证重要脏器的血液供应，尽快促进心跳、呼吸功能的恢复。

（二）注意事项

（1）患儿仰卧，争分夺秒就地抢救。在发现无呼吸或不正常呼吸（叹息样呼吸）的心跳骤停患儿时，应立即启动紧急救护系统，马上做单纯CPR，而不再需要先行开放气道、给2次人工通气等较耗费时间的系列动作。

（2）按压部位要准确，用力合适，以防止胸骨、肋骨压折。严禁按压胸骨角、剑突下及左右胸部。按压力要适宜，过轻达不到效果，过重易造成肋骨骨折、血气胸,甚至肝脾破裂等。为避免心脏按压时呕吐物逆流至气管,患儿头部应适当放低并略偏向一侧。

(3) 清除口咽分泌物、异物,保证气道通畅。注意,呼吸复苏失败最常见的原因是呼吸道阻塞和包裹患儿口、鼻不严密。由于呼吸道阻塞,舌起了活瓣作用,只让空气压下进入胃内,不让空气再由胃排出,造成严重的胃扩张,可使膈肌显著抬高,阻碍充分的通气。更甚者会导致胃内容物反流,造成呕吐物吸入的危险。人工呼吸频率儿童为20~30次/分,避免过度通气。

(4) 人工呼吸和胸外心脏按压同时进行,所有年龄段的单人施救按压与呼吸比为30∶2;按压间断不超过10秒,检查脉搏不应超过10秒。

九十三、新生儿非同步电除颤技术

项目	操作流程及要求	分值	评分细则	扣分及记录
操作前准备(10)	1. 护士要求:着装整洁、仪表端庄	5	1项不符合要求扣1分	
	2. 用物准备:除颤仪、导电糊、电极片、肥皂水、75%乙醇、纱布、弯盘、速干手消毒液、笔、表等。有关抢救物品及药物,物品摆放有序	5	缺1件扣0.5分	
操作步骤(80)	1. 评估患儿(病情、意识、心电监护状态以及是否有室颤波等)	5	未评估扣5分,缺1项扣1分	
	2. 呼叫并记录时间,将患儿去枕平卧于硬板床上,松开衣扣,检查并除去金属及导电物质,移开电极片,充分暴露除颤部位。助手进行胸外按压	10	未胸外按压扣5分,缺1项扣2分,1项不符合要求扣0.5分	
	3. 迅速检查除颤仪,连线正确—电极板完好—开机—电量充足	3	缺1项扣1分,1项不符合要求扣0.5分	
	4. 迅速清洁电击部位,范围同电极板大小。用纱布将电击部位之间的皮肤擦干,保证皮肤干燥	3	部位不正确1处扣2分,未脱脂、范围小、皮肤未擦各扣1分,1项不符合要求扣0.5分	

续表

项目	操作流程及要求	分值	评分细则	扣分及记录
操作步骤(80)	5. 再次确认是否有室颤波。报告心律情况"需紧急除颤"（若为细颤，遵医嘱给予肾上腺素静脉注射，使之转为粗颤，再行除颤）	3	缺1项扣1分,1处不符合要求扣0.5分	
	6. 置于"非同步"模式,能量选择正确。能量选择：第一次2J/kg,第二次4J/kg,最大不超过10J/kg	10	选择错误扣5分,能量不正确扣5分	
	7. 在电极板上均匀涂以导电糊	2	未涂导电糊扣2分,不符合要求扣1分	
	8. 按下充电按钮,充电	2	未充电扣2分,不符合要求扣1分	
	9. 正确放置电极板（右锁骨中线第2、3肋间,心底部,左腋中线第4~5肋间,即心尖部）,双手紧压电极板于胸部,与皮肤紧密接触,再次确认是否有室颤波,操作者身体离开床沿,嘱周围人员离开患儿及床周,两拇指同时按电极板手柄上的按钮,迅速放电除颤	25	两电极板位置安放不正确各扣5分,电极板与皮肤接触不紧密扣3分,未确认室颤波扣3分,操作者未离开床沿、未示意其他人离开各扣2分,放电不合规范扣5分	
	10. 除颤后,观察心电示波,报告"除颤成功,恢复窦性心律"。如不成功继续心肺复苏,遵医嘱再次除颤	5	未继续心肺复苏扣3分,缺1项扣1分,1处不符合要求扣0.5分	
	11. 移开电极板,除颤结束,关闭电源。观察心电示波,进行下一步的生命支持及治疗。擦净患儿胸部导电糊,观察皮肤是否完好,协助取舒适卧位,整理床单位	5	缺1项扣1分,1处不符合要求扣0.5分	
	12. 干纱布擦净电极板上的导电糊,酒精纱布擦拭消毒,待干,电极板放回原位,备用	5	未擦拭扣2分,缺1项扣1分,1项不符合要求扣0.5分	
	13. 整理用物,洗手,密切观察病情并及时记录签字（记录生命体征变化及治疗情况）	2	未记录扣2分,缺1项扣1分,1处不符合要求扣0.5分	

续表

项目	操作流程及要求	分值	评分细则	扣分及记录
效果评价(10)	1. 操作熟练,动作敏捷,符合抢救患儿要求;注重人文关怀;电击部位准确、有效;安全;熟悉机器性能 2. 竞赛操作时间3分钟	10	操作不熟练扣1~4分,动作迟缓扣1~3分,缺乏人文关怀扣2~3分,严重违反原则不及格 超时10秒扣0.1分,以此类推	

(一) 目的

纠正室性心律失常,终止室颤。

(二) 适应证

室颤、无脉性室速的患儿。

(三) 注意事项

(1) 除颤时电极板之间及电极板把手均要保持干燥,以免出现电击危险。

(2) 除颤电流会伤害操作人员或旁观人员,除颤时不要接触患儿或接触连接到患儿的设备。

(3) 操作者一定将涂抹导电糊的电极板压紧皮肤,以免灼伤患儿皮肤。

九十四、小儿静脉留置针单人单手技术

项目	操作流程及要求	分值	评分细则	扣分及记录
操作前准备(10)	1. 护士要求:着装整洁、仪表端庄	5	1项不符合要求扣1分	
	2. 用物准备:治疗盘、一次性输液器2套、静脉留置针2个、输液接头2个、敷贴2个、胶布、止血带、垫巾、弯盘、符合国家要求的皮肤消毒剂、无菌棉签、输注药物、预冲式冲洗器、酒精棉片、PDA、速干手消毒液、笔、表。按顺序合理放置	5	缺1件扣0.5分	

续表

项目	操作流程及要求	分值	评分细则	扣分及记录
操作步骤（80）	1. 双人核对医嘱、输液标签及药物，洗手，戴口罩，携用物至床旁，PDA扫描输液标签核对信息并检查药物，核对患儿信息（腕带、瓶签、患儿自述三者一致），PDA扫描患儿腕带，评估患儿（病情、血管、穿刺处皮肤、药物对血管的影响程度、用药史、过敏史、意识状态、营养状况、心理状态、肢体活动度等），做好解释，取得合作，询问并协助患儿大小便	13	未核对、未解释各扣2分，无效核对扣2分，未使用PDA扣2分，未检查药物扣3分（药物检查内容漏1项扣1分），未评估扣5分（缺1项扣0.5分），1项不符合要求扣0.5分	
	2. 协助取合适体位并向患儿及家长示范配合方式，备胶布和敷贴	2	未备胶布及敷贴、指导不到位、患儿体位不合适各扣1分	
	3. 洗手，消毒瓶塞中心及瓶颈，挂于输液架上。打开输液器，插入瓶塞至针头根部，一次排气成功，对光检查有无气泡	10	消毒不符合要求扣1分，输液器针头未全插入扣2分，一次排气不成功扣3分，排出药液过多、未对光检查各扣2分，缺1项扣1分，1项不符合要求扣0.5分	
	4. 取下输液器头皮针，将输液器与输液接头、留置针依次连接，放入输液器袋内	3	连接方法不正确扣2分，留置针放置不正确扣1分	
	5. 穿刺部位下铺垫巾，在穿刺点上方8~10cm处扎止血带，确定穿刺点，以穿刺点为中心，由内向外，消毒皮肤直径≥8cm，自然待干	4	消毒不符合要求扣3分，未扎止血带、扎止血带位置不正确、松紧不适宜各扣1分，未自然待干扣1分，1项不符合要求扣0.5分	
	6. 再次核对，检查空气是否排尽，取下针头保护套，旋转松动针芯，检查针尖及套管尖端完好。排净针头内空气，关闭调节夹	8	未核对扣2分，核对无效扣2分，未对光检查扣1分，输液管内有气泡扣1分，未松动针芯或方法不正确各扣1分，缺1项扣1分，1项不符合要求扣0.5分	

续表

项目	操作流程及要求	分值	评分细则	扣分及记录
操作步骤（80）	7. 三种置管方法 (1) 右手拇指、食指持针翼进针，见回血再进 2mm 后，拇指、食指捏住透明针座置外套管，中指、无名指夹住针翼末端撤针芯，至外套管全部置入为止 (2) 右手拇指、食指持针翼进针，见回血再进 2mm 后，同时食指移至针翼前，拇指移至 Y 接口后，两指同时向相反方向用力撤针芯，置套管，至套管全部置入为止 (3) 将 Y 型接口向针翼旋转，接口在上，针翼在下与其重叠。拇指、食指同时捏住 Y 型接口和针翼进针，见回血再进 2mm。此时在同一时间，拇指将 Y 型接口向前推至套管，食指将针翼后撤直至套管全部置入	5	内套管未全部送入血管扣 2 分，送管方法不正确扣 2 分，未撤针芯扣 5 分	
	8. 成功穿刺，松止血带、松拳、打开调节夹	10	穿刺一次不成功扣 8 分，第二次不成功再扣 5 分，退针 1 次扣 2 分。未松拳、未松止血带、未打开调节夹各扣 2 分	
	9. 用敷贴做封闭式固定，延长管 U 形固定，注明穿刺日期。根据病情、年龄和药物性质调节滴速，报滴数并解释	6	敷贴粘贴方法不正确、未完全封闭、未 U 形固定、固定方法不正确、固定不牢、未注明日期各扣 2 分，不美观扣 0.5 分，未调节滴速扣 3 分，滴速不正确扣 3 分，缺 1 项扣 1 分	
	10. 再次核对，PDA 点击开始。取下止血带和垫巾，整理床单位，爱护患儿，告知注意事项，观察输液情况	4	未核对扣 2 分，核对无效扣 2 分，未告知注意事项扣 2 分，未点击开始、未观察输液情况各扣 1 分，缺 1 项扣 1 分，1 项不符合要求扣 0.5 分	

续表

项目	操作流程及要求	分值	评分细则	扣分及记录
操作步骤（80）	11. 分类整理用物,洗手	2	未整理、未洗手各扣1分,锐器二次分拣扣1分,1项不符合要求扣0.5分	
	12. 输液过程中,加强巡视,观察患儿情况和输液情况(结合口述),PDA点击巡视	3	未巡视扣3分,巡视内容不全缺一项扣1分,未点击巡视扣1分,1项不符合要求扣0.5分	
	13. 输液毕,PDA扫描输液瓶签,点击结束,断开输液器,消毒分隔膜接头,用3～5mL封管液脉冲式冲管正压封管	6	未使用PDA扫描结束扣1分,PDA扫描时机不正确扣1分,未消毒扣1分,未封管扣3分,冲封管手法不正确扣2分	
	14. 再次输液时,评估、冲洗导管,连接输液器为患儿输液(口述)	2	未口述扣2分,缺1项扣1分,1项不符合要求扣0.5分	
	15. 输液毕,除去胶布,拔针,检查导管的完整性,沿血管方向按压穿刺点片刻至无出血,关爱患儿。正确处理用物	2	撕胶布手法不正确扣1分,未检查导管的完整性扣1分,未沿血管方向按压扣1分,未处理用物扣1分,1项不符合要求扣0.5分	
效果评价（10）	1. 操作熟练,手法正确;沟通有效,注重人文关怀;患儿痛感较小;遵守查对制度和无菌操作原则 2. 竞赛操作时间12分钟	10	操作不熟练扣1～4分,缺乏沟通技巧和人文关怀扣1～4分,污染1次扣5分,严重违反原则不及格超时10秒扣0.1分,以此类推	

(一) 目的

(1) 为患儿建立静脉通路,便于抢救。

(2) 减轻患儿痛苦。

(3) 节约人力,减轻护士工作量。

(4) 保护浅表静脉。适用于短期输液的患儿,不宜用于腐蚀性药物等持续性静脉输注。

(二) 注意事项

(1) 严格执行无菌操作,穿刺处的皮肤消毒范围直径应≥8cm,应待消毒液自然干燥后再进行穿刺。

(2) 宜选择上肢静脉作为穿刺部位,避开静脉瓣、关节部位以及有瘢痕、炎症、硬结等处的静脉。

(3) 有血栓史和血管手术史的静脉不宜进行置管。

(4) 小儿不宜首选头皮静脉。

(5) 外周静脉留置针宜 72～96 小时拔除导管或根据留置针说明书要求执行。

(6) 更换穿刺点时,应选用对侧手臂或不同的静脉。

(7) 注意观察穿刺部位的变化及患儿主诉,及时发现并发症。每次输液前后均应检查患儿穿刺部位及静脉走向有无红、肿等,若发现异常时及时拔除留置针并给予处理。

(8) 输液完毕后,使用脉冲式冲管正压封管法进行封管,以免发生堵管或血栓性静脉炎。①输注药物前宜通过输入生理盐水确定导管在静脉管腔内;②冲管和封管应使用一次性专用冲洗装置;③给药前后宜用生理盐水脉冲式冲洗导管,如果遇到阻力应进一步确定导管的通畅性,不应强行冲洗导管;④输液完毕应用导管容积加延长管容积 1.2 倍以上的生理盐水正压封管。

(9) 透明敷贴更换注意事项:无菌透明敷贴应至少 7 天更换一次,若穿刺部位发生渗液、渗血时应及时更换敷贴,穿刺部位的敷贴发生松动、污染、完整性受损时应立即更换。

九十五、新生儿股静脉采血技术

项目	操作流程及要求	分值	评分细则	扣分及记录
操作前准备（10）	1. 护士要求：着装整洁、仪表端庄	5	1项不符合要求扣1分	
	2. 用物准备：治疗盘内放一次性采血针2个（或注射器）、符合国家要求的皮肤消毒剂、无菌棉签、弯盘、垫巾、标本试管、速干手消毒液、胶布、PDA、锐器盒、垃圾小桶。按顺序合理放置	5	缺1件扣0.5分	
操作步骤（80）	1. 双人核对医嘱，根据医嘱打印条码，选择合适的标本试管并检查质量，贴条形码，双人核对	5	未核对医嘱扣2分，缺1项扣1分，1项不符合要求扣0.5分	
	2. 洗手，戴口罩，携用物至床旁，PDA扫描腕带及条形码，核对患儿及试管信息，了解病情，评估患儿局部皮肤、血管情况。解释采血目的、方法	10	未评估扣5分，未核对、核对无效各扣2分，未解释扣2分，缺1项扣1分，1项不符合要求扣0.5分	
	3. 助手协助患儿取仰卧位垫高臀部，用尿布包裹好会阴部，使穿刺侧髋部外展45°并屈膝约90°。消毒患儿穿刺部位及护士左手食指，待干	8	消毒不符合要求扣3分，体位不正确扣3分，局部暴露不充分扣1分，1项不符合要求扣0.5分	
	4. 再次核对患儿信息，检查采血针并取出	6	未核对、核对无效、未检查各扣2分，1项不符合要求扣0.5分	
	5. 在患儿腹股沟中、内1/3交界处，以左手食指触及股动脉搏动处，右手持采血针后撤1cm左右在股动脉搏动内侧0.5cm处以30°～40°（肥胖患儿可适当加大穿刺角度）穿刺皮肤进入静脉	20	1次穿刺不成功扣10分，退针1次扣2分，穿刺方法不正确扣3分	
	6. 将试管与采血针橡皮塞头连接，观察有无血液开始流入试管内	6	连接方法不正确扣3分，注入血标本不正确扣3分	
	7. 抽取正确血量，将试管从橡皮塞头移出	4	血量不合适扣4分	

续表

项目	操作流程及要求	分值	评分细则	扣分及记录
操作步骤(80)	8. 用干棉签置穿刺点处迅速拔针并按压	5	拔针慢扣2分,按压方法不正确扣3分	
	9. 抗凝试管轻轻倾倒5~8次	5	方法不正确扣2分	
	10. 核对无误后PDA点击"确认核对",协助患儿取舒适卧位,整理床单位,爱护体贴患儿	5	未核对扣2分,核对无效扣2分,PDA未点击"确认核对"扣2分,缺1项扣1分,1项不符合要求扣0.5分	
	11. 标本及时送检	3	未及时送检扣2分	
	12. 正确整理用物,洗手	3	未整理、未洗手各扣1分	
效果评价(10)	1. 操作熟练,手法正确;注重人文关怀;遵守无菌操作原则;血标本符合要求 2. 竞赛操作时间5分钟	10	操作不熟练扣1~4分,缺乏沟通技巧和人文关怀扣1~4分,污染1次扣5分,严重违反原则不及格超时10秒扣0.1分,以此类推	

(一) 目的

采集血标本,为临床诊断、治疗提供依据。

(二) 注意事项

(1) 根据检查目的不同选择正确的标本试管。

(2) 严禁在输液、输血针头处抽取血标本;不宜在正在进行静脉输液、输血侧手臂采血。

(3) 采集血量应准确而足够。采血时,将血液沿试管壁缓慢注入试管,避免导致溶血。

(4) 全血标本时,需注意抗凝,血液注入试管后,立即轻轻旋转摇动试管5~8次,使血液与抗凝剂混匀,避免血液凝固,从而影响检查结果。

(5) 如同时抽取不同种类的血标本,应先注入血培养瓶、柠檬酸钠抗凝采血管、血清采血管［促凝剂和（或）分离胶］、含有或不含分离胶的肝素抗凝采血管、含有或不含分离胶的 EDTA 抗凝采血管、葡萄糖酵解抑制采血管。

（6）如一次穿刺失败，需重新穿刺，且更换穿刺部位及采血针，以免发生溶血。

（7）采血做微生物培养时，要严格无菌操作，皮肤消毒要彻底。

（8）采血完毕，应指导沿血管方向按压至不出血为止，不可揉搓，避免出血。

（9）抽血时如有疑问，不能在标签上直接修改，应重新核对，确认无误后重新打印标签。

九十六、新生儿桡动脉采血技术

项目	操作流程及要求	分值	评分细则	扣分及记录
操作前准备（10）	1. 护士要求：着装整洁，仪表端庄	5	1项不符合要求扣1分	
	2. 用物准备：治疗盘内放一次性动脉血气针2个，符合国家要求的皮肤消毒剂、无菌棉签、弯盘、垫巾、胶布、PDA、速干手消毒液、锐器盒、垃圾小桶。必要时备灭菌纱布	5	缺1件扣0.5分	
操作步骤（80）	1. 双人核对医嘱，选择合适采血工具。洗手，戴口罩，携用物至床旁，PDA扫描腕带，核对患儿信息，评估患儿（病情、吸氧、吸痰情况、呼吸机参数的设置、体温、局部皮肤及动脉搏动情况等）	15	未核对扣2分，核对无效扣2分，未评估扣5分，缺1项扣1分，1项不符合要求扣0.5分	
	2. 助手协助患儿取合适体位，充分暴露穿刺部位。穿刺前需做艾伦试验	10	体位不舒适、部位暴露不充分各扣2分，未做艾伦试验扣5分，1项不符合要求扣0.5分	
	3. 检查并打开专用血气针	5	未检查扣2分，1项不符合要求扣0.5分	

续表

项目	操作流程及要求	分值	评分细则	扣分及记录
操作步骤（80）	4. 再次核对,选择合适的穿刺点,必要时铺垫巾,消毒穿刺点、左手食指和中指。穿刺者左手食指和中指触摸动脉搏动最明显处,确定动脉及走向后,以两手指固定动脉	10	未核对、核对无效各扣2分,穿刺点不正确扣5分,消毒不符合要求扣3分,手法不正确扣2分,缺1项扣1分,1项不符合要求扣0.5分	
	5. 右手持针迅速刺入动脉,动脉血自动顶入血气针内,一般需要0.5～1mL	15	穿刺1次不成功扣10分,手法不正确扣2分,进针角度不正确扣2分,抽取血量不符合要求扣3分	
	6. 拔针后,立即将针尖斜面刺入橡皮塞或专用针帽隔绝空气。按压穿刺点5～10分钟	10	拔针后未立即将针尖隔绝空气扣5分,注射器内有空气扣8分,按压方法不正确扣3分,按压时间不够扣2分	
	7. 将血气针轻轻转动,使血液与针筒内专用抗凝剂充分混匀,PDA核对信息,点击"确认核对",在标签上填写患儿的体温及吸氧浓度后立即检测	5	未转动混匀扣2分,混匀时间不足2分,未填写信息扣2分,未核对、核对无效各扣2分,PDA未点击"确认核对"扣2分,未立即检测扣1分,1项不符合要求扣0.5分	
	8. 协助患儿取舒适体位,整理床单位,爱护体贴病人,告知有关注意事项	6	1项不符合要求扣0.5分	
	9. 正确整理用物,洗手	4	未整理、未洗手各扣2分,1项不符合要求扣0.5分	
效果评价（10）	1. 操作熟练,手法正确;注重人文关怀;遵守无菌操作原则;血标本符合要求 2. 竞赛操作时间5分钟	10	操作不熟练扣1～4分,缺乏人文关怀扣1～4分,污染1次扣5分,严重违反原则不及格 超时10秒扣0.1分,以此类推	

（一）目的

采集动脉血进行血气分析，判断患儿氧合及酸碱平衡情况，为诊断、治疗、用药提供依据。

（二）注意事项

(1) 严格执行查对制度及无菌操作原则，预防感染。

(2) 使患儿处于安静状态，哭闹的患儿平稳30分钟后采血。

(3) 吸痰后20分钟、氧浓度改变15分钟、呼吸机参数调节30分钟后采血。

(4) 消毒范围≥5cm，穿刺部位按压5～10分钟至不出血为止。

(5) 穿刺部位应当压迫止血至不出血为止，有出血倾向的患儿慎用。

(6) 血气分析标本必须与空气隔绝，注射器内不要有空气，取血时不可抽拉注射器以免空气进入，如果有气泡应立即针头向上竖直排出。

(7) 进行血气分析时需注明氧浓度、体温，颠倒混匀5次，手搓采样管5秒以保证抗凝剂完全发挥作用。

(8) 尽量避免在输液侧采血。

(9) 新生儿可采用改良艾伦试验检查桡动脉与尺动脉之间的吻合状态，评估手部的血液供应。改良艾伦试验具体的检查步骤如下：在暗光下，避开电磁干扰，患儿休息30分钟后取仰卧位，给予心电监护，选择功能完好的SpO_2仪器，正确放置探头在穿刺侧指端皮肤、指甲完整，无异常的手指上，待SpO_2数值显示＞95％时，并且波形为规则曲线，记录波形以及SpO_2数值。检查者双手拇指同时按压患儿穿刺侧手腕桡、尺动脉，直至SpO_2波形为直线或不规则的曲线，数值为零或测不出，此时患儿手掌变苍白，松开对尺动脉的压迫，同时开始计时，当SpO_2数值＞95％、SpO_2波形恢复为规则曲线时，记录为尺动脉波恢复时间。若当尺动脉波恢复时间＜15秒，表明尺动脉、桡动脉之间存在着良好的侧支循环。

九十七、新生儿经胃管饲喂养技术

项目	操作流程及要求	分值	评分细则	扣分及记录
操作前准备(10)	1. 护士要求：着装整洁、仪表端庄	5	1项不符合要求扣1分	
	2. 用物准备：治疗盘、治疗碗2个（一个内放纱布3块，另一个治疗碗内放温开水）、奶液（温度38～40℃）、无菌治疗巾、无菌石蜡油棉球、一次性胃管(6号或8号)、5～50mL注射器2个、无菌手套、一次性手套、无菌棉签、弯盘、胶布、听诊器、手电筒、速干手消毒液、PDA、胃管标识、垃圾桶	5	缺1件扣0.5分	
操作步骤(80)	1. 核对医嘱，PDA扫描患儿腕带，核对患儿，洗手，评估（患儿病情、意识状态、患儿口鼻腔情况等）。遵医嘱准备奶液。必要时为患儿家属做好解释工作	10	未核对、未评估各扣5分，未解释扣2分，奶液与医嘱不一致、奶温不适宜各扣2分，1项不符合要求扣0.5分	
	2. 洗手，戴口罩。携用物至床旁，再次核对，为患儿取合适体位，备胶布，颌下铺治疗巾，清洁口或鼻腔	4	未核对扣2分，未清洁口腔、鼻腔扣2分，缺1项扣1分	
	3. 检查并打开胃管、注射器	2	缺1项扣1分	
	4. 戴无菌手套，检查胃管是否通畅，用石蜡油棉球润滑胃管前端，正确测量插入长度	8	未检查胃管通畅扣2分，测量不准确或测量方法不正确各扣3分	
	5. 再次核对无误后，一手托住胃管，另一手持胃管前端，沿一侧鼻孔或口腔缓缓插入，先将患儿头部后仰，当胃管插入会厌部，左手将患儿头部托起，使下颌靠近胸骨柄，置管至预定长度后检查口腔，检查胃管是否盘在口腔内，如发现患者呛咳、呼吸困难、发绀等，应立即拔出，休息片刻后重插	20	未核对扣2分，插管方法不正确扣5分，插管长度不准确扣5分，插管动作不轻柔扣3分，插管一次不成功扣10分，未检查胃管是否盘在口腔内扣2分，未对症处理各扣1分	

续表

项目	操作流程及要求	分值	评分细则	扣分及记录
操作步骤(80)	6. 用3种方法证实胃管在胃内后（一抽、二试、三听），再次确认胃管置入长度后用胶布固定，贴胃管标识	10	未证实扣6分，缺1种方法扣2分，未固定胃管或固定无效扣3分，固定方法不正确扣2分，未标识扣2分	
	7. 如无禁忌抬高床头30°并协助患儿取右侧卧位	2	未取合适卧位扣2分,1项不符合要求扣0.5分	
	8. 再次核对患儿、奶液量及种类，用注射器先抽吸2~3mL温开水注入胃内，再缓缓注入奶液，再注入2~3mL温开水。操作中注意观察患儿反应	7	未核对扣2分，注入方法不对扣5分，注入速度过快扣2分，缺1项扣1分,1项不符合要求扣0.5分	
	9. 注射毕将胃管末端抬高并关闭，再次核对，PDA提交执行	3	未核对扣2分，缺1项扣1分,1项不符合要求扣0.5分	
	10. 协助患儿取头高足底右侧位，整理床单位和用物，洗手，PDA记录	3	体位不正确扣2分，未洗手、未记录各扣1分,1项不符合要求扣0.5分	
	11. 鼻饲期间，观察患儿有无腹胀、呕吐等，检查胃管长度及固定情况。每次鼻饲均需证实胃管是否在胃内	3	未巡视扣3分，缺1项扣1分,1项不符合要求扣0.5分	
	12. 拔管：核对医嘱，PDA扫描腕带核对患者信息，戴一次性手套，铺垫巾，无张力揭去胶带，用纱布包裹近鼻孔处胃管，边拔边用纱布擦胃管，到咽喉处迅速拔出，以免液体滴入气管。清洁患者口鼻、面部。必要时擦去胶布痕迹	5	缺1项扣1分,1项不符合要求扣0.5分	
	13. 整理床单位及用物，协助取舒适卧位。洗手，PDA记录签名	3	缺1项扣1分,1项不符合要求扣0.5分	
效果评价(10)	1. 操作熟练，动作轻巧，步骤正确；沟通有效，注重人文关怀 2. 竞赛操作时间20分钟	10	操作不熟练扣1~4分，缺乏人文关怀扣1~4分超时10秒扣0.1分，以此类推	

(一) 目的

(1) 对不能经口进食的患儿，经胃管注入奶液，保证其摄入足够的营养。

(2) 经胃管注入药物，治疗疾病，以利患儿早日康复。

(二) 注意事项

(1) 使用一次性无菌注射器一用一换，严禁重复使用。

(2) 妥善固定胃管，严格交接胃管置入长度及固定情况，浸湿后及时更换。

(3) 胃管更换遵照说明书进行，胃管一旦脱出则重新更换。

(4) 动态评估鼻饲喂养后患儿耐受情况。每日口腔护理2次。

九十八、新生儿洗胃技术

项目	操作流程及要求	分值	评分细则	扣分及记录
操作前准备 (10)	1. 护士要求：着装整洁、仪表端庄	5	1项不符合要求扣1分	
	2. 用物准备：治疗盘、治疗碗2个（一个内放纱布3块，另一个治疗碗内放温开水）、1.4% $NaHCO_3$ 溶液（温度37～38℃）、无菌治疗巾、无菌石蜡油棉球、一次性胃管（6号或8号）、5～20mL注射器2个、无菌手套、一次性手套、无菌棉签、弯盘、胶布、听诊器、手电筒、速干手消毒液、PDA、垃圾桶	5	缺1件扣0.5分	
操作步骤 (80)	1. 核对医嘱，PDA扫描患儿腕带，核对患儿，洗手，评估（患儿病情、意识状态、患儿口鼻腔情况等）。必要时为患儿家属做好解释工作	10	未核对、未评估各扣5分，未解释扣2分，1项不符合要求扣0.5分	
	2. 洗手，戴口罩。携用物至床旁，再次核对，为患儿取合适体位，备胶布，颌下铺治疗巾，清洁口或鼻腔	5	未核对扣2分，未清洁口、鼻腔扣2分，缺1项扣1分	
	3. 检查并打开胃管、注射器	2	缺1项扣1分	

续表

项目	操作流程及要求	分值	评分细则	扣分及记录
操作步骤(80)	4. 戴无菌手套,检查胃管是否通畅,用石蜡油棉球润滑胃管前端,正确测量插入长度	10	未检查胃管通畅扣2分,测量不准确或测量方法不正确各扣3分	
	5. 再次核对无误后,一手托住胃管,另一手持胃管前端,沿一侧鼻孔或口腔缓缓插入,先将患儿头部后仰,当胃管插入会厌部,左手将患儿头部托起,使下颌靠近胸骨柄,置管至预定长度后检查口腔,检查胃管是否盘在口腔内,如发现患者呛咳、呼吸困难、发绀等,应立即拔出,休息片刻后重插	20	未核对扣2分,插管方法不正确扣5分,插管长度不准确扣5分,插管动作不轻柔扣3分,插管一次不成功扣10分,未检查胃管是否盘在口腔内扣2分,未对症处理各扣1分	
	6. 用3种方法证实胃管在胃内后(一抽、二试、三听),再次确认胃管置入长度后用胶布固定	10	未证实扣6分,缺1种方法扣2分,未固定胃管或固定无效扣3分,固定方法不正确扣2分	
	7. 每次注入洗胃液约5mL,反复进行,直到洗出液澄清为止	10	注入方法不对扣5分,缺1项扣1分,1项不符合要求扣0.5分	
	8. 洗胃完毕,反折胃管,无张力揭去胶带,迅速拔出,用纱布擦拭新生儿口鼻分泌物,给予保暖	5	缺1项扣1分,1项不符合要求扣0.5分	
	9. 再次核对,PDA提交执行	4	未核对、未提交各扣2分	
	10. 整理床单位及用物,协助取舒适卧位。洗手后记录签名	4	未整理、未洗手、未记录各扣1分,1项不符合要求扣0.5分	
效果评价(10)	1. 操作熟练,动作轻巧,步骤正确;沟通有效,注重人文关怀 2. 竞赛操作时间10分钟	10	操作不熟练扣1~4分,缺乏人文关怀扣1~4分,超时10秒扣0.1分,以此类推	

(一) 目的

(1) 清除在胎儿分娩过程中吞入的被胎粪污染的羊水、感染的羊水及含较多母血的羊水,以减少其刺激胃黏膜引起胃酸及黏膜分泌亢进所致的呕吐。

(2) 协助疾病诊断。

(二) 注意事项

(1) 置管时将新生儿上半身抬高30°,以防呕吐物、分泌物误入气管引起窒息。

(2) 置入胃管后妥善固定好,防止洗胃过程中患儿烦躁脱管。

(3) 操作者应严格遵守操作规程,插管时动作要轻柔,有阻力时切勿硬插,以免损伤组织,如有明显呛咳、发绀、窒息等反应时,应立即拔管停止操作,并给予氧气吸入。

(4) 注意控制注入洗胃液的速度和量,速度要缓慢,切忌过快,进出量要均衡,注意观察洗胃液的颜色和量。

(5) 观察新生儿的面色、呼吸及反应等情况。

(6) 洗胃过程中要注意为患儿保暖。

九十九、新生儿灌肠技术

项目	操作流程及要求	分值	评分细则	扣分及记录
操作前准备(10)	1. 护士要求:着装整洁,仪表端庄	5	1项不符合要求扣1分	
	2. 用物准备:治疗盘、20mL注射器、一次性灌肠管2个、纸巾、垫巾、手套、弯盘、石蜡油棉球、水温计、速干手消毒液、PDA、纸尿裤等,遵医嘱备灌肠液	5	缺1件扣0.5分	
操作步骤(80)	1. 双人核对医嘱,PDA扫描腕带,核对患儿信息,洗手,评估患儿(体重、胎龄、病情、排便情况、肛周皮肤情况等),必要时与家属沟通	10	未核对患儿信息扣2分,未评估扣3分,缺1项扣1分	

项目	操作流程及要求	分值	评分细则	扣分及记录
操作步骤(80)	2. 洗手，戴口罩。根据医嘱准备灌肠液并测量温度（38℃），水温计冲净、擦干后备用	10	灌肠液种类、量、温度不准确各扣3分，未测水温扣2分，缺1项扣1分，1项不符合要求扣0.5分	
	3. 携用物至床旁，洗手，PDA扫描腕带，核对患儿信息，适当调高箱温，协助患儿取仰卧位，注意为患儿保暖，双腿向外屈曲，暴露肛门，臀下垫好垫巾，臀边放纸巾	10	未核对扣2分，体位不合适扣2分，1项不符合要求扣0.5分	
	4. 再次核对，戴手套，用注射器抽取灌肠液，打开灌肠管，连接灌肠管并润滑其前端，排尽管内气体，左手轻轻分开患儿臀部，暴露肛门，右手持肛管轻轻插入直肠2.5~4cm，固定灌肠管	15	未核对扣2分，插入深度不正确扣5分，肛管未固定、未排气各扣2分，缺1项扣1分，1项不符合要求扣0.5分	
	5. 保留灌肠时，注入灌肠液后，轻轻夹紧患儿两侧臀部数分钟。注意观察患儿一般情况及反应	10	未夹紧臀部扣5分，推注速度过快扣3分，未观察病情扣2分	
	6. 清洁灌肠时，按照患儿的体重、胎龄每次缓慢注入灌肠液5~10mL，再轻轻吸出，遇阻力时可轻轻旋转灌肠管，可反复进行，直至抽出液中不见粪质，注意注入和吸出液体量一致	10	每次注入液量过多扣3分，推注速度过快扣3分，未评估每次注入与吸出量扣2分，未观察病情扣2分	
	7. 灌肠结束，反折肛管，用纸巾包裹后轻轻拔出，初步清洁肛周皮肤	5	未反折肛管扣1分，缺1项扣1分，1项不符合要求扣0.5分	
	8. 清洁灌肠后轻轻按摩腹部协助排便，洗净臀部，待干，脱去手套，为患儿穿好纸尿裤，取舒适体位。再次核对，点击PDA提交执行	5	未核对扣2分，未协助排便、未观察大便各扣2分，未取舒适体位扣2分，未点击执行医嘱扣1分	
	9. 洗手，整理用物、床单位，记录排出大便的量及性质	5	缺1项扣1分，1项不符合要求扣0.5分	

续表

项目	操作流程及要求	分值	评分细则	扣分及记录
效果评价(10)	1. 操作熟练,动作轻巧,步骤正确；注重人文关怀 2. 竞赛操作时间 6 分钟	10	操作不熟练扣 1~4 分,缺乏人文关怀扣 1~4 分 超时 10 秒扣 0.1 分,以此类推	

(一) 目的

(1) 刺激肠壁、促进肠蠕动,利于患儿大便排出,缓解腹胀。

(2) 遵医嘱直肠给药。

(二) 注意事项

(1) 根据胎龄、体重选择合适型号的肛管。

(2) 插管动作轻柔,如遇阻力时不可强行插管,以免损伤直肠黏膜。

(3) 操作过程中注意为患儿保暖,防止受凉。

(4) 协助患儿排便后,清洗患儿肛周皮肤,充分晾干后给予穿纸尿裤。

(5) 液体流入速度宜慢,并注意观察患儿情况,如患儿突然腹胀加剧,应立即停止灌肠,通知医生。

一百、暖箱使用技术

项目	操作流程及要求	分值	评分细则	扣分及记录
操作前准备(10)	1. 护士要求:着装整洁,仪表端庄	5	1 项不符合要求扣 1 分	
	2. 用物准备:暖箱 1 台、被服、灭菌注射用水 2~4 瓶、体温计、笔、速干手消毒液、PDA,必要时备配电盘	5	缺 1 件扣 1 分	

续表

项目	操作流程及要求	分值	评分细则	扣分及记录
操作步骤（80）	1. 核对医嘱、PDA扫描腕带，核对患儿信息，评估患儿（病情、胎龄、日龄、出生体重、体温等）	10	未评估扣5分，未核对扣2分，缺1项扣1分，1项不符合要求扣0.5分	
	2. 入暖箱前准备：查看暖箱消毒日期，确保在消毒有效期内使用，接通电源，检查暖箱性能，查看各项显示是否正常。将灭菌注射用水加入暖箱水槽至水位线	15	未检查暖箱消毒日期扣3分，未检查暖温性能各扣5分，灭菌注射用水过多或过少扣2分，1项不符合要求扣0.5分	
	3. 洗手，戴口罩。携用物至床旁，PDA扫描腕带，核对患儿信息。将暖箱温度调至所需温、湿度预热（根据患儿体重、日龄调节）。根据患儿体重、身长制作鸟巢，查看暖箱温湿度上升至设定值，确保暖箱内温湿度稳定后，将患儿妥善安置于暖箱内。关好箱门，检查各气孔是否通畅，再次确认暖箱内的温度、湿度是否正确并记录	20	未核对扣2分，未预热暖箱、未检查气孔、未检查温度和湿度各扣5分，温湿度设置不正确扣3分，箱门未关好扣2分，未记录扣2分，缺一项扣1分，1项不符合要求扣0.5分	
	4. 入箱后观察及护理：密切观察患儿面色、呼吸、心率、体温等变化，体温维持在36.5～37.5℃，根据患儿体温动态调节暖箱温度。各班做好暖箱温、湿度的记录	15	未观察患儿扣5分，未动态调整暖箱温度扣5分，未记录扣2分，缺1项扣1分	
	5. 使用中密切观察暖箱温、湿度情况及运行状况，监测患儿体温，发现问题及时处理。每日清洁暖箱、浸泡消毒水槽并更换灭菌注射用水，每周更换暖箱并进行彻底消毒（口述）	3	未观察扣2分，缺1项扣1分	
	6. 患儿病情稳定，符合出箱条件（新生儿体重2000g及以上或体重低于2000g，在箱内生活1个月以上，一般情况良好者），室温下能维持正常体温，遵医嘱停用暖箱（口述）	2	不符合患儿出箱条件扣2分	

续表

项目	操作流程及要求	分值	评分细则	扣分及记录
操作步骤 (80)	7. 出箱护理：将患儿包被预热，关闭开关，切断电源，包裹好后抱出患儿。洗手，记录出箱时间及患儿情况	10	未预热包被扣3分，未给患儿保暖扣5分，未监测患儿情况扣2分，缺1项扣1分，1项不符合要求扣0.5分	
	8. 暖箱进行彻底终末消毒处理，标记好消毒日期及消毒人，遮盖备用	5	暖箱处理不正确扣5分，缺1项扣1分，1项不符合要求扣0.5分	
效果评价 (10)	1. 操作熟练、规范；动作轻巧；注重人文关怀，注意为患儿保暖，患儿体温保持稳定；熟悉暖箱性能，暖箱温湿度适宜 2. 竞赛操作时间5分钟	10	操作不熟练扣1~4分，缺乏人文关怀扣1~4分，不熟悉暖箱性能扣1~2分 超时10秒扣0.1分，以此类推	

(一) 目的

为患儿提供适宜的温度和湿度环境，保持体温稳定，提高患儿存活率。

(二) 注意事项

(1) 暖箱不宜置于太阳直射、有对流风及取暖设备附近，以免影响箱内温度。

(2) 掌握暖箱性能，严格执行操作规程，并要定期检查、检测，保证绝对安全使用。

(3) 严禁骤然提高暖箱温度，以免患儿体温突然上升造成不良后果。

(4) 各项操作应尽量在箱内集中进行，并尽量减少开门次数和时间，以免箱内温度波动。

(5) 使用中随时观察使用效果，注意监测患儿体温，根据体温适当调节箱温，若暖箱出现报警，应立即终止使用，及时查找原因妥善处理。

（6）如进行蓝光治疗时，有可能会增加箱内的温度，注意监测患儿体温，动态调节箱温。

（7）做好暖箱的日常消毒及终末消毒，暖箱内的空气过滤网按照说明书要求定期更换并做好记录。定期进行细菌学监测。

（8）暖箱使用过程中，保持暖箱清洁，有奶渍、药液等污染时及时清洁，必要时更换暖箱。

一百零一、光照疗法

项目	操作流程及要求	分值	评分细则	扣分及记录
操作前准备(10)	1. 护士要求：着装整洁、仪表端庄	5	1项不符合要求扣1分	
	2. 用物准备：光疗箱/带光疗装置的暖箱1台，灭菌注射用水、体温计、遮光眼罩、水胶体敷料、胶布、纸尿裤、笔、速干手消毒液、经皮胆红素测定仪、大毛巾、PDA	5	缺1件扣0.5分	
操作步骤(80)	1. 双人核对医嘱，PDA扫描腕带，核对患儿信息，洗手，评估患儿（病情、意识状态、皮肤、指尖、大小便、喂养、胆红素检查结果等情况）	10	未评估扣5分，未核对扣2分，1项不符合要求扣0.5分	
	2. 检查并准备好光疗箱/暖箱，查看光疗箱/暖箱的光疗装置是否正常运行，查看光疗装置累计光照小时符合要求	10	未检查暖箱、未检查光疗装置各扣5分，未查看光疗装置累计照射时间扣2分	
	3. 洗手，戴口罩。携用物至床旁，再次核对。清洁患儿皮肤，剪短指甲，戴遮光眼罩，为患儿更换纸尿裤，男婴注意保护阴囊，其余均裸露，最大限度暴露患儿皮肤，按暖箱使用操作流程协助患儿入箱，暖箱周围用大毛巾包裹以免碰伤患儿	15	未核对扣2分，未遮盖眼部、会阴各扣10分，未按入暖箱操作流程设置、检查温、湿度扣5分，周边未放置毛巾包裹扣3分，缺一项扣1分，1项不符合要求扣0.5分	

续表

项目	操作流程及要求	分值	评分细则	扣分及记录
操作步骤 (80)	4. 再次核对,点击 PDA 执行医嘱,记录入箱时间及灯管开启时间	5	未核对扣2分,未记录扣2分,缺一项扣1分	
	5. 光疗期间加强巡视:密切观察患儿面色、呼吸、心率、体温、出入量等变化,根据体温调节箱温,体温维持在36.5～37.5℃。若患儿体温超过38.5℃暂停光疗,待体温恢复正常后再继续	10	未观察扣6分,观察内容不全扣3分,缺一项扣1分,1项不符合要求扣0.5分	
	6. 单面光疗时2小时翻身1次。可以仰卧、侧卧、俯卧交替。使患儿皮肤均匀接受光,俯卧位时加强巡视,以免口、鼻受压影响呼吸	5	未定时翻身扣5分。俯卧位时体位放置不合适扣3分,缺一项扣1分,1项不符合要求扣0.5分	
	7. 出箱:光疗结束,即可停止光照。出箱前,先将患儿衣服预热,除去护眼罩,清洁患儿皮肤,更换纸尿裤,再包裹患儿。切断电源,并做好各项记录	10	未及时停止光疗扣2分,未预热被服扣2分,未记录扣2分,缺一项扣1分,1项不符合要求扣0.5分	
	8. 光疗后观察皮肤黄疸消退情况及有无光疗不良反应,检查患儿皮肤有无破损	10	未观察患儿扣5分,观察内容不全扣2分	
	9. 整理用物,消毒暖箱,洗手,记录	5	光疗箱处理不及时扣5分,未记录扣2分,缺一项扣1分,1项不符合要求扣0.5分	
效果评价 (10)	1. 操作熟练、规范;动作轻巧;注重人文关怀 2. 竞赛操作时间5分钟	10	操作不熟练扣1～4分,缺乏沟通技巧和人文关怀扣1～4分 超时10秒扣0.1分,以此类推	

（一）目的

使未结合胆红素转变为水溶性异构体,易于从胆汁和尿液中排出体外。

（二）注意事项

（1）妥善固定眼罩，避免脱落。患儿会阴部用纸尿裤遮好，特别是男婴，要注意保护阴囊。光疗过程中严密观察患儿眼罩、会阴遮盖物是否遮盖完好。

（2）保证足够的水分及营养供给，防止脱水。由于光照治疗分解产物经肠道排出时刺激肠壁，引起稀便，使水分丧失更多。每班准确记录出入量及大小便次数、性状。必要时遵医嘱静脉补液，按需喂养。

（3）密切观察病儿的精神状态、面色、体温、呼吸、心率、黄疸程度及部位等情况。

（4）部分病儿可出现低热、绿色稀便、大便次数增多等光疗反应，一般不需处理。若有异常情况应及时报告医生，进行处理。少数患儿可出现皮疹，光疗停止后即可消失。如出现青铜症，应停止光疗。

（5）加强皮肤护理：注意修剪指甲，做好防护，防止皮肤破损，光照治疗的新生儿勤换尿片防止红臀发生。

（6）注意做好光疗灯管的定时清洁及灯管使用情况监测。

一百零二、新生儿 PICC 维护技术

项目	操作流程及要求	分值	评分细则	扣分及记录
操作前准备（10）	1. 护士要求：着装整洁、仪表端庄	5	1 项不符合要求扣 1 分	
	2. 用物准备：PICC 操作车、PICC 维护包、大无菌巾 1 块、无菌手术衣 2 件、无菌无粉手套 3 副、无菌治疗巾 4 块、换药包一个（内有无菌弯盘 1 个、血管钳 1 把、无菌剪刀 1 把、小药杯 1 个、无菌棉球、纱布若干）、透明敷贴 1 个、10mL 生理盐水 1 支、0.5%碘伏 1 瓶、10mL 预冲式导管冲洗液 1 支、分隔膜正压接头、软尺、计时器、PDA、速干手消毒液、垃圾桶、锐器盒	5	缺 1 件扣 0.5 分	

续表

项目	操作流程及要求	分值	评分细则	扣分及记录
操作步骤(80)	1. 双人核对医嘱,洗手,戴口罩、帽子,PDA扫描腕带,核对患儿信息 (1)评估患儿病情、治疗情况、意识状态等 (2)评估患儿置管局部皮肤情况,穿刺点有无感染、红肿、渗血、渗液,有无静脉炎,敷贴有无潮湿、脱落、污染,有无湿疹、水疱等敷贴过敏情况,查看维护日期,评估导管留置必要性,评估导管有无移动,查看PICC维护医嘱及PICC记录单;必要时评估PICC尖端位置	5	未核对扣2分,核对无效扣2分,未评估扣5分,评估不全扣2分,缺一项扣1分,1项不符合要求扣0.5分	
	2. 评估患儿置管侧肢体活动情况,测量双侧臂围/腿围 (1)测量上臂臂围:肩峰到尺骨鹰嘴的距离的1/2处测量 (2)测量大腿围:以髂前上棘和髌骨上缘的距离的1/2处测量	5	未测量扣5分,测量位置不正确扣3分,只测量一侧肢体扣2分	
	3. 携用物至床旁,再次核对,安抚并置患儿于舒适体位,将置管侧肢体靠近操作者,注意保暖	2	未核对扣2分,缺一项扣1分,1项不符合要求扣0.5分	
	4. 洗手,大无菌巾铺PICC操作车,戴无菌无粉手套,助手协助将所有无菌物品置入无菌区域内	5	物品污染扣5分,不遵守无菌技术操作原则扣3分,缺一项扣1分,1项不符合要求扣0.5分	
	5. 助手协助患儿身下铺垫巾,打开酒精棉片包装,移除旧的输液接头	2	1项不符合要求扣0.5分	
	6. 一手持小无菌纱布包裹导管,一手持酒精棉片多方位用力擦拭导管末端横切面及外围2遍,每遍至少15秒,共30秒,充分待干	5	消毒手法不规范、消毒时间不够各扣3分,未充分待干扣2分	

续表

项目	操作流程及要求	分值	评分细则	扣分及记录
操作步骤(80)	7. 助手取出预冲式导管冲洗液,释放阻力,操作者手持无针输液接头与之连接,排气并连接导管。抽回血,"推—停—推"方法脉冲式冲管,冲管液量为导管加附加装置容积2倍以上,正压封管,封管液量为导管加附加装置1.2倍,移除预冲式导管冲洗液	10	连接接头不合规范扣1分,污染接头扣5分,未排气扣2分,未抽回血扣3分,冲管手法不规范扣3分,冲封管液量过多或过少扣2分	
	8. 移除旧的时间贴及蝶形交叉,脱手套	1	未提前移除扣1分	
	9. 洗手,穿无菌手术衣,戴双层无菌无粉手套	3	未洗手扣2分,无菌技术操作不规范扣3分	
	10. 助手协助将碘伏倒入无菌盘内,充分浸润棉球及纱布	1	1项不符合要求扣0.5分	
	11. 操作者用碘伏纱布包裹消毒患儿手/脚。血管钳持无菌棉球,按无菌原则擦拭消毒穿刺部位处的敷贴、周围皮肤及敷贴外PICC导管区域3遍,范围为整侧肢体。待干2分钟	5	消毒不规范扣3分,消毒未待干扣2分,缺一项扣1分,1项不符合要求扣0.5分	
	12. 助手洗手、戴无菌无粉手套,将无菌纱布置于消毒肢体上方,操作者去除碘伏纱布,持碘伏棉球无缝隙消毒手/脚及指/趾缝3遍,待干2分钟。操作者脱去第一副无菌手套	5	无菌技术操作不规范扣2分,消毒不规范扣3分,未充分待干扣2分,缺一项扣1分,1项不符合要求扣0.5分	
	13. 操作者左手固定圆盘,右手用碘伏棉球浸泡敷贴边缘,以0°或180°由四周向中心揭开,再由下往上撕除敷贴,避免将导管带出体外。用碘伏棉球以穿刺点为中心由内向外以"顺—逆—顺"方式无缝隙消毒3遍,包括导管及导管连接区域,消毒面积大于原敷贴范围,注意翻转导管,待干2分钟	12	揭除敷贴手法不正确扣2分,揭除敷贴时将导管带出10分,消毒不规范扣3分,未充分待干扣2分,缺一项扣1分,1项不符合要求扣0.5分	

续表

项目	操作流程及要求	分值	评分细则	扣分及记录
操作步骤(80)	14. 用生理盐水长棉签以穿刺点为中心由内向外以"顺—逆—顺"方式脱碘,注意翻转导管,待干	3	未脱碘、未待干各扣2分,脱碘不充分扣1分,缺一项1分,1项不符合要求扣0.5分	
	15. 调整导管位置,呈"S"或"C"或"U"形,并避开上次导管位置,胶带固定圆盘或蝶翼,查看肢体活动时导管有无打折或扭曲情况	5	未调整导管位置扣3分,缺一项1分,1项不符合要求扣0.5分	
	16. 根据患儿的臂围/腿围裁剪为尺寸合适的无菌透明敷贴,防止无菌透明敷贴前后重叠将上肢/下肢全包围,以穿刺点为中心,无张力粘贴固定,导管部分塑形。用无菌胶带蝶形交叉固定导管及透明敷贴	5	未进行无张力粘贴扣3分,敷贴前后重叠扣2分,缺一项1分,1项不符合要求扣0.5分	
	17. 注明维护日期、时间、体外导管长度粘贴于敷贴下方	2	未注明扣2分	
	18. 撤治疗巾及垫巾,脱手套及无菌手术衣,洗手,核对患儿,PDA提交执行医嘱,协助患儿取舒适体位,整理床单元,注意保暖,将医疗垃圾分类处理	2	缺一项1分,1项不符合要求扣0.5分	
	19. 记录PICC记录单,必要时向家长交代注意事项	2	未记录扣2分,1项不符合要求扣0.5分	
效果评价(10)	1. 操作熟练、动作轻巧、准确;注重人文关怀;遵守无菌操作原则 2. 竞赛操作时间20分钟	10	操作不熟练扣1~4分,缺乏人文关怀扣1~4分,污染1次扣5分,严重违反无菌操作原则不及格超时10秒扣0.1分,以此类推	

(一) 目的

(1) 保持导管通畅。

(2) 减少导管相关性感染发生。

（3）提高患儿舒适度。

（二）注意事项

（1）冲管和封管应使用 10mL 及以上注射器或一次性冲洗装置,预冲式冲洗器可降低导管相关性血流感染风险。

（2）给药前后宜用生理盐水脉冲式冲洗导管,如果遇到阻力或者抽吸无回血,应进一步确定导管的通畅性,不应强行冲洗导管。

（3）如需用肝素盐水封管,新生儿 PICC 封管液浓度为 1U/mL。

（4）无菌纱布敷料应至少 48 小时更换一次,无菌透明敷料按需更换,若穿刺部位发生渗液、渗血时应及时更换敷料;敷贴发生松动、污染等完整性受损时应立即更换。

（5）密切观察穿刺点及周围皮肤的完整性,每日评估导管留置必要性。

一百零三、新生儿脐部护理技术

项目	操作流程及要求	分值	评分细则	扣分及记录
操作前准备（10）	1. 护士要求:着装整洁、仪表端庄	5	1项不符合要求扣1分	
	2. 用物准备:治疗盘内放无菌棉签、75％乙醇、弯盘、速干手消毒液、PDA。必要时准备3％过氧化氢溶液	5	缺1件扣0.5分	
操作步骤（80）	1. 双人核对医嘱,PDA 扫描腕带,核对新生儿信息,携用物至床旁,洗手,戴口罩,评估新生儿全身状况,了解新生儿日龄,观察脐轮有无红肿,脐窝内有无渗血、渗液及异常气味,脐带是否脱落	10	未核对扣2分,未评估扣5分,缺1项扣1分	
	2. 根据脐部不同情况给予相应处理	2	评估不正确扣2分	
	3. 脐带无红肿、无脓性分泌物时,一手轻轻绷紧脐部周围皮肤,另一手用酒精棉签,先消毒脐带残端,再沿脐部四周由内向外环形擦拭消毒脐带根部,连擦 3 遍	20	消毒顺序不正确扣10分,手法不正确扣5分,消毒次数不正确扣2分	

续表

项目	操作流程及要求	分值	评分细则	扣分及记录
操作步骤(80)	4. 脐部有渗血，注意观察脐带残端渗血的颜色、性质、量，必要时通知医生给予再次结扎。结扎后先消毒脐带残端，再沿脐部四周由内向外环形擦拭消毒脐带根部，连擦3遍	20	未动态观察脐带渗血情况扣5分，消毒顺序不正确扣10分，手法不正确扣5分，消毒次数不正确扣2分	
	5. 脐带红肿，有脓性分泌物时，先用酒精棉签，环形轻轻擦净脐带残端和脐轮，然后用干棉签蘸3%过氧化氢溶液，进行反复冲洗擦拭，直至干燥；脐部再涂擦酒精。必要时送分泌物做细菌培养（结合口述）	20	处理方法不正确扣10分，消毒顺序不正确扣10分，手法不正确扣5分，消毒次数不正确扣2分	
	6. 擦拭完毕，为新生儿戴好纸尿裤，暴露脐部，避免摩擦，再次核对，点击PDA执行医嘱。发现异常时，及时报告医生，遵医嘱给予处理	5	纸尿裤包裹不适宜扣2分，未点击PDA执行相应医嘱扣1分，缺一项扣1分，1项不符合要求扣0.5分	
	7. 正确处理用物，洗手，记录脐部情况	3	用物处理不规范、未记录各扣2分，缺一项扣1分，1项不符合要求扣0.5分	
效果评价(10)	1. 操作熟练、规范；动作轻稳；注重人文关怀，注意为患儿保暖；新生儿脐部清洁、干燥，无分泌物及陈旧血渍 2. 竞赛操作时间6分钟	10	操作不熟练扣1～4分，缺乏沟通技巧和人文关怀扣1～4分 超时10秒扣0.1分，以此类推	

（一）目的

（1）保持脐部清洁干燥、无渗液、渗血，预防新生儿脐炎的发生。

（2）脐部有化脓感染时，留取脓液培养，提供病情变化的信息。

（3）促进新生儿舒适。

（二）注意事项

（1）新生儿断脐后24小时干枯，一般7～10天脱落，每日消毒脐部1~2次,直至脱落。脱落后残端仍有潮红,注意做好观察护理。

(2) 保持脐部清洁、干燥,观察脐部及周围皮肤状况,如有异常及时报告,结扎线如有脱落应重新结扎。

(3) 沐浴时注意保护好脐部,沐浴后及时擦干脐部。

(4) 操作动作要轻柔,擦拭时一次蘸一根棉棒,防止棉棒遗留。

(5) 新生儿使用尿布时,注意勿让其超越脐部,以免污染脐部。

一百零四、新生儿臀部护理技术

项目	操作流程及要求	分值	评分细则	扣分及记录
操作前准备(10)	1. 护士要求:着装整洁、仪表端庄	5	1项不符合要求扣1分	
	2. 用物准备:纸尿裤、婴幼儿专用湿巾、纸巾、PDA、速干手消毒液、电子秤、垫巾、必要时备小盆及温水,按臀部皮肤情况准备治疗药物(如护臀膏、皮肤保护膜等)等	5	缺1件扣0.5分	
操作步骤(80)	1. PDA扫描腕带,核对信息。洗手,戴口罩,携用物至床旁。评估新生儿全身状况,了解新生儿日龄、体重、喂养等情况	10	未核对扣2分,未评估扣3分,缺1项扣1分	
	2. 铺垫巾,打开纸尿裤,观察大便性质(必要时留取标本送检)。观察臀部皮肤情况,移除纸尿裤	20	未观察大便、臀部皮肤情况各扣5分,缺1项扣1分,1项不符合要求扣0.5分	
	3. 用纸巾或湿巾擦净,必要时用温水冲洗肛周及周围皮肤,完全待干后,遵医嘱涂护臀膏或皮肤保护膜等	15	擦拭方法不对扣5分,缺1项扣1分,1项不符合要求扣0.5分	
	4. 更换纸尿裤,松紧适宜,整理床单位	15	方法不正确扣10分,手法不正确扣5分,松紧不适宜扣3分,1项不符合要求扣0.5分	

续表

项目	操作流程及要求	分值	评分细则	扣分及记录
操作步骤（80）	5. 测量换下纸尿裤的重量，计算患儿大、小便的量。将纸尿裤扔垃圾桶内。若患儿大便稀薄则增加患儿纸尿裤更换的频次	15	未测量扣 5 分，计算错误扣 5 分，缺 1 项扣 1 分	
	6. 再次核对、洗手、记录	5	未洗手、未记录各扣 2 分，1 项不符合要求扣 0.5 分	
效果评价（10）	1. 操作熟练、规范；动作轻稳；注重人文关怀，注意为患儿保暖；新生儿臀部清洁、干燥 2. 竞赛操作时间 6 分钟	10	操作不熟练扣 1～4 分，缺乏人文关怀扣 1～4 分超时 10 秒扣 0.1 分，以此类推	

（一）目的

保持新生儿臀部皮肤的清洁、干燥，预防臀红，促进新生儿舒适。

（二）注意事项

（1）选择质地柔软、透气性好、吸水性强的纸尿裤，以减少对臀部皮肤的刺激。

（2）动作应轻快，避免过度暴露，注意保暖。

（3）纸尿裤包扎应松紧合适，防止因过紧而影响患儿活动或过松造成大便外溢。

（4）更换纸尿裤时注意观察臀部皮肤情况，根据局部皮肤情况给予处理。

（5）根据患儿大便次数、颜色、性质、量，确定更换纸尿裤的频次。必要时遵医嘱留取大便标本。

（6）如发生红臀时，根据红臀的分度处理并做好记录。

（7）为新生儿更换纸尿裤时，避免臀部抬起过高，可将新生儿身体偏向一侧，再翻向另一侧，取下纸尿裤，同法放入纸尿裤。以免影响脑部血液循环，增加脑出血的风险。

一百零五、新生儿沐浴技术

项目	操作流程及要求	分值	评分细则	扣分及记录
操作前准备(10)	1. 护士要求：着装整洁、仪表端庄、修剪指甲（指甲短于指端）	5	1项不符合要求扣1分	
	2. 用物准备：处置台或处置车、新生儿包被及清洁内衣、纸尿裤、消毒后浴巾、小毛巾、一次性无菌垫单、一次性无菌隔离衣、婴幼儿专用沐浴液、消毒棉签、75％乙醇、护臀膏、润肤油、无菌纱布、婴儿体重测量秤、沐浴装置1套、PDA，必要时备耳罩	5	缺1件扣0.5分	
操作步骤(80)	1. 核对医嘱，PDA扫描腕带，核对新生儿信息，评估新生儿一般情况、皮肤、脐部情况、喂养时间等。调节室温26～28℃	5	未核对扣2分，未评估扣3分，室温不符合要求扣2分	
	2. 护士摘掉胸牌和手表，洗手，戴口罩，穿一次性无菌隔离衣。备齐用物携至床旁	5	1项不符合要求扣0.5分	
	3. PDA扫描腕带，再次核对。调节水温38～40℃，用手腕内侧试温，铺无菌大浴巾。打开包被，脱去衣裤、纸尿裤，如有大便观察大便性质并初步清洁臀部。将其包裹在备好的浴巾里	10	未核对扣2分，水温不符合要求各扣3分，未观察大便情况并初步清洁扣2分，缺一项扣1分，1项不符合要求扣0.5分	
	4. 再次用前臂内侧试水温适宜，用小毛巾蘸水擦洗新生儿双眼（由内眦向外眦），洗净脸部。擦干面部，用干棉签清洁鼻孔	10	擦洗方法不正确扣3分，缺一项扣1分，1处不符合要求扣0.5分	
	5. 用左前臂托住新生儿背部，左手掌托住其头颈部，将新生儿下肢夹在左腋下移至浴盆进行洗头，用左手拇指和中指将新生儿双耳廓向内盖住耳孔，洗净后用清洁毛巾擦干	10	方法不正确扣5分，洗不干净扣5分，手法不正确扣5分	

续表

项目	操作流程及要求	分值	评分细则	扣分及记录
操作步骤(80)	6. 左手握住小儿左肩及腋窝处,使其头颈部枕于操作者前臂;用右手握住患儿左腿靠近腹股沟处,使其臀部位于护士手掌上,轻放患儿于水中,依次清洗颈→前胸→腋窝→上肢→腹部→下肢→腹股沟→会阴,注意洗净皮肤皱褶处,然后用右手抓紧患儿的左腋下,让患儿趴在护士右前臂上,清洗后背及肛门	20	清洗顺序不对扣5分,动作不轻柔扣5分,缺1项扣1分,1项不符合要求扣0.5分	
	7. 将新生儿抱至操作台上,放在浴巾上,用浴巾轻轻沾干全身。全身涂抹润肤油,臀部擦护臀霜。测量体重并记录	10	未称体重扣2分,未记录扣1分,缺1项扣1分,1项不符合要求扣0.5分	
	8. 检查脐部,用75%乙醇棉签涂擦脐带断端、根部、脐窝,直至脐带清洁、无分泌物。穿戴纸尿裤,穿好衣物,包裹包被	3	未检查扣2分,消毒方法不正确扣2分,缺1项扣1分,1项不符合要求扣0.5分	
	9. 用棉签清洁两鼻孔内和两耳郭、耳孔中的水	2	缺1项扣1分,1项不符合要求扣0.5分	
	10. 再次核对新生儿信息,放回暖箱或婴儿车	3	未核对扣2分	
	11. 整理用物,洗手,记录	2	未洗手、未记录各扣2分,1项不符合要求扣0.5分	
效果评价(10)	1. 操作熟练,动作轻柔到位;应变力强;方法正确,顺序合适,清洗干净;操作过程中有沟通,爱护新生儿 2. 竞赛操作时间10分钟	10	操作不熟练扣1~4分,缺乏人文关怀扣1~4分,超时10秒扣0.1分,以此类推	

(一) 目的

保持新生儿皮肤清洁,促进舒适。

(二) 注意事项

(1) 沐浴时动作轻快,注意保暖,尽量减少暴露时间。

（2）沐浴过程中注意观察新生儿的反应，如果出现呼吸暂停、口唇青紫、呕吐等表现应暂停沐浴。

（3）沐浴时不可用力清洗患儿头顶部的皮脂结痂，可涂液体石蜡浸润，待次日予以洗净。

（4）沐浴时避免眼、耳、口、鼻进水，注意清洗腹股沟、腋下、颈下、阴囊下等皮肤皱褶处。

（5）新生儿沐浴前30分钟停止哺乳，安排在喂奶前1～2小时，以免溢奶。每次沐浴时间不超过10分钟。

（6）难产、头部有血肿、新生儿足底采血后暂停沐浴，待医生评估后再行沐浴。

一百零六、新生儿抚触技术

项目	操作流程及要求	分值	评分细则	扣分及记录
操作前准备（10）	1. 护士要求：着装整洁、仪表端庄，修剪指甲（指甲短于指端）	5	1项不符合要求扣1分	
	2. 用物准备：抚触台/辐射台、一次性无菌垫、室温计、大浴巾、纸尿裤、替换被服/衣物、婴儿润肤油、PDA	5	缺1件扣0.5分	
操作步骤（80）	1. 核对医嘱，PDA扫描腕带，核对新生儿信息。评估新生儿病情、脐部及皮肤情况等，向新生儿家人解释抚触的目的及必要性	5	未核对扣3分，未评估扣5分，未解释扣2分，1项不符合要求扣0.5分	
	2. 备齐用物，关闭门窗，调节室温26～28℃	3	缺1项扣1分，1项不符合要求扣0.5分	
	3. 护士摘掉胸牌和手表，洗手，戴口罩，铺清洁大浴巾。打开包被，再次核对新生儿信息。解开被服/脱去衣裤、更换纸尿裤。取适量婴儿润肤油倒在掌心，轻轻摩擦润滑温暖双手，勿将油直接倒在新生儿皮肤上	5	缺1项扣1分，1项不符合要求扣0.5分	

续表

项目	操作流程及要求	分值	评分细则	扣分及记录
操作步骤(80)	4. 抚触顺序为头部→胸部→腹部→上肢→手→下肢→脚→背部。抚触手法要求：动作到位，开始轻柔，然后逐渐加力。每个部位的动作重复4~6次。整套动作约15分钟	5	抚触顺序错1处扣2分，缺1项扣1分，1项不符合要求扣0.5分	
	5. 头面部：①两拇指指腹从前额中心向上向外推至两侧太阳穴；②两拇指从下颌部中央向两侧以上滑行，让上下唇形成微笑状；一手托头，用另一手的指腹从前额发际抚向脑后，避开囟门；然后食指、中指分别在耳后乳突部轻压一下；换手，同法抚触另一侧	10	1处手法不规范扣2分，缺1项扣1分，1项不符合要求扣0.5分	
	6. 胸部：两手分别从胸部的外下方（两侧肋下缘），向对侧上方交叉推进，至两侧肩部，在胸部画一个大的交叉，避开新生儿的乳头、脐部	10	1处手法不规范扣2分，缺1项扣1分，1项不符合要求扣0.5分	
	7. 腹部：右手食指、中指依次从新生儿的右下腹滑至右上腹，再平行滑向左上腹，继续向下滑至左下腹，呈顺时针方向画半圆。避开新生儿的脐部和膀胱	10	1处手法不规范扣2分，缺1项扣1分，1项不符合要求扣0.5分	
	8. 四肢：①两手抓住新生儿的胳膊交替从上臂至手腕轻轻挤捏，然后从上到下搓滚，用两拇指的指腹从掌跟、掌面交叉向手掌方向抚摸宝宝的手掌心，其余四指交替抚摸手掌背，并捏拉手指各关节。②双下肢的做法和双上肢的做法相同，用手握住宝宝大腿的根部，自大腿经膝盖至小腿踝部轻轻挤捏，同时从上到下搓滚。双手的四指放在宝宝的脚面，用两拇指的指腹从婴儿的脚跟、掌面交叉向脚趾方向推进按摩脚掌心，其余四指按摩脚背，并捏拉脚趾各关节	10	1处手法不规范扣2分，缺1项扣1分，1项不符合要求扣0.5分	

续表

项目	操作流程及要求	分值	评分细则	扣分及记录
操作步骤(80)	9. 翻身：双手抱紧新生儿双腋下，缓慢将新生儿转动成俯卧位，放下新生儿着床的顺序为脚—胸部—头部，头偏向一侧	5	翻身动作不规范扣3分，1项不符合要求扣0.5分	
	10. 背部：①双手指并拢，放在新生儿的肩部，以脊椎为中线，双手分别向左右横向划平行线按摩至新生儿的骶骨。②一只手扶住新生儿肩部，用另一只手的食指、中指、无名指自新生儿的头部轻轻按摩至骶骨（三指并拢，中指位于脊柱上）	5	1处手法不规范扣2分，缺1项扣1分，1项不符合要求扣0.5分	
	11. 抚触结束，对新生儿全身各部位从上向下按顺序检查，给予相应处理	3	未检查扣3分，检查不全面扣2分	
	12. 根据情况需要用棉签轻轻清洁双鼻孔、耳廓等部位，用消毒液消毒脐部，自带根部由里向外消毒两遍。必要时清洁女婴大阴唇及男婴包皮处污垢	5	未清洁、消毒1处2分，清洁、消毒不规范扣1分	
	13. 双人核对新生儿、包裹新生儿，将新生儿送回病房/暖箱。再次核对，点击PDA提交执行	2	未核对扣2分，未点击PDA执行医嘱扣1分	
	14. 整理用物，洗手，必要时记录	2	1项不符合要求扣0.5分	
效果评价(10)	1. 操作连贯熟练，动作轻柔；手法正确，新生儿舒适；整个过程中和新生儿有沟通交流，爱护体贴新生儿 2. 竞赛操作时间10分钟	10	操作不熟练扣1~4分，缺乏人文关怀扣1~4分，超时10秒扣0.1分，以此类推	

（一）目的

新生儿抚触是肌肤的接触，有利于促进母婴情感交流；有利于新生儿神经系统发育，促进脑部发育及行为发展，增强新生儿应急能力；有利于新生儿免疫系统完善，提高免疫力；有利于刺激新生儿消化功能，加快对食物的吸收和利用，增加体重；可减少新生儿哭闹，增加睡眠，促进新生儿健康成长。

（二）注意事项

（1）抚触者在按摩前，应清洗双手，剪指甲，适当涂婴儿润肤油，揉搓双手温暖后再进行抚触。

（2）抚触是抚摸和接触，不是按摩，新生儿皮肤娇嫩，用力要适当。

（3）选择适当的时间进行抚触，避免在新生儿饥饿或进食后1小时内抚触，最好在新生儿沐浴后或在给其穿衣时进行。每日按摩1~2次，每次10~15分钟为宜。

（4）室内保持温暖、明亮、无噪声，可伴放一些柔和的音乐帮助彼此放松。

（5）在抚触过程中，密切观察新生儿的反应，出现哭闹、肌张力提高、肤色发生改变应暂停抚触。

（6）抚触应避开新生儿乳房和脐部。

（7）抚触过程中应注意与新生儿进行目光和语言情感交流。

（8）窒息抢救、观察期新生儿、颅内出血、皮下出血等特殊情况暂不进行抚触。

一百零七、新生儿体重测量技术

项目	操作流程及要求	分值	评分细则	扣分及记录
操作前准备（10）	1. 护士要求：着装整洁、仪表端庄	5	1项不符合要求扣1分	
	2. 用物准备：婴儿秤、纸尿裤、速干手消毒液、笔、医用看护垫、PDA	5	缺1件扣0.5分	
操作步骤（80）	1. PDA扫描腕带，核对患儿信息，评估患儿病情、胎龄、意识状态，了解上次体重数	10	未核对扣3分，未评估扣5分，1项不符合要求扣0.5分	

续表

项目	操作流程及要求	分值	评分细则	扣分及记录
操作步骤（80）	2. 携用物至床旁，核对患儿，洗手，戴口罩	10	缺1项扣1分，1项不符合要求扣0.5分	
	3. 医用看护垫垫于婴儿磅秤上，调节零点	20	未放看护垫扣5分，未调节至零点扣10分	
	4. 脱去患儿纸尿裤，将患儿放于磅秤中央进行测量，称重时患儿取仰卧位，不能接触其他物体	20	测量方法不正确扣5分，1项不符合要求扣2分	
	5. 待数值稳定后读数并记录，体重记录以千克（kg）为单位，记录到小数点后两位	5	读数不准确扣5分	
	6. 穿好纸尿裤，包裹好，再次核对，将新生儿放回暖箱	5	缺1项扣1分，1项不符合要求扣0.5分	
	7. 整理用物，洗手，记录体重并录入体温单	10	缺1项扣1分，1项不符合要求扣0.5分	
效果评价（10）	1. 操作连贯熟练，动作轻柔；手法正确，新生儿舒适；爱护体贴新生儿 2. 竞赛操作时间8分钟	10	操作不熟练扣1~4分，缺乏人文关怀扣1~4分 超时10秒扣0.1分，以此类推	

（一）目的

评估患儿生长发育情况。

（二）注意事项

（1）测量前婴儿秤调至零点。

（2）体温低或病重患儿，可着衣物一同测量，测量后再减去衣物重量。

（3）应在清晨、空腹状态下测量体重。

一百零八、新生儿身长测量技术

项目	操作流程及要求	分值	评分细则	扣分及记录
操作前准备(10)	1. 护士要求：着装整洁、仪表端庄	5	1项不符合要求扣1分	
	2. 用物准备：滑测板、速干手消毒液、清洁看护垫、笔、PDA	5	缺1件扣0.5分	
操作步骤(80)	1. PDA扫描腕带，核对患儿，评估患儿病情、胎龄、意识状态	10	未核对扣3分，未评估扣5分，1项不符合要求扣0.5分	
	2. 携用物至床旁，核对患儿，洗手，戴口罩	5	缺1项扣1分，1项不符合要求扣0.5分	
	3. 使患儿仰卧于测量板中线上，头顶部接触测量板顶端，双手自然放置于身体两侧，双脚并拢，测量者按住患儿双膝，伸直下肢，右手推动滑板贴至双足底部	40	测量方法不正确扣5分，缺1项扣1分，1项不符合要求扣0.5分	
	4. 正确读数，记录到小数点后一位	10	读数不准确扣5分	
	5. 再次核对患儿，将患儿放回床单元	10	未核对扣2分，1项不符合要求扣0.5分	
	6. 整理用物，洗手，记录	5	缺1项扣1分，1项不符合要求扣2分	
效果评价(10)	1. 操作连贯熟练，动作轻柔；手法正确，爱护体贴新生儿 2. 竞赛操作时间5分钟	10	操作不熟练扣1~4分，缺乏人文关怀扣1~4分，超时10秒扣0.1分，以此类推	

(一) 目的

评估患儿生长发育（骨骼生长）情况。

(二) 注意事项

(1) 测量者应站立于患儿一侧。

(2) 读取数值时测量者的眼睛要与滑测板同一水平。

(3) 不宜选用塑料尺。

一百零九、新生儿头、胸、腹测量技术

项目	操作流程及要求	分值	评分细则	扣分及记录
操作前准备(10)	1. 护士要求:着装整洁、仪表端庄	5	1项不符合要求扣1分	
	2. 用物准备:软尺、速干手消毒液、笔、PDA	5	缺1件扣0.5分	
操作步骤(80)	1. PDA扫描腕带,核对患儿,评估患儿病情、胎龄、意识状态	10	未核对扣2分,未评估扣5分,1项不符合要求扣0.5分	
	2. 携用物至床旁,核对患儿,洗手,戴口罩	5	缺1项扣1分,1项不符合要求扣0.5分	
	3. 头围测量法:测量者用左手拇指将软尺的零点放在患儿右侧齐眉弓上缘经过枕骨粗隆最高点头部周长读数	20	测量方法不正确扣5分,1项不符合要求扣2分	
	4. 胸围测量法:测量胸围时取仰卧位,两手自然平放,将软尺零点固定于乳头下缘,使软尺接触皮肤,经两肩胛骨下缘绕胸围一圈回至零点,读取的数值即胸围	20	测量方法不正确扣5分,1项不符合要求扣2分	
	5. 腹围测量法:用软尺平脐环绕腰部1周,呼气末读数	10	测量方法不正确扣5分,1项不符合要求扣2分	
	6. 正确读数并记录。以厘米为单位,记录到小数点后一位	5	读数不准确扣5分	
	7. 包裹好患儿后,再次核对,放回床单元	5	缺1项扣1分,1项不符合要求扣0.5分	
	8. 整理用物,洗手,记录	5	缺1项扣1分,1项不符合要求扣0.5分	

续表

项目	操作流程及要求	分值	评分细则	扣分及记录
效果评价(10)	1. 操作连贯熟练,动作轻柔;手法正确,爱护体贴新生儿 2. 竞赛操作时间 8 分钟	10	操作不熟练扣 1～4 分,缺乏人文关怀扣 1～4 分 超时 10 秒扣 0.1 分,以此类推	

(一) 目的

评估患儿生长发育情况。

(二) 注意事项

(1) 注意保暖,安静状态下测量。

(2) 软尺贴近皮肤,左右对称。

一百一十、血液净化技术

项目	操作流程及要求	分值	评分细则	扣分及记录
操作前准备(10)	1. 护士要求:着装整洁、仪表端庄,洗手、戴口罩	5	缺 1 项扣 2 分,1 项不符合要求扣 1 分	
	2. 用物准备:DX-10 血液净化机、配套管路一套、血液滤过器一个、生理盐水 500mL 4 袋、置换液 2 袋、5mL 注射器 5 个、10mL 注射器 5 个、20mL 注射器 5 个、输液器 2 套、血凝试管 5 个、一次性使用动脉血气针 5 个、透析包 2 个、无菌手套 5 副、消毒液、棉签、治疗卡、速干手消毒液、笔、治疗单。根据医嘱备抗凝剂、氯化钾、碳酸氢钠、置换液等药物	5	缺 1 件扣 0.5 分	

续表

项目	操作流程及要求	分值	评分细则	扣分及记录
操作步骤（80）	1. 洗手，戴口罩，核对医嘱，核对患者信息，清醒患者告知其操作目的、方法和注意事项；评估患者的病情、年龄、意识状态、透析导管或动静脉瘘功能、心理反应和合作程度，协助患者舒适卧位	5	未洗手、戴口罩、未核对医嘱、未查对各扣1分，未解释扣2分，评估少1项扣1分	
	2. 携用物至床旁，主机连接电源，打开开关，机器自检，检查性能	2	未检查性能扣2分，一项不符合要求扣1分	
	3. 自检通过，洗手，戴手套，再次核对，确定血液净化治疗模式，按照血流方向依次安装管路和滤器，W1秤悬挂并连接预冲液（默认：设置W1秤换袋重量为剩余200g）	6	未洗手戴手套扣3分，未再次查对扣1分，模式选择不正确扣3分，未正确安装扣3分，1项不符合要求扣0.5分	
	4. 打开管路上所有夹子，按"开始"键启动预冲，进行管路排气，预冲过程中应观察预冲液使用情况、机器运转情况、滤器内有无气泡	2	未检查扣2分，1项不符合要求扣0.5分	
	5. 预冲完毕，再次检查血液管路及滤器内有无气泡，若有气泡，按下"自设编程"键进入手动模式进行再预冲	2	未再次检查扣2分，1项不符合要求扣0.5分	
	6. 预冲完成脱手套，通知医生设置各治疗参数。遵医嘱配制置换液、抗凝药。抗凝药安装在肝素泵，SP泵设置泵入速度；W1秤悬挂置换液，预估并设置空袋重量200g；W2悬挂废液袋，设置满袋重量7kg。根据医嘱设置治疗参数，检查管路有无折弯	2	操作错误、未通知医生设置参数各扣1分，未安装抗凝药扣1分，未设置秤重量扣1分，未遵医嘱设置参数、参数设置错误各扣2分，未检查管路扣1分	
	7. 上机前监测患者生命体征情况，洗手、戴手套，建立体外循环血管通路	5	未洗手、戴手套扣2分，未监测患者生命体征扣2分，1项不符合要求扣0.5分	

续表

项目	操作流程及要求	分值	评分细则	扣分及记录
操作步骤（80）	8.透析导管去除肝素帽,消毒动脉、静脉端出口,用5mL注射器各抽出2mL肝素封管液,推至纱布检查有无血栓,血栓形成则再抽取1mL,直至没有血栓。使用20mL注射器6秒实验查看导管是否通畅内瘘消毒穿刺,避开关节处,妥善固定穿刺针	10	未执行无菌操作扣5分,消毒不正确扣5分,未抽回血扣5分,未检查导管通畅性扣3分,内瘘穿刺不规范扣5分,1项不符合要求扣1分	
	9.引血 双连接:分离管路动静脉端,分别连接病人动静脉,启动血泵引血,血流速≤100mL/min,观察患者反应及引血情况	6	管路连接错误扣3分,血流量错误扣2分,未观察患者反应及引血情况扣3分,1项不符合要求扣0.5分	
	10.当血液充满体外循环管路,打开"滤液泵"键、"自动平衡"键,缓慢上调血流速至目标血流速,开始治疗模式	6	未打开"滤液泵"键、"自动平衡"键扣3分,开启时机错误扣3分,未调节血流速扣3分,1项不符合要求扣0.5分	
	11.洗手,妥善固定各个管路,测量患者生命体征、填写护理记录单,记录上机时间、治疗模式及参数,观察病情变化	5	未妥善固定管路扣2分,未记录扣3分,1项不符合要求扣0.5分	
	12.机器运转过程中严密观察患者生命体征、机器参数、机器运转、电解质、酸碱平衡及抗凝情况及时记录	6	观察少1项扣1分,1项不符合要求扣0.5分	
	13.达到治疗目标下机,洗手、戴手套,进入回血程序,暂停血泵,开启生理盐水补液口,重力作用将动脉端血液回输患者体内,关闭患者动脉端引血管路夹子,开启血泵回输静脉管路内血液,当生理盐水回输至静脉壶时,暂停血泵,夹闭回血端夹子,将血液管路动脉端、静脉端与透析导管或内瘘穿刺针分离	10	未洗手、未戴手套扣2分,回血流程错误扣5分,分离管路错误扣5分,血液未冲洗干净扣3分,1项不符合要求扣1分	

续表

项目	操作流程及要求	分值	评分细则	扣分及记录
操作步骤(80)	14. 脉冲式冲洗透析导管,封管液正压封管,更换肝素帽(动静脉瘘穿刺管依次拔除动脉内瘘穿刺针和静脉内瘘穿刺针),压迫穿刺部位,弹力绷带或胶布加压包扎	8	未冲洗导管、冲封管手法不正确各扣3分,穿刺针拔除后压迫不规范扣3分,渗血扣3分,1项不符合要求扣0.5分	
	15. 将管路、滤器及剩余液体取下,关闭仪器,正确处理医疗废物	2	未正确处理医疗废物扣2分,1项不符合要求扣0.5分	
	16. 擦拭仪器,脱手套,洗手,整理用物,记录	3	仪器未擦拭或未洗手扣3分,1项不符合要求扣0.5分	
效果评价(10)	1. 操作熟练,动作轻巧、准确;沟通有效,注重人文关怀;遵守无菌操作原则 2. 竞赛操作时间15分钟	10	操作不熟练扣1~4分,缺乏沟通技巧和人文关怀扣1~4分,污染1次扣5分,严重违反原则不及格	

(一) 目的

(1) 正确选择CRRT治疗模式并安装体外循环管路及滤器。

(2) 正确预冲体外循环管路及滤器。

(3) 正确建立体外循环通路。

(4) 正确进行CRRT治疗。

(5) 正确进行CRRT回血下机。

(二) 注意事项

(1) 管路安装时,泵管不能被泵轮碾压,否则预冲液无法流通,被阻塞的预冲液可能会损坏管路或导致机器误报警。

(2) 为保证治疗精度,请开启"自动平衡"功能,且必须按要求连接好置换液及排液容器,否则不能确保治疗精度,且不正确的连接方式会加大治疗误差。

(三) 健康指导

(1) 向患者及家属解释血液净化的目的以及注意事项。

(2) 遵守血透室院感管理规定,规范佩戴口罩,非医护允许家属不得进入治疗区。

(3) 保持置管处/内瘘侧肢体清洁。

(4) 置管上机操作时,患者头偏向置管处对侧。内瘘患者上机后减少穿刺侧肢体活动,降低渗血风险。

(5) 对新入血透患者进行重点心理疏导,帮其顺利度过诱导透析期。

(6) 做好患者饮食指导。

一百一十一、血液透析经内瘘上机

项目	操作流程及要求	分值	评分细则	扣分及记录
操作前准备(10)	1. 操作者着装规范、洗手、戴口罩、帽子 2. 环境洁净、宽敞明亮,符合要求(口述)	5	未评估环境扣2分,1项不符合要求扣1分	
	3. 用物:核对患者信息及治疗模式,核对透析机号、透析液、血液透析器、血液透析管路、生理盐水、穿刺针(静脉针已预冲)、一次性使用透析护理包、抗凝剂、听诊器、止血带、棉棒、消毒抹布、口罩、帽子、手套、手消剂、弹力绷带、PAD、垃圾桶、锐器盒	5	物品准备不全一项扣0.5分,扣完为止,使用过期破损用物扣2分	
操作步骤(80)	1. 检查电源、水路连接(口述);机器表面清洁,无污渍,自检完毕,处于完好备用状态(口述)	2.5	未检查电源、水路连接扣1分,未检查机器表面消毒情况扣1分,未检查自检情况扣1分	
	2. 用PAD正确进行身份识别、核对治疗方式及相关耗材正确性,评估病人合作程度、生命体征、出血倾向、体重增长情况(口述)	2.5	反问式核对患者姓名,核对及评估缺一项扣1分	

343

续表

项目	操作流程及要求	分值	评分细则	扣分及记录
	3. 评估患者瘘侧肢体皮肤是否清洗及血管通路功能(视、触、听)	2	缺一项扣1分	
	4. 手卫生,戴口罩	1	不符合要求扣1分	
	5. 物品按顺序合理摆放	1	不符合要求扣1分	
	6. 打开管路外包装,依次固定各端帽,夹闭侧支小夹子于根部	1	一项不符合要求扣1分	
	7. 安装动脉管路,连接动脉传感器保护罩,妥善放置动脉壶	2	放置位置错误扣2分	
	8. 动脉管路末端连接透析器动脉端	1	连接错误扣1分	
	9. 静脉管路起始端连接透析器静脉端	1	连接错误扣1分	
操作步骤(80)	10. 固定静脉壶,连接静脉传感器保护罩,动脉、静脉管路末端连接于废液袋,并正向悬挂到输液架形成密闭式循环	2	管路不顺畅、扭结扣1分 连接错误扣1分	
	11. 按无菌原则将输液器连接泵前补液口	1	违反无菌原则扣1分	
	12. 启动透析机血泵80~100mL/min用生理盐水双向预冲动脉、静脉管路,当动脉管路内液面停止上升时,挤压生理盐水瓶至整个动脉管路充满,夹闭动脉管路大夹子。继续单向预冲静脉管路及透析器,调整静脉壶液面至3/4满,完成膜内预冲后,血泵自动停止。不得逆向预冲	6	预冲膜内流量>100mL,扣2分。逆向冲洗扣2分,未排净膜内气体扣1分 静脉壶液面不正确扣1分,未夹闭动脉管路大夹子扣1.5分	
	13. 打开动脉管路大夹子,将废液袋总夹夹闭	1	未夹闭废液袋总夹扣1分	
	14. 将血泵调至200~300mL/min,连接透析接头与透析器旁路,排净透析器透析液室(膜外)气体	4	血流量不正确扣1分,旁路安装不正确扣2分,未排净膜外气体扣1分	
	15. 按照透析器使用说明,达到预冲量,机器自动进行跨膜预冲	1	预冲液体量≤500mL扣1分	

续表

项目	操作流程及要求	分值	评分细则	扣分及记录
操作步骤(80)	16. 将输液器开关及补液口夹闭;动脉管路上的大夹子以及连接于废液袋小夹子同时夹闭;打开废液袋总夹子	3	任何一项符合要求扣0.5分	
	17. 按照体外循环管路血流走向的顺序,依次查对管路连接是否正确、紧密衔接,处于备用状态	2	未查对扣1分,未处于备用状态扣1分	
	18. 预冲完毕后根据PAD医嘱设置治疗参数	2	未正确设置治疗参数扣1分	
	19. 整理用物,垃圾分类处理,再次用快速手消剂洗手	1	一项不符合要求扣0.5分	
	20. 再次核对患者各项信息	2	未核对扣2分	
	21. 打开穿刺包,戴清洁手套,取一次性治疗巾于穿刺肢体下方	2	物品摆放不正确扣2分	
	22. 扎止血带评估血管,选择穿刺点,松止血带,以穿刺点为中心由内向外螺旋式消毒至10cm直径范围,消毒2遍,待干	6	消毒手法不正确扣2分,消毒次数、面积不达标各扣2分	
	23. 再次反问式核对姓名、性别及机号,采用绳梯式,以合适角度先穿刺静脉成功,松止血带,妥善固定后,遵医嘱推注抗凝剂	5	未再次核对扣2分,未按照绳梯式穿刺扣1分,未推注肝素扣2分	
	24. 同法穿刺动脉,妥善固定,两针间距大于5cm以上为宜	1	一项不符合要求扣1分	
	25. 连接动脉血路管,开血泵≤100mL/min引血,观察并询问患者有无不适,血液到达透析器3/4满时连接静脉血路管,翻转透析器至动脉端向上	2	血流量、连接时机不正确各扣1分,未询问患者扣1分,未反转透析器扣1分	
	26. 开启血泵,(打开旁路)进入治疗模式,确定动脉压、静脉压、跨膜压界限设置适宜	5	一项不符合要求扣1分	

续表

项目	操作流程及要求	分值	评分细则	扣分及记录
操作步骤(80)	27. 自我查对:查对各参数设置是否正确,按照体外循环管路走向顺序依次查对管路各衔接处及开口处是否连接紧密、双重夹闭	2	不符合要求扣1分	
	28. 脱手套,洗手/卫生手消毒	2	未手卫生扣1分	
	29. 戴清洁手套取湿巾从顶部面,对侧面、近侧面、屏幕面、底座面顺序擦拭机器表面,脱手套,洗手/卫生手消毒	2	未擦拭机器表面扣1分,未手卫生扣1分	
	30. 测血压,记录透析参数(血压、动脉压、静脉压、跨膜压、超滤量等)向患者交代注意事项,整理床单元	3	未记录参数扣1分,未交代、沟通扣1分,未整理床单元扣1分	
	31. 正确处理用物,洗手/卫生手消毒	2	一项不符合要求扣1分	
	32. 双人查对:由另一名护士查对患者基本信息、机器号、透析耗材、治疗模式、治疗时间、透析液、管路连接及开口处、穿刺部位等,并在PAD上签字	9	一项不符合要求扣1分	
效果评价(10)	1. 操作熟练,沟通有效,注重人文关怀 2. 竞赛操作时间15分钟	10	操作不熟练扣1~4分,缺乏沟通技巧和人文关怀扣1~4分 超时10秒扣0.1分,依次类推	

(一) 目的

(1) 正确安装血液透析管路和透析器。

(2) 正确预冲血液透析管路和透析器。

(3) 正确建立内瘘血管通路。

(4) 进行血液透析治疗。

(二) 注意事项

(1) 严格遵守专科查对制度、消毒隔离制度、无菌操作原则。

(2) 严格遵守透析机使用规范，无环节遗漏、无管路扭曲受压、无体外循环漏血。
(3) 严格评估患者内瘘功能，符合血透需求方可进行内瘘穿刺。
(4) 注意观察患者病情变化，确保安全。

(三) 健康指导

(1) 遵守血透室院感管理规定，规范佩戴口罩，非医护允许家属不得进入透析室。
(2) 保持内瘘侧肢体清洁。
(3) 配合护士执行内瘘绳梯式穿刺。
(4) 上机后减少穿刺侧肢体活动，降低渗血风险。
(5) 对新入血透患者进行重点心理疏导，帮其顺利度过诱导透析期。

一百一十二、血液透析经内瘘下机

项目	操作流程及要求	分值	评分细则	扣分及记录
操作前准备 (10)	1. 操作者着装规范，洗手、戴口罩、帽子	5	一项不符合要求扣1分	
	2. 准备用物：压迫棉球、内瘘绷带2根	5	一项不符合要求扣1分	
操作步骤 (80)	1. 检查回血生理盐水量是否足量（口述）	3	未口述扣3分	
	2. 正确核对患者基本信息身份识别，核对治疗参数无误后，确认回血，调整血流速≤100mL/min	10	未核对信息扣5分，血流量不正确扣5分	
	3. 关闭血泵，打开动脉管输液口及输液器，用自然重力将动脉管路血液回输至患者体内	2	不符合要求扣2分	
	4. 动脉端回输完毕后，夹闭动脉管路及动脉穿刺针夹子	4	一项不符合要求扣2分	

续表

项目	操作流程及要求	分值	评分细则	扣分及记录
操作步骤(80)	5. 开血泵,将透析器及静脉端管路内血液回输体内,回输过程中,用双手左右转动透析器,当血液回输至透析器静脉端时,翻转透析器静脉端朝上	8	未揉搓透析器扣4分,未翻转透析器扣4分	
	6. 当生理盐水回输至静脉壶,关闭血泵,停止回血,夹闭静脉端管路大夹子,反折管路末端后关闭穿刺针夹子,松开管路末端反折处	5	未反折管路末端扣5分	
	7. 分离穿刺针与血路管,穿刺针端口用肝素帽封闭,动静脉管路用接头连接	2	一项不符合要求扣1分	
	8. 先拔除动脉穿刺针,放入锐器盒,压迫止血2~3分钟(口述),用弹力绷带或胶布加压包扎穿刺部位,同法拔除静脉穿刺针,并妥善处置	6	一项不符合要求扣2分	
	9. 评估患者内瘘功能,向患者交代注意事项	7	未评估内瘘情况功能5分,未交代注意事项2分	
	10. 脱手套,洗手/卫生手消毒,测血压,卫生手消毒	2	一项不符合要求扣1分	
	11. 填写PAD,签名	2	一项不符合要求扣1分	
	12. 戴手套,取含氯消毒毛巾备用,打开已连接的动脉、静脉管路大夹子	4	一项不符合要求扣2分	
	13. 夹闭动脉管输液口及输液器,卸下动脉、静脉压力传感器保护罩	3	一项不符合要求扣1分	
	14. 卸下血泵管,将静脉管路从静脉管夹中取出,将静脉壶倒置,动脉壶正置,整理血路管悬挂至输液架上,点击旁路按确认键	5	一项不符合要求扣1分	
	15. 透析液的流入接头放回机器旁路接口,同时原帽将透析器透析液入口封闭,排膜内废液,将透析机A、B液吸管放回机器	3	一项不符合要求扣1分	

续表

项目	操作流程及要求	分值	评分细则	扣分及记录
操作步骤(80)	16. 膜内废液排净后,再次打开透析器透析液入口,排放膜外废液	5	未排膜外废液扣5分	
	17. 废液排放完毕,原帽封闭透析器透析液入口,透析液流出接头放回机器旁路,原帽封闭透析器透析液出口,关闭动脉、静脉管路及静脉压力感应器夹子,依次卸下透析器及管路,放置于医疗废物包装袋内	5	一项不符合要求扣1分	
	18. 脱手套,洗手/卫生手消毒,整理用物	2	一项不符合要求扣1分	
	19. 戴手套,执行机器内部消毒程序。取含氯消毒抹布,按顺序擦拭机器表面进行外部消毒。洗手,记录消毒日期、时间	2	一项不符合要求扣1分	
效果评价(10)	1. 操作熟练,沟通有效,注重人文关怀 2. 竞赛操作时间15分钟	10	操作不熟练扣1~4分,缺乏沟通技巧和人文关怀扣1~4分 超时10秒扣0.1分,依次类推	

(一)目的

(1)人、机分离。

(2)观察透析器凝血情况,指导临床抗凝剂的使用。

(3)正确按压内瘘穿刺点。

(4)正确进行废液排放、透析单元终末处理。

(二)注意事项

(1)严格遵守专科查对制度、消毒隔离制度、无菌操作原则。

(2)拔针时避免针梗对血管的切割伤,减轻疼痛。

(3)拔针后内瘘穿刺点压迫正确有效,避免渗血。

(4)下机后即刻评估患者内瘘功能,发现异常立即通知医生并处理。

(5) 严格遵守透析机使用规范，废液排放符合要求。

(6) 注意观察患者病情变化，落实防跌倒措施，将患者安全送出血透室。

（三）健康指导

(1) 指导内瘘患者关注穿刺点出血情况，避免渗血。遵循正确穿脱衣袖顺序。绷带止血15~20分钟后，稍作松解，1小时后松解绷带，不出血即可解除绷带。24小时内穿刺点不可浸湿，24小时后去除穿刺点创可贴，涂抹喜疗妥时注意避开穿刺点。

(2) 内瘘侧肢体遵医嘱锻炼，注意保暖，防止受压及外伤，不可用于测量血压、抽血等操作，负重≤2kg。

一百一十三、血液透析滤过经内瘘上机

项目	操作流程及要求	分值	评分细则	扣分及记录
操作前准备（10）	1. 操作者着装规范，洗手、戴口罩、帽子 2. 环境洁净、宽敞明亮，符合要求（口述）	2	未评估环境或不符合要求扣2分	
	3. 用物：核对患者信息及治疗模式，核对透析机号、透析液、血液透析滤过器、血液透析管路、生理盐水、穿刺针（静脉针已预冲）、一次性使用透析护理包、抗凝剂、听诊器、止血带、棉棒、消毒抹布、口罩、帽子、手套、手消剂、弹力绷带、PAD、透析记录单、垃圾桶、锐器盒	8	物品准备不全一项扣0.5分，使用过期破损用物扣2分	
操作步骤（80）	1. 检查电源、水路连接（口述）；机器表面清洁，无污渍，自检完毕，处于完好备用状态（口述）	4	未检查电源、水路连接扣1分，未检查机器表面消毒情况扣1分，未检查自检情况扣1分	
	2. 正确进行身份识别，评估病人合作程度、生命体征、出血倾向、体重增长情况（口述）	5	反问式核对患者姓名，核对及评估缺一项扣1分	

续表

项目	操作流程及要求	分值	评分细则	扣分及记录
操作步骤(80)	3. 评估患者瘘侧肢体皮肤是否清洗及血管通路功能(视、触、听)	2	缺一项扣1分	
	4. 手卫生,戴口罩	1	不符合要求扣1分	
	5. 物品按顺序合理摆放	1	不符合要求扣1分	
	6. 打开管路外包装,依次固定各端帽,夹闭侧支小夹子于根部	1	一项不符合要求扣1分	
	7. 安装动脉管路,连接动脉传感器保护罩,妥善放置动脉壶	1	放置位置错误扣1分	
	8. 动脉管路末端连接透析器动脉端	1	连接错误扣1分	
	9. 静脉管路起始端连接透析器静脉端	1	连接错误扣1分	
	10. 固定静脉壶,连接静脉传感器保护罩,将动脉、静脉管路末端连接于废液袋,并正向悬挂到输液架形成密闭式循环	2	管路不顺畅、扭结扣1分	
	11. 按无菌原则将输液器连接泵前补液口	1	违反无菌原则扣1分	
	12. 启动透析机血泵 80～100mL/min 用生理盐水双向预冲动脉、静脉管路,当动脉管路内液面停止上升时,挤压生理盐水瓶至整个动脉管路充满,夹闭动脉管路大夹子。继续单向预冲静脉管路及透析器,调整静脉壶液面至3/4满,完成膜内预冲量后,血泵自动停止。不得逆向预冲	6	预冲膜内流量＞100mL扣2分,逆向冲洗扣2分,未排净膜内气体扣1分 调至静脉壶液面不正确扣1分	
	13. 打开动脉管路大夹子,将废液袋总夹夹闭	4	血流量不正确扣1分,旁路安装不正确扣2分,未排净膜外气体扣1分	
	14. 将血泵调至 200～300mL/min,连接透析液接头与透析器旁路,排净透析器透析液室(膜外)气体	1	预冲液体量≤500mL扣1分	

续表

项目	操作流程及要求	分值	评分细则	扣分及记录
操作步骤(80)	15. 按照透析器使用说明,达到预冲量,机器自动进行跨膜预冲	4	未核对扣2分,未设置治疗参数扣2分	
	16. 将输液器开关及补液口夹闭;动脉管路上的大夹子以及连接于废液袋小夹子同时夹闭;打开废液袋总夹子	2	未查对扣1分,未将输液管移至动脉管路补液口扣1分	
	17. 按照体外循环管路血流走向的顺序,依次查对管路连接是否正确、紧密衔接,处于备用状态	2	未查对扣2分,未处于备用状态扣2分	
	18. 预冲完毕后根据PAD医嘱设置治疗参数	1	未正确设置治疗参数扣1分	
	19. 整理用物,垃圾分类处理,再次用速干手消毒液洗手	3	一项不符合要求扣1分	
	20. 再次核对患者信息	2	未核对扣2分	
	21. 打开穿刺包,戴清洁手套,取一次性治疗巾于穿刺肢体下方	2	物品摆放不正确扣2分	
	22. 扎止血带评估血管,选择穿刺点,松止血带,以穿刺点为中心由内向外螺旋式消毒至10cm直径范围,消毒2遍,待干	6	消毒手法不正确扣2分,消毒次数、面积不达标各扣2分	
	23. 再次反问式核对姓名、性别及机号,采用绳梯式,以合适角度先穿刺静脉成功,松止血带,妥善固定后,遵医嘱推注抗凝剂	5	未再次核对扣2分,未按照绳梯式穿刺扣1分,未推注肝素扣2分	
	24. 同法穿刺动脉,妥善固定,两针间距大于5cm以上为宜	1	一项不符合要求扣1分	
	25. 连接动脉血路管,开血泵≤100mL/min引血,观察并询问患者有无不适,血液到达透析器3/4满时连接静脉血路管,15min后将血泵流速调至目标血流量	2	血流量、连接时机不正确各扣1分,未询问患者扣0.5分	
	26. 打开置换液接头,按照置换液泵运转方向安装补液管至静脉壶侧支	2	安装补液管不正确扣2分	

续表

项目	操作流程及要求	分值	评分细则	扣分及记录
操作步骤(80)	27. 根据滤器的超滤系数及血流速度,后稀释置换液量为血流量的25%～30%(首选),前稀释置换液量为血流量的50%～60%	2	设置不正确扣2分	
	28. 开启超滤键,(打开旁路)进入治疗模式,确定动脉压、静脉压、跨膜压界限设置适宜。再次查对各参数设置是否正确	5	一项不符合要求扣1分	
	29. 自我查对:按照体外循环管路走向顺序,依次查对管路各连接处及开口处是否连接紧密	2	不符合要求扣1分	
	30. 脱手套,洗手/卫生手消毒	2	未手卫生扣1分	
	31. 戴清洁手套取湿巾从顶部面,对侧面、近侧面、屏幕面、底座面顺序擦拭机器表面,脱手套,洗手/卫生手消毒	2	未擦拭机器表面扣1分,未手卫生扣1分	
	32. 测血压,记录透析参数(血压、动脉压、静脉压、跨膜压、超滤量等)向患者交代注意事项,整理床单元	3	未记录参数扣1分,未交代、沟通扣1分,未整理床单元扣1分	
	33. 正确处理用物,脱手套,洗手/卫生手消毒	2	一项不符合要求扣0.5分	
	34. 双人查对:由另一名护士查对患者基本信息、机器号、透析机型号、治疗模式、治疗时间、透析液、管路连接及开口处、穿刺针等,并在PAD上签字	2	一项不符合要求扣0.5分	
效果评价(10)	1. 操作熟练、沟通有效,注重人文关怀 2. 竞赛操作时间15分钟	10	操作不熟练扣1~4分,缺乏沟通技巧和人文关怀扣1~4分 超时10秒扣0.1分,依次类推	

(一) 目的

(1) 正确安装血液透析滤过管路和透析器。

(2) 正确预冲血液透析滤过管路和透析器。

(3) 正确建立体外循环通路。

(4) 利用弥散和对流机制清除血液中的中小分子毒素,进行血液透析滤过治疗。

(5) 稳定血流动力学使血液透析治疗更安全、舒适。

(二) 注意事项

(1) 严格遵守专科查对制度、消毒隔离制度、无菌操作原则。

(2) 严格遵守透析机使用规范,无血滤开启等环节遗漏、无管路扭曲受压、无体外循环失血。

(3) 严格评估患者内瘘功能,符合血透需求方可进行内瘘穿刺。

(4) 注意观察患者病情变化,确保安全。

(三) 健康指导

(1) 遵守血透室院感管理规定,规范佩戴口罩,非医护允许家属不得进入透析室。

(2) 保持内瘘侧肢体清洁。

(3) 配合护士执行内瘘绳梯式穿刺。

(4) 上机后减少穿刺侧活动,降低渗血风险。

(5) 对新入血透患者进行重点心理疏导,帮其顺利度过诱导透析期。

一百一十四、血液透析滤过经内瘘下机

项目	操作流程及要求	分值	评分细则	扣分及记录
操作前准备(10)	1. 操作者着装规范,洗手、戴口罩、帽子	5	缺一项扣2分,一项不符合要求扣1分	
	2. 准备用物:压迫棉球、内瘘绷带2根	5	缺一件扣2分	

续表

项目	操作流程及要求	分值	评分细则	扣分及记录
操作步骤(80)	1. 检查回血生理盐水量是否足量（口述）	3	未口述扣3分	
	2. 正确核对患者基本信息身份识别，核对治疗参数无误后，确认回血，关闭静脉壶侧支，调整血流速≤100mL/min	6	未核对信息扣2分，血流量不正确扣2分，未关闭静脉壶侧支扣2分	
	3. 关闭血泵，打开动脉管输液口及输液器，用自然重力将动脉管路血液回输至患者体内	2	不符合要求扣2分	
	4. 动脉端回输完毕后，夹闭动脉管路及动脉穿刺针夹子	4	一项不符合要求扣2分	
	5. 开血泵，将透析器及静脉端管路内血液回输体内，回输过程中，用双手左右转动透析器，当血液回输至透析器静脉端时，翻转透析器静脉端朝上	8	未揉搓透析器扣4分，未翻转透析器扣4分	
	6. 当生理盐水回输至静脉壶，关闭血泵，停止回血，夹闭静脉端管路大夹子，反折管路末端后关闭穿刺针夹子，松开管路末端反折处	5	未反折管路末端扣5分	
	7. 分离穿刺针与血路管，穿刺针端口用肝素帽封闭，动静脉管路用接头连接	2	一项不符合要求扣1分	
	8. 先拔除动脉穿刺针，放入锐器盒，压迫止血2～3分钟（口述），用弹力绷带或胶布加压包扎穿刺部位，同法拔除静脉穿刺针，并妥善处置	6	一项不符合要求扣2分	
	9. 评估患者内瘘功能，向患者交代注意事项	7	未评估内瘘情况功能5分，未交代注意事项2分	
	10. 脱手套，洗手/卫生手消毒，测血压，手消毒	2	一项不符合要求扣1分	
	11. 填写治疗记录单，签名	2	一项不符合要求扣1分	

续表

项目	操作流程及要求	分值	评分细则	扣分及记录
操作步骤（80）	12. 戴手套,取含氯消毒毛巾备用,打开已连接的动静脉管路大夹子	4	一项不符合要求扣2分	
	13. 夹闭动脉管输液口及输液器,卸下动脉、静脉压力传感器保护罩	3	一项不符合要求扣1分	
	14. 卸下血泵管,将静脉管路从静脉管夹中取出,将静脉壶倒立,动脉壶向上,整理血路管悬挂至输液架上,点击旁路按确认键	5	一项不符合要求扣1分	
	15. 透析液的流入接头放回机器旁路接口,同时原帽将透析器透析液入口封闭,排膜内废液,将透析机A、B液吸管放回机器	3	一项不符合要求扣1分	
	16. 膜内废液排净后,再次打开透析器透析液入口,排放膜外废液	5	未排膜外废液扣5分	
	17. 废液排放完毕,原帽封闭透析器透析液入口,透析液流出接头放回机器旁路,原帽封闭透析器透析液出口关闭动、静脉管路及静脉压力感应器夹子,依次卸下透析器及管路,放置于医疗废物包装袋内	5	一项不符合要求扣1分	
	18. 脱手套,洗手/卫生手消毒,整理用物	2	一项不符合要求扣1分	
	19. 戴手套,执行机器内部消毒程序,取含氯消毒抹布,按顺序擦拭机器表面进行外部消毒。洗手,记录消毒日期、时间	6	一项不符合要求扣1分	
效果评价（10）	1. 操作熟练,沟通有效,注重人文关怀 2. 竞赛操作时间15分钟	10	操作不熟练扣1~4分,缺乏沟通技巧和人文关怀扣1~4分 超时10秒扣0.1分,依次类推	

(一) 目的

(1) 人、机分离。
(2) 观察透析器凝血情况，指导临床抗凝剂的使用。
(3) 正确按压内瘘穿刺点。
(4) 正确进行废液排放、透析单元终末处理。

(二) 注意事项

(1) 严格遵守专科查对制度、消毒隔离制度、无菌操作原则。
(2) 拔针时避免针梗对血管的切割伤，减轻疼痛。
(3) 拔针后内瘘穿刺点压迫正确有效，避免渗血。
(4) 下机后即刻评估患者内瘘功能，发现异常立即通知医生并处理。
(5) 严格遵守透析机使用规范，废液排放符合要求。
(6) 注意观察患者病情变化，落实防跌倒措施，将患者安全送出血透室。

(三) 健康指导

(1) 指导内瘘患者关注穿刺点出血情况，避免渗血。遵循正确穿脱衣袖顺序。绷带止血15~20分钟后，稍作松解，1小时后松解绷带，不出血即可解除绷带。24小时内穿刺点不可浸湿，24小时后去除穿刺点创可贴，涂抹喜疗妥时注意避开穿刺点。
(2) 内瘘侧肢体遵医嘱锻炼，注意保暖，防止受压及外伤，不可用于测量血压、抽血等操作，负重≤2kg。

一百一十五、血液透析联合灌流经内瘘上机

项目	操作流程及要求	分值	评分细则	扣分及记录
操作前准备(10)	1. 操作者着装规范，洗手、戴口罩、帽子 2. 环境洁净、宽敞明亮，符合要求（口述）	5	未评估环境扣2分，1项不符合要求扣1分	

续表

项目	操作流程及要求	分值	评分细则	扣分及记录
操作前准备(10)	3. 用物:核对患者信息及治疗模式,核对透析机号、透析液、血液透析器、血液灌流器、血液透析管路、生理盐水、穿刺针(静脉针已预冲),一次性使用透析护理包、抗凝剂、听诊器、止血带、棉棒、消毒抹布、口罩、帽子、手套、手消剂、弹力绷带、PAD、透析记录单、垃圾桶、锐器盒 4. 灌流器肝素化操作:根据医嘱将100mg肝素钠注射液注入灌流器中混匀静置20min后使用	5	物品准备不全一项扣0.5分,扣完为止,使用过期破损用物扣2分,灌流器肝素化操作不正确扣3分	
操作步骤(80)	1. 检查电源、水路连接(口述);机器表面清洁,无污渍,自检完毕,处于完好备用状态(口述)	2.5	未检查电源、水路连接扣0.5分,未检查机器表面消毒情况扣1分,未检查自检情况扣0.5分	
	2. 正确进行身份识别,评估病人合作程度、生命体征、出血倾向、体重增长情况(口述)	2.5	反问式核对患者姓名、核对及评估缺一项扣0.5分	
	3. 评估患者瘘侧肢体皮肤是否清洗及血管通路功能(视、触、听)	2	缺一项扣1分	
	4. 手卫生,戴口罩	1	不符合要求扣1分	
	5. 物品按顺序合理摆放	1	不符合要求扣1分	
	6. 打开管路外包装,依次固定各端帽,夹闭侧支小夹子于根部	1	一项不符合要求扣1分	
	7. 安装动脉管路,连接动脉传感器保护罩,妥善放置动脉壶	2	放置位置错误扣2分	
	8. 动脉管路末端连接透析器动脉端	1	连接错误扣1分	
	9. 静脉管路起始端连接透析器静脉端	1	连接错误扣1分	
	10. 固定静脉壶,连接静脉传感器保护罩,将动脉、静脉管路末端连接于废液袋,并正向悬挂到输液架形成密闭式循环	2	管路不顺畅、扭结扣1分	

续表

项目	操作流程及要求	分值	评分细则	扣分及记录
操作步骤(80)	11. 按无菌原则将输液器连接泵前补液口	1	违反无菌原则扣1分	
	12. 启动透析机血泵80~100mL/min用生理盐水双向预冲动脉、静脉管路,当动脉管路内液面停止上升时,挤压生理盐水瓶至整个动脉管路充满,夹闭动脉管路大夹子。继续单向预冲静脉管路及透析器,调整静脉壶液面至3/4满,完成膜内预冲量后,血泵自动停止。不得逆向预冲	6	预冲膜内流量>100mL扣2分,逆向冲洗扣2分,未排净膜内气体扣1分,静脉壶液面不正确扣1分	
	13. 打开动脉管路大夹子,将废液袋总夹夹闭	1	未夹闭废液袋总夹扣1分	
	14. 将血泵调至200~300mL/min,连接透析液接头与透析器旁路,排净透析器透析液室(膜外)气体	3	血流量不正确扣1分,旁路安装不正确扣1分,未排净膜外气体扣1分	
	15. 按照透析器使用说明,达到预冲量,机器自动进行跨膜预冲	1	预冲液体量≤500mL扣1分	
	16. 将输液器开关与补液口夹闭;动脉管路上的大夹子以及连接于废液袋小夹子同时夹闭;打开废液袋总夹子	1	任何一项不合理扣1分	
	17. 按照血流方向将动脉端血路管与灌流器连接管相连接并充满生理盐水,然后正确连接于灌流器的动脉端口上,再将静脉端血路管连接于灌流器的静脉端口上	2	安装灌流器不正确扣2分	
	18. 将灌流器以动脉端向下、静脉端向上的方向固定于固定支架上	1	方向固定不正确扣1分	
	19. 启动血泵,速度为200~300mL/min,轻拍血液灌流器,一般预冲盐水总量为2000~5000mL	2	一项不符合要求扣2分	
	20. 预冲血液灌流器1500mL生理盐水后,用肝素50mg/500mL生理盐水进行管路和滤器预冲	2	预冲量不正确扣2分	

续表

项目	操作流程及要求	分值	评分细则	扣分及记录
操作步骤(80)	21. 冲洗完毕后再次核对,根据PAD医嘱设置治疗参数	4	未核对扣2分,未设置治疗参数扣2分	
	22. 按体外循环管路血流走向的顺序,依次查对管路连接是否正确、紧密衔接,处于备用状态	2	未查对扣1分,未处于备用状态扣2分	
	23. 整理用物,垃圾分类处理,再次用快速手消剂洗手	3	一项不符合要求扣1分	
	24. 再次核对患者信息	2	未核对扣2分	
	25. 打开穿刺包,戴清洁手套,取一次性治疗巾于穿刺肢体下方	2	物品摆放不正确扣2分	
	26. 扎止血带评估血管,选择穿刺点,松止血带,以穿刺点为中心由内向外螺旋式消毒至10cm直径范围,消毒2遍,待干	6	消毒手法不正确扣2分,消毒次数、面积不达标各扣2分	
	27. 再次反问式核对姓名、性别及机号,采用绳梯式,以合适角度先穿刺静脉成功,松止血带,妥善固定后,遵医嘱推注抗凝剂	3	未再次核对扣1分,未按照绳梯式穿刺扣1分,未推注肝素扣1分	
	28. 同法穿刺动脉,妥善固定,两针间距大于5cm为宜	1	一项不符合要求扣1分	
	29. 连接动脉血路管,开血泵≤100mL/min引血,观察并询问患者有无不适,血液到达透析器3/4满时连接静脉血路管,将灌流器固定于固定支架上	2	血流量、连接时机不正确各扣1分,未询问患者扣0.5分,灌流器固定不正确扣1分	
	30. 开启超滤键,(打开旁路)进入治疗模式,确定动脉压、静脉压、跨膜压界限设置适宜。再次查对各参数设置是否正确	5	一项不符合要求扣1分	
	31. 自我查对:按照体外循环管路走向顺序,依次查对管路各连接处及开口处是否连接紧密	2	不符合要求扣1分	

续表

项目	操作流程及要求	分值	评分细则	扣分及记录
操作步骤(80)	32. 脱手套,洗手/卫生手消毒	2	未手卫生扣1分	
	33. 戴清洁手套取湿巾从顶部面,对侧面、近侧面、屏幕面、底座面顺序擦拭机器表面,脱手套,洗手/卫生手消毒	2	未擦拭机器表面扣1分 未手卫生扣1分	
	34. 测血压,记录透析参数(血压、动脉压、静脉压、跨膜压、超滤量等)向患者交代注意事项,整理床单元	3	未记录参数扣1分,未交代、沟通扣1分,未整理床单元扣1分	
	35. 正确处理用物,脱手套,洗手/卫生手消毒	2	一项不合要求扣0.5分	
	36. 双人查对:由另一名护士查对患者基本信息、机器号、透析机型号、治疗模式、治疗时间、透析液、管路连接及开口处、穿刺针等,并在PAD上签字	4	一项不符合要求扣0.5分	
效果评价(10)	1. 操作熟练,沟通有效,注重人文关怀 2. 竞赛操作时间15分钟	10	操作不熟练扣1~4分,缺乏沟通技巧和人文关怀扣1~4分 超时10秒扣0.1分,依次类推	

(一) 目的

(1) 正确安装及预冲血液透析管路、透析器、灌流器。

(2) 正确建立体外循环通路。

(3) 进行血液灌流治疗,及时抢救急慢性中毒患者,部分清除尿毒症大分子毒素。

(二) 注意事项

(1) 严格遵守专科查对制度、消毒隔离制度、无菌操作原则。

(2) 严格遵守透析机使用规范,无环节遗漏,无管路扭曲受压,无体外循环失血。

(3) 严格评估患者内瘘功能,符合血透需求方可进行内瘘穿刺。

(4) 注意观察患者病情变化,确保安全。

(三）健康指导

（1）遵守血透室院感管理规定，规范佩戴口罩，非医护允许家属不得进入透析室。

（2）保持内瘘侧肢体清洁。

（3）配合护士执行内瘘绳梯式穿刺。

（4）上机后减少穿刺侧肢体活动，减少渗血风险。

（5）对新入血透患者进行重点心理疏导，帮其顺利度过诱导透析期。

一百一十六、血液透析联合灌流经内瘘下机

项目	操作流程及要求	分值	评分细则	扣分及记录
操作前准备（10）	1. 操作者着装规范，洗手、戴口罩、帽子	5	缺一项扣2分，一项不符合要求扣1分	
	2. 准备用物：压迫棉球、内瘘绷带2根	5	缺一件扣2分	
操作步骤（80）	1. 结束灌流治疗：血液灌流器2h后饱和状态，将灌流器动脉端向上，静脉端向下，全程用生理盐水从动脉端缓慢回血，血流量100mL/min	4	一项不符合要求扣1分	
	2. 检查回血生理盐水量是否足量（口述）	3	未口述扣3分	
	3. 正确核对患者基本信息身份识别，核对治疗参数无误后，确认回血，调整血流速≤100mL/min	10	未核对信息扣5分，血流量不正确扣5分	
	4. 关闭血泵，打开动脉管输液口及输液器，用自然重力将动脉管路血液回输至患者体内	4	不符合要求扣2分	
	5. 动脉端回输完毕后，夹闭动脉管路及动脉穿刺针夹子	4	一项不符合要求扣2分	
	6. 开血泵，将透析器及静脉端管路内血液回输体内，回输过程中，用双手左右转动透析器，当血液回输至透析器静脉端时，翻转透析器静脉端朝上	8	未揉搓透析器扣4分，未翻转透析器扣4分	

续表

项目	操作流程及要求	分值	评分细则	扣分及记录
操作步骤（80）	7. 当生理盐水回输至静脉壶,关闭血泵,停止回血,夹闭静脉端管路大夹子,反折管路末端后关闭穿刺针夹子,松开管路末端反折处	5	未反折管路末端扣5分	
	8. 分离穿刺针与血路管,穿刺针端口用肝素帽封闭,动静脉管路用接头连接	2	一项不符合要求扣1分	
	9. 先拔除动脉穿刺针,放入锐器盒,压迫止血2~3分钟（口述）,用弹力绷带或胶布加压包扎穿刺部位,同法拔除静脉穿刺针,并妥善处置	5	一项不符合要求扣2分	
	10. 评估患者内瘘功能,向患者交代注意事项	5	未评估内瘘情况功能5分,未交代注意事项2分	
	11. 脱手套,洗手/卫生手消毒,测血压,手消	2	一项不符合要求扣1分	
	12. 填写治疗记录单,签名	2	一项不符合要求扣1分	
	13. 戴手套,取含氯消毒毛巾备用,打开已连接的动静脉管路大夹子	3	一项不符合要求扣2分	
	14. 夹闭动脉管输液口及输液器,卸下动脉、静脉压力传感器保护罩	3	一项不符合要求扣1分	
	15. 卸下血泵管,将静脉管路从静脉管夹中取出,将静脉壶倒立、动脉壶向上,整理血路管悬挂至输液架上,点击旁路按确认键	4	一项不符合要求扣1分	
	16. 透析液的流入接头放回机器旁路接口,同时原帽将透析器透析液入口封闭,排मे内废液,将透析机A、B液吸管放回机器	3	一项不符合要求扣1分	
	17. 膜内废液排净后,再次打开透析器透析液入口,排放膜外废液	4	未排膜外废液扣5分	

续表

项目	操作流程及要求	分值	评分细则	扣分及记录
操作步骤(80)	18. 废液排放完毕,原帽封闭透析器透析液入口,透析液流出接头放回机器旁路,原帽封闭透析器透析液出口关闭动脉、静脉管路及静脉压力感应器夹子,依次卸下透析器及管路,放置于医疗废物包装袋内	4	一项不符合要求扣1分	
	19. 脱手套,洗手/卫生手消毒,整理用物	2	一项不符合要求扣1分	
	20. 戴手套,执行机器内部消毒程序,取含氯消毒抹布,按顺序擦拭机器表面进行外部消毒。洗手,记录消毒日期、时间	3	一项不符合要求扣1分	
效果评价(10)	1. 操作熟练、沟通有效,注重人文关怀 2. 竞赛操作时间15分钟	10	操作不熟练扣1～4分,缺乏沟通技巧和人文关怀扣1～4分 超时10秒扣0.1分,依次类推	

(一) 目的

(1) 人、机分离。

(2) 观察透析器凝血情况,指导临床抗凝剂的使用。

(3) 正确按压内瘘穿刺点。

(4) 正确进行废液排放、透析单元终末处理。

(二) 注意事项

(1) 严格遵守专科查对制度、消毒隔离制度、无菌操作原则。

(2) 按时结束血液灌流治疗,正确将血透联合灌流程序切换至单纯血透程序。

(3) 下机后即刻评估患者内瘘功能,发现异常立即通知医生并处理。

(4) 拔针时避免针梗对血管的切割伤,减轻疼痛。

(5) 拔针后内瘘穿刺点压迫正确有效,避免渗血。

(6) 严格遵守透析机使用规范，废液排放符合要求。

(7) 注意观察患者病情变化，落实防跌倒措施，将患者安全送出血透室。

(三) 健康指导

(1) 指导内瘘患者关注穿刺点出血情况，避免渗血。遵循正确穿脱衣袖顺序。绷带止血15～20分钟后，稍作松解，1小时后松解绷带，不出血即可解除绷带。24小时内穿刺点不可浸湿，24小时后去除穿刺点创可贴，涂抹喜疗妥时注意避开穿刺点。

(2) 内瘘侧肢体遵医嘱锻炼，注意保暖，防止受压及外伤，不可用于测量血压、抽血等操作，负重≤2kg。

一百一十七、血液透析经中心静脉导管上机

项目	操作流程及要求	分值	评分细则	扣分及记录
操作前准备（10）	1. 操作者着装规范，洗手、戴口罩、帽子 2. 环境洁净、宽敞明亮，符合要求（口述）	5	未评估环境扣2分，1项不符合要求扣1分	
	3. 用物：核对患者信息及治疗模式，核对透析机号、透析液、血液透析器、血液透析管路、生理盐水、5mL注射器1支、一次性使用透析护理包、抗凝剂、听诊器、止血带、棉棒、消毒抹布、口罩、帽子、手套、手消剂、弹力绷带、PAD、透析记录单、垃圾桶、锐器盒	5	物品准备不全一项扣0.5分，扣完为止，使用过期破损用物扣2分	
操作步骤（80）	1. 检查电源、水路连接（口述）；机器表面清洁、无污渍，自检完毕，处于完好备用状态（口述）	2.5	未检查电源、水路连接扣0.5分，未检查机器表面消毒情况扣1分，未检查自检情况扣0.5分	
	2. 正确进行身份识别，评估病人合作程度、生命体征、出血倾向、体重增长情况（口述）	2.5	反问式核对患者姓名、核对及评估缺一项扣0.5分	

续表

项目	操作流程及要求	分值	评分细则	扣分及记录
操作步骤(80)	3. 评估患者瘘侧肢体皮肤是否清洁及血管通路功能(视、触、听)	2	缺一项扣1分	
	4. 手卫生,戴口罩	1	不符合要求扣1分	
	5. 物品按顺序合理摆放	1	不符合要求扣1分	
	6. 打开管路外包装,依次固定各端帽,夹闭侧支小夹子于根部	1	一项不符合要求扣1分	
	7. 安装动脉管路,连接动脉传感器保护罩,妥善放置动脉壶	2	放置位置错误扣2分	
	8. 动脉管路末端连接透析器动脉端	1	连接错误扣1分	
	9. 静脉管路起始端连接透析器静脉端	1	连接错误扣1分	
	10. 固定静脉壶,连接静脉传感器保护罩,将动脉、静脉管路末端连接废液袋,并正向悬挂到输液架形成密闭式循环	1	管路不顺畅、扭结扣1分	
	11. 按无菌原则将输液器连接泵前补液口	1	违反无菌原则扣1分	
	12. 启动透析机血泵80～100mL/min用生理盐水双向预冲动脉、静脉管路,当动脉管路内液面停止上升时,挤压生理盐水瓶至整个动脉管路充满,夹闭动脉管路大夹子。继续单向预冲静脉管路及透析器,调整静脉壶液面至3/4满,完成膜内预冲量后,血泵自动停止。不得逆向预冲	4	预冲膜内流量>100mL扣1分。逆向冲洗扣1分,未排净膜内气体扣1分 静脉壶液面不正确扣1分	
	13. 打开动脉管路大夹子,将废液袋总夹夹闭	3	血流量不正确扣1分,旁路安装不正确扣1分,未排净膜外气体扣1分	
	14. 将血泵调至200～300mL/min,连接透析液接头与透析器旁路,排净透析器透析液室(膜外)气体	1	预冲液体量≤500mL扣1分	

续表

项目	操作流程及要求	分值	评分细则	扣分及记录
操作步骤(80)	15. 按照透析器使用说明,达到预冲量,机器自动进行跨膜预冲	2	未核对扣1分,未设置治疗参数扣1分	
	16. 将输液器开关及补液口夹闭;动脉管路上的大夹子以及连接于废液袋的小夹子同时夹闭;打开废液袋总夹子	2	任何一项不合理扣1分	
	17. 按照体外循环管路血流走向的顺序,依次查对管路连接是否正确、衔接是否紧密,是否处于备用状态	2	未查对扣1分,未处于备用状态扣1分	
	18. 预冲完毕后根据PAD医嘱设置治疗参数	1	未正确设置治疗参数扣1分	
	19. 整理用物,分类处理垃圾,再次用快速手消剂洗手	3	一项不符合要求扣1分	
	20. 再次核对患者信息,协助其正确佩戴口罩	2	未核对扣2分	
	21. 检查敷料是否干燥,有无血渍、污渍	1	未检查敷料扣1分	
	22. 戴手套,揭开置管处敷料,丢弃。检查导管皮肤入口处有无渗血、渗液、红肿,皮肤有无破损,缝线有无脱落,导管固定有效性	2	未观察皮肤、导管情况扣2分	
	23. 将病人取舒适卧位,显露插管部位,颈部静脉置管的患者头偏向对侧,打开中心静脉导管敷料,将导管放于展开的敷料上	1	置管部位暴露不充分扣0.5分,头未偏向一侧扣0.5分	
	24. 脱手套,洗手/卫生手消毒	2	一项不符合要求扣1分	
	25. 打开治疗包,戴无菌手套,将治疗包内无菌治疗巾放于展开的纱布敷料上,将导管放于无菌治疗巾上	2	一项不符合要求扣1分	
	26. 取碘伏棉球,以置管处为中心顺时针旋转消毒,消毒范围直径8~10cm,重复消毒3遍	1	消毒范围不够扣1分	

续表

项目	操作流程及要求	分值	评分细则	扣分及记录
操作步骤(80)	27. 取碘伏棉球,分别螺旋式消毒导管保护帽及导管管口、导管管夹2遍	1	不符合要求扣1分	
	28. 先检查导管夹子处于夹闭状态,取下肝素帽并丢弃。消毒静脉管口2遍,时间≥15秒。动脉端同静脉端操作	2	未检查导管情况扣1分,消毒导管时间不足扣1分	
	29. 分别用5mL注射器负压抽吸导管内封管肝素液2mL,推注在纱布上,推注距纱布距离>10cm,检查是否有凝血块	2	抽吸方法不正确扣1分,未检查纱布上有凝血块扣1分	
	30. 如有血凝块,再次回抽1mL血液,推注,丢弃。遵医嘱由导管静脉端推注抗凝剂	1	一项不符合要求扣1分	
	31. 判断导管通畅后,连接动脉血路管,开血泵≤100mL/min引血,观察并询问患者有无不适,血液到达透析器3/4满时连接静脉血路管	2	血流量、连接时机不正确各扣1分,未询问患者扣0.5分	
	32. 开启超滤键,(打开旁路)进入治疗模式,确定动脉压、静脉压、跨膜压界限设置适宜。再次查对各参数设置是否正确	2	一项不符合要求扣1分	
	33. 自我查对:按照体外循环管路走向顺序,依次查对管路各连接处及开口处是否连接紧密	2	不符合要求扣1分	
	34. 脱手套,洗手/卫生手消毒	1	未手卫生扣1分	
	35. 伤口敷料贴在置管处皮肤上,并注明换药时间、名称、更换者的工号	1	不符合要求扣1分	
	36. 洗手,戴清洁手套,取消毒毛巾从顶部面、对侧面、近侧面、屏幕面、底座面依序擦拭机器表面,脱手套,洗手/卫生手消毒	2	未擦拭机器表面扣1分,未手卫生扣1分	

续表

项目	操作流程及要求	分值	评分细则	扣分及记录
操作步骤(80)	37. 测血压,记录透析参数(血压、动脉压、静脉压、跨膜压、超滤量等),向患者交代注意事项,整理床单元	3	未记录参数扣1分,未交代、沟通扣1分,未整理床单元扣1分	
	38. 正确处理用物,脱手套,洗手/卫生手消毒	2	一项不符合要求扣0.5分	
	39. 双人查对:由另一名护士查对患者基本信息、机器号、透析床号、透析器型号、治疗模式、治疗时间、透析液、管路连接及开口位置等,并在PAD上签字	5	一项不符合要求扣1分	
效果评价(10)	1. 操作熟练、沟通有效,注重人文关怀 2. 竞赛操作时间15分钟	10	操作不熟练扣1~4分,缺乏沟通技巧和人文关怀扣1~4分 超时10秒扣0.1分,依次类推	

(一)目的

(1) 正确安装及预冲血液透析管路和透析器。

(2) 正确建立体外循环通路。

(3) 进行血液透析治疗。

(二)注意事项

(1) 严格遵守专科查对制度、消毒隔离制度、无菌操作原则。

(2) 严格遵守透析机使用规范,无环节遗漏,无管路扭曲受压,无体外循环失血。

(3) 严格评估患者血管通路,符合血透需求方可进行置管连接。

(4) 注意观察患者病情变化,确保安全。

(三)健康指导

(1) 遵守血透室院感管理规定,规范佩戴口罩,非医护允许家属不得进入透析室。

(2) 保持置管处清洁。
(3) 置管上机操作时,患者头偏向置管处对侧。
(4) 对新入血透患者进行重点心理疏导,帮其顺利度过诱导透析期。

一百一十八、血液透析经中心静脉导管下机

项目	操作流程及要求	分值	评分细则	扣分及记录
操作前准备（10）	1. 操作者着装规范,洗手,戴口罩、帽子	5	一项不符合要求扣1分	
	2. 准备用物:一次性使用透析护理包(置管),20mL 注射器1支,5mL 注射器1支,肝素帽2个,抗凝剂,无菌生理盐水20mL,无菌纱布1~2块,医疗废物桶,锐器盒	5	一项不符合要求扣1分	
操作步骤（80）	1. 检查回血生理盐水量是否足量（口述）	3	未口述扣3分	
	2. 正确核对患者基本信息身份识别,核对治疗参数无误后,确认回血,调整血流速≤100mL/min	10	未核对信息扣5分,血流量不正确扣5分	
	3. 关闭血泵,打开动脉管输液口及输液器,用自然重力将动脉管路血液回输至患者体内	2	不符合要求扣2分	
	4. 动脉端回输完毕后,夹闭动脉管路大夹子,反折管路末端后关闭导管动脉端夹子,松开管路末端反折处	4	一项不符合要求扣2分	
	5. 开血泵,将透析器及静脉管路内血液回输体内,回输过程中,用双手左右转动透析器,当血液回输至透析器静脉端时,翻转透析器静脉端朝上	8	未揉搓透析器扣4分,未翻转透析器扣4分	
	6. 当生理盐水回输至静脉壶,关闭血泵,停止回血,夹闭静脉端管路大夹子,反折管路末端后关闭导管静脉端夹子,松开管路末端反折处	5	未反折管路末端扣5分	

续表

项目	操作流程及要求	分值	评分细则	扣分及记录
操作步骤（80）	7. 分别消毒并分离动脉、静脉管口，采用脉冲式方法推注10mL生理盐水冲洗导管，肉眼观察导管外露部位没有血液残留后，遵医嘱推注抗凝剂封管液	4	推注方法不正确扣1分，推注剂量不正确扣2分	
	8. 使用无菌肝素帽封闭动静脉管口，双层无菌纱布包扎并固定	2	一项不符合要求扣1分	
	9. 分离后的动静脉管路两端用接头连接	2	未用肝素帽封闭扣2分	
	10. 再次评估患者导管固定情况，并向患者交代注意事项	7	未评估导管固定情况扣5分，未交代注意事项扣2分	
	11. 脱手套，洗手/卫生手消毒，测血压，卫生手消毒	2	一项不符合要求扣1分	
	12. 填写治疗记录单，签名	2	一项不符合要求扣1分	
	13. 戴手套，取含氯消毒毛巾备用，打开已连接的动脉、静脉管路大夹子	4	一项不符合要求扣2分	
	14. 夹闭动脉管输液口及输液器，卸下动脉、静脉压力传感器保护罩	3	一项不符合要求扣1分	
	15. 卸下血泵管，将静脉管路从静脉管夹中取出，将静脉壶倒置、动脉壶正置，整理血路管悬挂至输液架上，点击旁路按确认键	5	一项不符合要求扣1分	
	16. 透析液的流入接头放回机器旁路接口，同时原帽将透析器透析液入口封闭，排膜内废液，将透析机A、B液吸管放回机器	3	一项不符合要求扣1分	
	17. 膜内废液排净后，再次打开透析器透析液入口，排放膜外废液	3	未排膜外废液扣3分	
	18. 废液排放完毕，原帽封闭透析器透析液入口，透析液流出接头放回机器旁路，原帽封闭透析器透析液出口，关闭动脉、静脉管路及静脉压力感应器夹子，依次卸下透析器及管路，放置于医疗废物包装袋内	5	一项不符合要求扣1分	

续表

项目	操作流程及要求	分值	评分细则	扣分及记录
操作步骤(80)	19. 脱手套,洗手/卫生手消毒,整理用物	2	一项不符合要求扣1分	
	20. 戴手套,执行机器内部消毒程序。取含氯消毒抹布,按顺序擦拭机器表面进行外部消毒。洗手,记录消毒日期、时间	4	一项不符合要求扣1分	
效果评价(10)	1. 操作熟练,沟通有效,注重人文关怀 2. 竞赛操作时间分钟	10	操作不熟练扣1~4分,缺乏沟通技巧和人文关怀扣1~4分,超时10秒扣0.1分,依次类推	

(一)目的

(1)人、机分离。

(2)观察透析器凝血情况,指导临床抗凝剂的使用。

(3)正确进行导管封管、废液排放、透析单元终末处理。

(二)注意事项

(1)严格遵守专科查对制度、消毒隔离制度。

(2)严格执行无菌操作,导管口血迹必须每次清洁干净,肝素帽必须一次性使用。

(3)根据管腔容积决定封管液量,浓度准确,手法正确,注意脉冲式冲管,匀速正压封管。

(4)导管固定牢固,避免重力牵拉、扭曲,包裹美观、安全。

(5)严格遵守透析机使用规范,废液排放符合要求。

(6)注意观察患者病情变化,落实防跌倒措施,将患者安全送出血透室。

(三)健康指导

(1)留置导管期间养成良好个人卫生习惯,沐浴可采用擦澡方式,避免浸湿伤口,保持局部清洁、干燥。

(2) 衣着宽松,避免到公共场所,避免穿脱衣物及人群拥挤造成导管牵拉移位。

(3) 睡姿应避免倾向插管侧,勿压迫伤口处。

(4) 股静脉置管患者,尽量减少下肢90°弯曲及剧烈活动,以免导管弯曲及静脉回流而造成导管阻塞。避免大小便污染伤口。

(5) 导管不慎滑脱时以手压迫伤口止血,并立即到医院治疗处理。

(6) 导管不做一般输液通道使用。

一百一十九、血液透析滤过经中心静脉导管上机

项目	操作流程及要求	分值	评分细则	扣分及记录
操作前准备(10)	1. 操作者着装规范,洗手、戴口罩、帽子 2. 环境洁净、宽敞明亮,符合要求(口述)	2	未评估环境或不符合要求扣2分	
	3. 用物:核对患者信息及治疗模式,核对透析机号、透析液、血液透析滤过器、血液透析管路、生理盐水、一次性使用透析护理包、抗凝剂、听诊器、止血带、棉棒、消毒抹布、口罩、帽子、手套、手消剂、弹力绷带、PAD、透析记录单、垃圾桶、锐器盒	8	物品准备不全一项扣0.5分,扣完为止,使用过期破损用物扣2分	
操作步骤(80)	1. 检查电源、水路连接(口述);机器表面清洁,无污渍,自检完毕,处于完好备用状态(口述)	4	未检查电源、水路连接扣1分,未检查机器表面消毒情况扣1分,未检查自检情况扣1分	
	2. 正确进行身份识别,评估病人合作程度、生命体征、出血倾向、体重增长情况(口述)	5	反问式核对患者姓名、核对及评估缺一项扣1分	
	3. 评估患者瘘侧肢体皮肤是否清洁及血管通路功能(视、触、听)	2	缺一项扣1分	
	4. 手卫生,戴口罩	1	不符合要求扣1分	

续表

项目	操作流程及要求	分值	评分细则	扣分及记录
操作步骤（80）	5. 物品按顺序合理摆放	1	不符合要求扣1分	
	6. 打开管路外包装，依次固定各端帽，夹闭侧支小夹子于根部	1	一项不符合要求扣1分	
	7. 安装动脉管路，连接动脉传感器保护罩，妥善放置动脉壶	1	放置位置错误扣1分	
	8. 动脉管路末端连接透析器动脉端	1	连接错误扣1分	
	9. 静脉管路起始端连接透析器静脉端	1	连接错误扣1分	
	10. 固定静脉壶，连接静脉传感器保护罩，将动脉、静脉管路末端连接废液袋，并正向悬挂到输液架形成密闭式循环	2	管路不顺畅、扭结扣1分	
	11. 按无菌原则将输液器连接泵前补液口	1	违反无菌原则扣1分	
	12. 启动透析机血泵80～100mL/min用生理盐水双向预冲动脉、静脉管路，当动脉管路内液面停止上升时，挤压生理盐水瓶至整个动脉管路充满，夹闭动脉管路大夹子。继续单向预冲静脉管路及透析器，调整静脉壶液面至3/4满，完成膜内预冲量后，血泵自动停止。不得逆向预冲	6	预冲膜内流量＞100mL扣2分。逆向冲洗扣2分，未排净膜内气体扣1分，静脉壶液面不正确扣1分	
	13. 打开动脉管路大夹子，将废液袋总夹夹闭	4	血流量不正确扣1分，旁路安装不正确扣2分，未排净膜外气体扣1分	
	14. 将血泵调至200～300mL/min，连接透析液接头与透析器旁路，排净透析器透析液室（膜外）气体	1	预冲液体量≤500mL扣1分	
	15. 冲洗完毕后再次核对，根据PAD医嘱设置治疗参数	3	未核对扣2分，未设置治疗参数扣2分	

续表

项目	操作流程及要求	分值	评分细则	扣分及记录
操作步骤(80)	16. 按照透析器使用说明,达到预冲量,机器自动进行跨膜预冲	2	未查对扣1分,未将输液管移至动脉管路补液口扣1分	
	17. 将输液器开关及补液口夹闭;动脉管路上的大夹子以及连接于废液袋小夹子同时夹闭;打开废液袋总夹子	3	一项不符合要求扣1分	
	18. 按照体外循环管路血流走向的顺序,依次查对管路连接是否正确、紧密衔接,处于备用状态	2	未核对扣2分	
	19. 预冲完毕后根据PAD医嘱设置治疗参数	1	未检查敷料扣1分	
	20. 戴手套,揭开置管处敷料,丢弃。检查导管皮肤入口处有无渗血、渗液、红肿,皮肤有无破损,缝线有无脱落,导管固定有效性	2	未观察皮肤、导管情况扣2分	
	21. 将病人取舒适卧位,显露插管部位,颈部静脉置管的患者头偏向对侧,打开中心静脉导管敷料,将导管放于展开的敷料上	1	置管部位暴露不充分扣0.5分,头未偏向一侧扣0.5分	
	22. 脱手套,洗手/卫生手消毒	2	一项不符合要求扣1分	
	23. 打开治疗包,戴无菌手套,将治疗包内无菌治疗巾放于展开的纱布敷料上,将导管放于无菌治疗巾上	2	一项不符合要求扣1分	
	24. 取碘伏棉球,以置管处为中心顺时针旋转消毒,消毒范围直径8~10cm,重复消毒3遍	1	消毒范围不够扣1分	
	25. 取碘伏棉球,分别螺旋式消毒导管保护帽及导管口、导管夹2遍	1	不符合要求扣1分	
	26. 先检查导管夹子处于夹闭状态,取下肝素帽并丢弃。消毒静脉管口2遍,时间≥15s。动脉端同静脉端操作	3	未检查导管情况扣1分,消毒导管时间不足扣1分	

续表

项目	操作流程及要求	分值	评分细则	扣分及记录
操作步骤(80)	27. 分别用5mL注射器负压抽吸导管内封管肝素液2mL,推注在纱布上,推注距纱布距离>10cm,检查是否有凝血块	2	抽吸方法不正确扣1分,未检查纱布上有凝血块扣1分	
	28. 如有血凝块,再次回抽1mL血液,推注,丢弃。遵医嘱由导管静脉端推注抗凝剂	1	一项不符合要求扣1分	
	29. 判断导管通畅后,连接动脉血路管,开血泵≤100mL/min引血,观察并询问患者有无不适,血液到达透析器3/4满时连接静脉血路管,15min后将血泵流速调至目标血流量	2	血流量、连接时机不正确各扣1分,未询问患者扣0.5分	
	30. 打开置换液接头,按照置换液泵运转方向安装补液管至静脉壶侧支	2	安装补液管不正确扣2分	
	31. 根据滤器的超滤系数及血流速度,后稀释置换液量为血流量的25%~30%(首选),前稀释置换液量为血流量的50%~60%	2	首选治疗模式不正确扣2分	
	32. 开启超滤键,(打开旁路)进入治疗模式,确定动脉压、静脉压、跨膜压界限设置适宜。再次查对各参数设置是否正确	3	一项不符合要求扣1分	
	33. 自我查对:按照体外循环管路走向顺序,依次查对管路各连接处及开口处是否连接紧密	2	不符合要求扣1分	
	34. 脱手套,洗手/卫生手消毒	2	未手卫生扣1分	
	35. 戴清洁手套取湿巾从顶部面,对侧面、近侧面、屏幕面、底座面顺序擦拭机器表面,脱手套,洗手/卫生手消毒	2	未擦拭机器表面扣1分,未手卫生扣1分	
	36. 测血压,记录透析参数(血压、动脉压、静脉压、跨膜压、超滤量等)向患者交代注意事项,整理床单元	3	未记录参数扣1分,未交代、沟通扣1分,未整理床单元扣1分	

续表

项目	操作流程及要求	分值	评分细则	扣分及记录
操作步骤(80)	37. 正确处理用物，脱手套，洗手/卫生手消毒	2	一项不符合要求扣0.5分	
	38. 双人查对：由另一名护士查对患者基本信息，机器号，透析机型号，治疗模式、治疗时间、透析液、管路连接及开口位置等，并在PAD上签字	3	一项不符合要求扣1分	
效果评价(10)	1. 操作熟练，沟通有效，注重人文关怀 2. 竞赛操作时间15min	10	操作不熟练扣1~4分，缺乏沟通技巧和人文关怀扣1~4分 超时10s扣0.1分，依次类推	

（一）目的

（1）正确安装及预冲血液滤过透析管路和透析器。

（2）正确建立体外循环通路。

（3）进行血液透析滤过治疗。

（二）注意事项

（1）严格遵守专科查对制度、消毒隔离制度、无菌操作原则。

（2）严格遵守透析机使用规范，无环节遗漏，无管路扭曲受压，无体外循环失血。

（3）严格评估患者血管通路，符合血透需求方可进行置管连接。

（4）注意观察患者病情变化，确保安全。

（三）健康指导

（1）遵守血透室院感管理规定，规范佩戴口罩，非医护允许的家属不得进入透析室。

（2）保持置管处清洁。

（3）置管上机操作时，患者头偏向置管处对侧。

（4）对新入血透患者进行重点心理疏导，帮其顺利度过诱导透析期。

一百二十、血液透析滤过经中心静脉导管下机

项目	操作流程及要求	分值	评分细则	扣分及记录
操作前准备(10)	1. 操作者着装规范,洗手、戴口罩、帽子	5	缺一项扣2分,一项不符合要求扣1分	
	2. 准备用物:一次性使用透析护理包(置管),20mL注射器1支,5mL注射器1支,肝素帽2个,抗凝剂,无菌生理盐水20mL,无菌纱布1~2块,医疗废物桶,锐器盒	5	缺一件扣2分	
操作步骤(80)	1. 检查回血生理盐水量是否足量(口述)	3	未口述扣3分	
	2. 正确核对患者基本信息身份识别,核对治疗参数无误后,确认回血,关闭静脉壶侧枝,调整血流速≤100mL/min	6	未核对信息扣2分,血流量不正确扣2分,未关闭静脉壶侧支扣2分	
	3. 关闭血泵,打开动脉管输液口及输液器,用自然重力将动脉管路血液回输至患者体内	2	不符合要求扣2分	
	4. 动脉端回输完毕后,夹闭动脉管路大夹子,反折管路末端后关闭导管动脉端夹子,松开管路末端反折处	4	一项不符合要求扣2分	
	5. 开血泵,将透析器及静脉端管路内血液回输体内,回输过程中,用双手左右转动透析器,当血液回输至透析器静脉端时,翻转透析器静脉端朝上	8	未揉搓透析器扣4分,未翻转透析器扣4分	
	6. 当生理盐水回输至静脉壶,关闭血泵,停止回血,夹闭静脉端管路大夹子,反折管路末端后关闭导管夹子,松开管路末端反折处	5	未反折管路末端扣5分	
	7. 分别消毒并分离动、静脉管口,采用脉冲式方法推注10mL生理盐水冲洗导管,肉眼观察,导管外露部位没有血液残留后,遵医嘱推注抗凝剂封管液	4	推注方法不正确扣1分,推注剂量不正确扣2分	

续表

项目	操作流程及要求	分值	评分细则	扣分及记录
操作步骤(80)	8. 使用无菌肝素帽封闭动静脉管口,双层无菌纱布包扎并固定	5	一项不符合要求扣1分	
	9. 分离后的动静脉管路两端用接头连接	1	一项不符合要求扣1分	
	10. 再次评估患者导管固定情况,并向患者交代注意事项	4	未评估导管固定情况扣2分,未交代注意事项2分	
	11. 脱手套,洗手/卫生手消毒,测血压,手消	2	一项不符合要求扣1分	
	12. 填写治疗记录单,签名	2	一项不符合要求扣1分	
	13. 戴手套,取含氯消毒毛巾备用,打开已连接的动静脉管路大夹子	4	一项不符合要求扣2分	
	14. 夹闭动脉管输液口及输液器,卸下动、静脉压力传感器保护罩	3	一项不符合要求扣1分	
	15. 卸下血泵管,将静脉管路从静脉管夹中取出,将静脉壶倒立,动脉壶向上,整理血路管悬挂至输液架上,点击旁路按确认键	5	一项不符合要求扣1分	
	16. 透析液的流入接头放回机器旁路接口,同时原帽将透析器透析液入口封闭,排膜内废液,将透析机A、B液吸管放回机器	3	一项不符合要求扣1分	
	17. 膜内废液排净后,再次打开透析器透析液入口,排放膜外废液	5	未排膜外废液扣5分	
	18. 废液排放完毕,原帽封闭透析器透析液入口,透析液流出接头放回机器旁路,原帽封闭透析器透析液出口关闭动、静脉管路及静脉压力感应器夹子,依次卸下透析器及管路,放置于医疗废物包装袋内	5	一项不符合要求扣1分	
	19. 脱手套,洗手/卫生手消毒,整理用物	3	一项不符合要求扣1分	

续表

项目	操作流程及要求	分值	评分细则	扣分及记录
操作步骤(80)	20. 戴手套,执行机器内部消毒程序,取含氯消毒抹布,按顺序擦拭机器表面进行外部消毒。洗手,记录消毒日期、时间	6	一项不符合要求扣1分	
效果评价(10)	1. 操作熟练,沟通有效,注重人文关怀 2. 竞赛操作时间15分钟	10	操作不熟练扣1~4分,缺乏沟通技巧和人文关怀扣1~4分 超时10秒扣0.1分,依次类推	

(一)目的

(1)人、机分离。

(2)观察透析器凝血情况,指导临床抗凝剂的使用。

(3)正确进行导管封管。

(4)正确进行废液排放、透析单元终末处理。

(二)注意事项

(1)严格遵守专科查对制度、消毒隔离制度。

(2)严格执行无菌操作,导管口血迹必须每次清洁干净,肝素帽一次性使用。

(3)根据管腔容积决定封管液量,浓度准确,手法正确,注意脉冲式冲管,匀速正压封管。

(4)导管固定牢固,避免重力牵拉、扭曲,包裹美观、安全。

(5)严格遵守透析机使用规范,废液排放符合要求。

(6)注意观察患者病情变化,落实防跌倒措施,将患者安全送出血透室。

(三)健康指导

(1)留置导管期间养成良好个人卫生习惯,沐浴可采用擦澡方式,避免浸湿伤口,保持局部清洁、干燥。

(2) 衣着宽松，避免到人多的公共场所，避免穿脱衣物及人群拥挤造成导管牵拉移位。

(3) 睡姿应避免倾向插管侧，勿压迫伤口处。

(4) 股静脉置管患者，尽量减少下肢 90°弯曲及剧烈活动，以免导管弯曲及静脉回流，造成导管阻塞。避免大小便污染伤口。

(5) 导管不慎滑脱，以手压迫伤口止血，立即到医院治疗处理。

(6) 导管不做一般输液通道使用。

一百二十一、自体造血干细胞输注技术

项目	操作流程及要求	分值	评分细则	扣分及记录
操作前准备（10）	1. 护士要求：着装整洁，仪表端庄	5	1项不符合扣1分	
	2. 用物准备：PDA、水浴箱、灭菌注射用水5000mL、无菌回输包、治疗巾、双头输血器2套、0.5％碘伏或安尔碘、75％乙醇、无菌棉签、弯盘、吸氧装置、备用药品（地塞米松磷酸钠注射液、盐酸肾上腺素注射液、硝苯地平片等）、无菌手套2副、速干手消毒液，按顺序合理放置	5	缺1件扣0.5分	
操作步骤（80）	1. 核对医嘱、洗手、携用物至床旁，PDA扫描患者腕带，识别患者身份，核对姓名、住院号，评估患者病情、意识状态、有无预处理引起的胃肠道反应、心理状况及合作程度、血管通路的穿刺点、周围皮肤等情况，保证干细胞顺利输注，向患者解释取得配合。询问并协助患者大小便	15	未核对医嘱扣2分、未查对扣2分、未洗手扣2分、未评估扣5分、未评估扣5分、未解释扣2分，1项不符合要求扣0.5分	
	2. 洗手、戴口罩，一名护士更换拖鞋、隔离衣、戴无菌手套进入四室	5	未洗手扣2分，未更换拖鞋、未穿隔离衣、未戴手套各扣2分，1项不符合要求扣0.5分	

续表

项目	操作流程及要求	分值	评分细则	扣分及记录
操作步骤(80)	3. 脐血库技术支持人员携液氮罐至层流病房,另一名护士与脐血库技术支持人员、主管医生三方共同核对患者床号、姓名、住院号、干细胞容量、采集时间、血型	10	未核对扣10分,漏1项扣1分	
	4. 医生下达输注干细胞医嘱,打印输干细胞标签,PDA进行双人核对	5	未打印标签扣2分,未双人核对扣3分	
	5. 经医生、护士、脐血库技术支持人员三方再次核对确认干细胞,技师快速解冻干细胞	5	未核对扣5分	
	6. 干细胞解冻后,护士用回输包内无菌小包将解冻后的干细胞完全包裹立即送至四室与另一名护士交接并再次核对	5	未核对扣2分,干细胞未放置于无菌小包扣2分,未立即送至四室扣1分	
	7. 双人识别患者身份后PDA扫码执行,消毒干细胞袋口两遍,将血袋连接于输血器的另一个接头上,固定,关闭生理盐水侧拇夹,打开干细胞侧拇指夹	10	未识别患者身份扣2分,未PDA扫码扣3分,未消毒干细胞袋口扣2分,1项不符合要求扣1分	
	8. 输注要求:回输解冻的造血干细胞均严格按照医嘱的速度进行输注,一般输注速度为5～10mL/min,滴速均匀,解冻后15分钟内输完。全程密切观察患者生命体征、面色、神志、血氧饱和度、尿量、尿色,嘱患者大口呼吸,重视患者的主诉,及时处理不良反应并做好记录	15	未合理调节滴速扣5分,观察内容漏1项各扣1分	
	9. 输注完毕需反复冲洗血袋3次,避免造血干细胞浪费。冲洗完毕,撤下双头输血器,更换普通输液器继续输注其他液体	5	干细胞未冲洗干净扣5分,1项不符合要求扣1分	

续表

项目	操作流程及要求	分值	评分细则	扣分及记录
操作步骤(80)	10.整理床单位,协助患者取舒适卧位;分类整理用物,干细胞血袋保留24小时,洗手,记录签字,严密观察患者病情变化并倾听患者主诉,及时对症处理	5	未洗手、未记录各扣2分,未观察扣2分,1项不符合要求扣0.5分	
效果评价(10)	1.操作熟练,动作轻巧;沟通有效,注重人文关怀;遵守无菌原则 2.竞赛操作时间10分钟	10	操作不熟练扣1~4分,缺乏沟通技巧和人文关怀扣1~4分,污染1次扣5分,严重违反原则不及格 超时10秒扣0.1分,以此类推	

(一)目的

患者经预处理后将之前储存的自身造血干细胞重新回输至其体内,进而重建正常造血和免疫功能,达到治疗疾病目的。

(二)注意事项

(1)全程心电监护、血压、血氧饱和度监测,严密观察生命体征变化及患者主诉,及时处理并发症,做好急救准备。

(2)严格控制输注时间,防止输注过快引起严重不良反应,过慢导致细胞活性降低。

(3)全程严格无菌操作,保证患者安全。

(三)健康教育

(1)操作前向患者讲解自体造血干细胞输注过程、可能出现的不良反应及配合要点。

(2)操作中指导患者正确呼吸,有不适症状及时通知医护人员。

(3)告知患者输注干细胞后排尿呈粉红色,为保养液代谢,减少患者焦虑情绪。

(4)全程做好心理护理,减轻其焦虑紧张情绪。

一百二十二、腹膜透析换液技术

项目	操作流程及要求	分值	评分细则	扣分及记录
操作前准备(10)	1. 护士要求:着装整洁、仪表端庄	5	1项不符合要求扣1分	
	2. 用物准备:PDA,37℃腹膜透析液1袋,碘液微型盖1个,胶布,腹膜透析记录本,电子秤1台,一次性无菌垫巾1块,速干手消毒液,输液架	5	缺1件扣0.5分	
操作步骤(80)	1. 双人核对医嘱,在治疗室检查腹膜透析液的温度、透明度、浓度、有效期、剂量,检查碘液微型盖、一次性无菌垫巾、速干手消毒液的包装、有效期	6	未核对医嘱扣1分,检查缺1项扣1分	
	2. 携带物至床旁,洗手,PDA扫描患者腕带,核对患者信息	3	未洗手扣1分,未核对或核对无效扣2分	
	3. 评估患者:评估患者腹透管置管处皮肤情况,管路固定情况,向患者及家属解释,询问患者是否大小便,以取得合作	4	未评估扣2分,未解释扣1分,未询问是否大小便扣1分	
	4. 再次洗手,打开腹透液外袋,再次检查腹膜透析液的温度、透明度、浓度、有效期、剂量;分离管路并检查腹膜透析液是否有渗漏,把入液端和出液端夹子夹闭,将腹透液悬挂至输液架(口述:如需添加药物,根据医生处方按无菌操作要求加入药物)	6	未再次洗手扣1分,未检查或检查不符合要求扣1分,打开方式不正确(损坏内包装及管路)扣4分	
	5. 再次核对患者信息,铺一次性无菌垫巾,取出患者身上的腹膜透析外接短管,检查钛接头是否闭合完好,检查外接短管开关是否处于紧闭状态	8	未核对或核对无效扣2分,未铺垫巾扣2分,1项未检查扣2分	
	6. 将腹透液Y型接头帽与外接短管握于左手手指间(以右手习惯者为例),取下外接短管上的碘液微型盖,拉开腹透液Y型接头(将外接短管接头朝下)迅速对接到外接短管上,旋转拧紧,避免牵拉管路	10	污染接头扣5分,手法不正确扣3分,未旋转拧紧或牵拉管路各扣1分	

续表

项目	操作流程及要求	分值	评分细则	扣分及记录
操作步骤（80）	7. 逆时针旋转打开外接短管旋钮开关开始引流，放于无菌垫巾上，以保护端口避免污染	2	打开方法不正确扣1分，未放于无菌垫巾上扣1分	
	8. 观察引流液是否浑浊，询问患者有无不适，引流完毕后顺时针旋转关闭外接短管旋钮	6	未观察扣2分，未询问患者扣2分，关闭方法不正确扣2分	
	9. 称量透出液的重量并记录到腹膜透析记录本上	4	未称量扣2分，未记录或记录不正确扣2分	
	10. 将腹透液袋口的可折柄折断，打开入液端夹子，使透析液流入废液袋冲洗管路，约50mL后把出液端夹子关闭	5	未冲洗管路扣3分，冲洗量过多或过少扣1分，1项不符合要求扣0.5分	
	11. 逆时针旋转打开外接短管旋钮开关，使透析液灌注入腹腔，观察灌注情况，询问患者有无不适感	6	未观察扣3分，未询问患者扣2分，打开方法不正确扣1分	
	12. 灌注结束后，入液端夹子夹毕，顺时针旋转关闭外接短管开关，外接短管口朝下，将外接短管与腹透液管路Y型接口分离，撕开外包装将碘液微型盖与外接短管拧紧	10	污染接头扣5分，手法不正确扣3分，1项不符合要求扣0.5分	
	13. 废液处理：将废液袋剪破，倒入马桶排放（马桶定时清洁），然后分类整理用物	4	废液处理不正确扣3分，未分类整理用物扣1分	
	14. 再次核对并告知注意事项，洗手，做好记录（登记腹膜透析的时间、入量、超滤量信息）	6	未核对或核对无效扣2分，未告知注意事项扣2分，未洗手扣1分，未记录扣1分	
效果评价（10）	1. 无菌观念强 2. 操作熟练，沟通有效，注重人文关怀 3. 竞赛操作时间12分钟	10	无菌观念差扣1~5分，操作不熟练扣1~4分，缺乏沟通技巧和人文关怀扣1~4分 超时10秒扣0.1分，以此类推	

(一) 目的

（1）腹膜透析是利用患者自身腹膜的半透膜特性，通过弥散和对流的原理，规律、定时地向腹腔灌入透析液并将废物排出体外，以清除体内潴留的代谢产物、纠正电解质和酸碱失衡、超滤过多水分的肾脏替代治疗方法。

（2）腹膜透析适用于急慢性肾衰竭、高容量负荷、电解质或酸碱平衡紊乱、药物或毒物中毒等，以及肝衰竭的辅助治疗，并可进行经腹腔给药、补充营养等。

(二) 注意事项

（1）腹膜透析液应加温至 37℃，接近人体体温，使用干性加热，禁止将腹膜透析液浸泡在热水中加热。

（2）腹膜透析治疗应固定一个相对独立空间为操作区域，环境应通风良好、光线充足、洁净干燥，并每日使用紫外线灯消毒灭菌 2 次，每次 30 分钟。

（3）腹膜透析前应规范手卫生，操作时严格无菌操作，一旦污染腹膜透析液或管路，立即更换。

（4）腹膜透析换液后应观察透出液的性状，如果出现透出液浑浊的情况，高度怀疑腹膜炎时应及时就医，进行相应治疗。

(三) 健康教育

（1）向患者及家属解释腹膜透析的目的和护理方法，并鼓励其主动参与护理。

（2）向患者及家属说明腹膜透析过程中不要剧烈运动、牵拉腹透管路，防止接口处松动，注意保持管路通畅，避免因管路受压、扭曲、堵塞等导致引流或灌入不畅。

（3）积极教会患者及家属腹膜透析的操作方法，培训考核通过后具备独立操作的能力，以达到出院后进行居家腹透的目的。

一百二十三、自动化腹膜透析（APD）技术

项目	操作流程及要求	分值	评分细则	扣分及记录
操作前准备（10）	1. 护士要求：着装整洁、仪表端庄	5	1项不符合要求扣1分	
	2. 用物准备：PDA、腹膜透析机1台、腹膜透析液、碘液微型盖1个、无菌纱布1块、胶布、腹膜透析记录本、透析处方、一次性无菌垫巾、腹膜透析机管路1套、废液袋1套、速干手消毒液	5	缺1件扣0.5分	
操作步骤（80）	1. 双人核对医嘱及腹透处方，在治疗室检查腹膜透析液的透明度、浓度、有效期、剂量，检查碘液微型盖、无菌纱布、管路、废液袋的包装和有效期，检查腹膜透析机各部件及性能完好	6	未核对医嘱扣1分，检查缺1项扣0.5分	
	2. 携用物至床旁，洗手，PDA扫描腕带，核对患者信息	3	未洗手扣1分，未核对或核对无效扣2分	
	3. 评估患者：评估患者腹透管置管处皮肤情况，管路固定情况，向患者及家属解释，并询问患者大小便，以取得合作	4	未评估扣2分，未解释扣1分，未询问是否大小便扣1分	
	4. 连接腹膜透析机电源，开机，点启动自检，等待机器自检，自检完成后点确定	2	缺1项1分，1项不符合要求扣0.5分	
	5. 遵医嘱设定处方，双人核对无误后，点击确定	5	未设置或设置不正确扣3分，未双人核对或核对无效扣2分	
	6. 再次洗手，放置加热袋至加热板上（腹透液字面朝上，压住感温探头），长按跳过预热。悬挂补液袋，理顺管路	4	未洗手扣1分，放置不正确扣2分，1项不符合要求扣0.5分	
	7. 撕开腹透机专用管路的外包装，将卡夹放入卡槽中并理顺管路，连接废液袋，放在废液托盘上，夹闭补液端夹子和废液端夹子	4	卡夹放置不正确扣2分，未夹闭夹子扣2分，1项不符合要求扣0.5分	

续表

项目	操作流程及要求	分值	评分细则	扣分及记录
操作步骤(80)	8. 连接补液袋(连一个开一个对应的入液端夹子,同时关闭相对应废液袋夹子),连接加热袋,夹闭出液端夹子	5	连接不正确扣5分,1项不符合要求扣0.5分	
	9. 将管路交叉固定(不宜过高或过低),折断所有腹透液的可折柄,按下一步	2	固定不正确扣1分,未折断可折柄扣1分,1项不符合要求扣0.5分	
	10. 预冲:选择手动预冲,长按M键,打开连接人体端小袋子的夹子,观察管路排气情况,冲至管路中无气泡后夹闭;打开连接大废液袋的夹子,再点击M键,冲至废液袋中出现液体即可,预冲结束后点确定	8	未预冲扣5分,预冲顺序不正确扣3分,1项不符合要求扣0.5分	
	11. 设备补液(治疗前配制),等到完成提示音,点确定	2	未补液扣2分,1项不符合要求扣0.5分	
	12. 取出患者身上的腹膜透析短管,检查钛接头是否闭合完好,检查短管开关是否处于关闭状态	4	检查少1项扣2分,1项不符合要求扣0.5分	
	13. 将腹透机管路人体端口与外接短管末端握于一只手上,取下外接短管上的碘液微型盖,拧开管路接头,将腹透液管路端口与短管两者拧紧,用无菌纱布包裹接口处,并用胶布固定,放到一次性无菌垫巾上	10	污染接头扣5分,手法不正确扣3分,缺1项扣1分,1项不符合要求扣0.5分	
	14. 点击长按开始键,完成上机,观察机器运作情况	2	未观察扣1分,1项不符合要求扣0.5分	
	15. 结束后机器发出提示音,屏幕显示治疗完成,点击确定	1	1项不符合要求扣0.5分	
	16. 关闭所有管夹,分离管路,拧紧碘液微型盖与短管接口	6	污染接头扣5分,1项不符合要求扣0.5分	
	17. 根据提示,拿出卡夹,上传数据,关闭电源,拔下电源线,下机完成	3	操作流程不正确扣2分,缺1项扣1分,1项不符合要求扣0.5分	

续表

项目	操作流程及要求	分值	评分细则	扣分及记录
操作步骤(80)	18. 废液处理:将废液袋剪破,倒入马桶排放(马桶应定时清洁),然后分类整理用物	3	废液处理不正确扣2分,未分类整理用物扣1分,1项不符合要求扣0.5分	
	19. 再次核对并告知注意事项,洗手,做好记录(登记腹膜透析的时间、入量、超滤量信息)	6	未核对或核对无效扣2分,未告知注意事项扣2分,未洗手未记录各扣1分,1项不符合要求扣0.5分	
效果评价(10)	1. 无菌观念强 2. 操作熟练,沟通有效,注重人文关怀 3. 竞赛操作时间20分钟	10	无菌观念差扣1~5分。操作不熟练扣1~4分,缺乏沟通技巧和人文关怀扣1~4分 超时10秒扣0.1分,以此类推	

(一) 目的

(1) APD可以帮助腹膜透析患者解决长期治疗上的技术问题,特别是针对某些特殊患者,如残余肾功能进行性下降时,可以采用加大透析剂量,实现充分透析以提高生活质量。

(2) APD利用患者整晚的休息时间自动进行腹膜透析,患者及助手白天可不受任何约束地安排日常生活或参加力所能及的工作,使患者重返社会。

(3) APD减少了透析过程中大量的手工操作,减少了腹腔感染的机会,腹膜炎的发生率较传统CAPD低。

(二) 注意事项

(1) 使用腹膜透析机前应详细阅读使用说明书。

(2) 腹透治疗应固定一个相对独立的空间为操作区域,环境应通风良好、光线充足、洁净干燥,并每日使用紫外线灯消毒灭菌 2 次,每次 30 分钟。

(3) 腹膜透析治疗过程中,应注意预冲充分,防止空气进入腹腔。

(4) 腹膜透析机使用完毕后,应在设备冷却后,用清洁抹布对加热盘进行清洁,且需定期擦拭设备表面以达到清洁消毒的作用,切勿重压加热盘。

(5) 腹膜透析机有透析液温度报警,超温报警值为 41℃。

(三)健康教育

(1) 向患者及家属解释腹膜透析机的目的和护理方法,并鼓励其主动参与护理。

(2) 向患者及家属说明腹膜透析机使用过程中不要剧烈运动、牵拉腹透管路,防止接口处松动,注意保持管路通畅,避免因管路受压、扭曲、堵塞等导致引流或灌入不畅。

(3) 积极教会患者及家属腹膜透析机的使用方法,以达到出院后进行居家腹透的目的。

一百二十四、超声引导下 PICC 穿刺技术

项目	操作流程及要求	分值	评分细则	扣分及记录
操作前准备(10)	1. 护士要求:着装整洁、仪表端庄	5	1 项不符合要求扣 1 分	
	2. 用物准备:心电导联多普勒彩色超声一体机(EDUG)、电极片、PICC 穿刺包、经外周中心静脉导管套装、导针架、心电导联线、无菌保护套、无针输液接头/正压接头、藻酸盐敷料、75% 乙醇、2% 葡萄糖氯己定、生理盐水 250mL、2% 利多卡因 1 支、10mL 注射器 1 支、2mL 注射器 1 支、弹力绷带、签字笔、免洗手消毒液、胶布、测量尺、利器盒、垃圾桶按顺序合理放置	5	缺 1 件扣 0.5 分	

续表

项目	操作流程及要求	分值	评分细则	扣分及记录
操作步骤(80)	1. 核对医嘱和知情同意书。查看患者检验、检查报告,评估有无心律失常病史、是否植入心脏起搏器	3	未核对医嘱、未核对患者信息各扣1分,未评估扣2分,1项不符合要求扣0.5分	
	2. 洗手、戴口罩。携用物至床旁,核对患者信息,评估患者病情(身体状况、血管及穿刺处皮肤情况),做好解释工作,以取得合作,询问和协助患者大小便。评估环境	5	未核对患者扣2分,评估缺1项扣1分,未解释扣2分	
	3. 连接心电导联多普勒彩色超声一体机(EDUG),粘贴电极片,切换为心电图模式,观察心电图是否处于正常状态,保存体表心电图(第一张心电图)	3	电极片粘贴位置不正确扣1分,脱脂不彻底扣1分,未保存心电图扣1分	
	4. 患者取平卧位,术侧手臂外展与躯干呈45°~90°,充分暴露穿刺部位	2	手臂未外展呈45°~90°扣1分,未充分暴露穿刺部位扣1分	
	5. 将心电导联多普勒彩色超声一体机(EDUG)切换至超声模式,用超声查看双侧上臂,选择合适置管的静脉。评估血管走行、深度、直径及神经,避免损伤,用记号笔标记静脉穿刺部位	2	血管选择不对扣2分	
	6. 测量PICC预置入长度:预穿刺点至上腔静脉的距离(从预穿刺点沿静脉走向量至右胸锁关节再向下至第三肋间隙)。测量双侧臂围(肘横纹上10cm周径),并记录	4	测量方法不对扣2分,测量长度有误扣2分	
	7. 洗手,打开PICC穿刺包,戴无菌手套,助手协助倒酒精、葡萄糖氯己定溶液	4	污染1次扣3分,酒精葡萄糖氯己定量过多或过少扣1分	
	8. 消毒:以穿刺点为中心,75%乙醇棉球消毒3遍,2%葡萄糖氯己定棉球消毒3遍,消毒范围≥20cm,消毒后皮肤表面充分自然待干。手臂下铺治疗巾、止血带,建立穿刺无菌操作面	4	脱脂、消毒次数及范围不够1次扣1分,消毒剂未干扣1分,1项不符合要求扣0.5分	

续表

项目	操作流程及要求	分值	评分细则	扣分及记录
操作步骤(80)	9. 脱手套,洗手,戴无菌手套,穿无菌手术衣。按要求铺无菌单,建立最大化无菌屏障	4	方法不正确扣1分,污染一次扣3分	
	10. 助手打开经外周中心静脉导管套装、导管架、心电导联线、无菌保护套等,放入无菌区内,处于备用状态	4	污染1次扣3分,缺1项扣1分,1项不符合要求扣0.5分	
	11. 用生理盐水浸润导管、血管鞘、塞丁格导丝,检查导管完整性。将预冲好的导管及置管用物放于无菌区内。助手协助术者抽取2%利多卡因1mL	2	未浸泡扣1分,准备用物少1项扣1分	
	12. 助手在超声探头上涂抹适量耦合剂,并协助术者罩上无菌保护套	4	污染扣4分,保护套不平整、有气泡扣1分	
	13. 再次核对患者信息及药物,并扎止血带评估血管情况,穿刺 (1)在预穿刺点皮肤上涂抹一层无菌耦合剂。选择与血管深度符合的导针架紧密安装在探头上,系无菌止血带,预穿刺点下方放纱布,将穿刺针放入导针架,针尖斜面朝向探头;将探头垂置于预穿刺血管上,使屏幕的圆点标记在预穿刺血管中心 (2)边看超声仪屏幕,边缓慢穿刺,观察针鞘中的回血 (3)见回血后,握住穿刺针,使针与导针架缓慢分离 (4)降低穿刺针角度,将导丝沿穿刺针送入血管10~15cm,松止血带 (5)将穿刺针缓慢回撤,只留下导丝在血管中 (6)利多卡因在穿刺点局麻,从穿刺点沿导丝纵向扩皮 (7)将扩张器及导入鞘沿导丝缓慢送入血管,并在下方垫无菌纱布 (8)按压穿刺点及导入鞘前方,将导丝及扩张器一同撤出	10	止血带部位不正确扣2分,一次穿刺不成功扣5分,穿刺方法不正确扣3分,缺1项扣1分,1项不符合要求扣0.5分	

续表

项目	操作流程及要求	分值	评分细则	扣分及记录
操作步骤(80)	14.固定导入鞘,将导管沿导入鞘缓慢、匀速送入,导管进入15～20cm时嘱患者向静脉穿刺侧偏头用下颌贴紧肩部,防止导管误入颈内静脉	2	方法不正确扣2分	
	15.PICC尖端心腔内电图定位 (1)将PICC送入至接近预置管长度时撤除导入鞘,嘱患者头恢复原位 (2)无菌导联线的一端连接PICC内置支撑导丝外露部分,另一端由助手协助连接RA电极。助手将超声模式切换至心电图模式 (3)导管在SVC内缓慢送入心腔内电图的P波振幅逐渐高尖;继续送管,心腔内电图显示P波最大振幅;继续送管,心腔内电图显示P波呈负正双向时,保存心电图(第二张心电图) (4)回撤导管至P波最大振幅再回撤1～2cm,确定导管位置保存心电图(第三张心电图)。置管过程中注意观察患者病情、倾听主诉,确定导管通畅性,将导管固定在合适位置	5	未确定通畅性、移除导丝方法不正确、未正压封管各扣2分,1项不符合要求扣0.5分,心电图未保存扣1分	
	16.撤出支撑导丝:将导管与导丝的金属柄分离,一手固定导管,另一手平行缓慢撤出导丝	2	分离方法正确扣2分	
	17.修剪导管长度:保留体外5～7cm导管以便安装连器,以无菌剪刀剪断导管	2	修剪预留长度不符合扣2分	
	18.安装连接器:先将导管穿过减压套筒,与延长管上的金属柄连接将翼型部分的倒钩和减压套筒上的沟槽对齐,锁定两部分	1	安装连接不紧密扣1分	
	19.冲封管:然后用10mL以上生理盐水脉冲式冲管,导管末端连接无针输液接头并正压封管	3	冲封管方法不正确扣3分	

续表

项目	操作流程及要求	分值	评分细则	扣分及记录
操作步骤(80)	20. 粘贴透明敷料；调整导管位置，在穿刺点放置藻酸盐，无张力粘贴无菌透明敷料，移去洞巾、治疗巾，避免脱出导管	2	固定方法不正确、不牢扣2分	
	21. 整理用物，脱手术衣及手套，洗手。在记录胶贴上标注PICC穿刺日期、外露长度。再次查对患者信息、药物	5	未洗手扣3分，未记录扣2分，1项不符合要求扣0.5分	
	22. 酌情应用弹力绷带加压包扎固定导管，分离导联线与电极片，去除电极片并注意避免电极片损伤皮肤	2	未观察皮肤扣2分	
	23. 在PICC维护记录单上写置管记录(包括穿刺时间、置入静脉、臂围、导管型号、规格、批号、置管方式、穿刺是否顺利、置入长度、导管尖端最终到达的位置、患者有无不适等)，保留导管条形编码粘贴于知情同意书上。打印三张(体表、心房内、最终留置处)心电图	3	记录不完整扣2分，未贴条形码扣1分	
	24. 向患者交代置管后注意事项，拍X线确定导管尖端位置	2	未交代置管后注意事项扣1分，未拍片确定位置扣1分	
效果评价(10)	1. 操作熟练，动作轻巧、准确；沟通有效，注重人文关怀；遵守无菌操作原则 2. 竞赛操作时间30分钟	10	操作不熟练扣1~4分，缺乏沟通技巧和人文关怀扣1~4分，污染1次扣5分 超时10秒扣0.1分，以此类推	

(一) 目的

(1) 为患者提供中长期的静脉输液治疗。

(2) 静脉输注高渗性、有刺激性的药物，如化疗、胃肠外营养(PN)等。

(二) 注意事项

1. 穿刺时注意事项

(1) 严格执行无菌操作技术。

(2) 穿刺前必须向患者及家属告知，在知情同意的情况下，签字后执行。

(3) 穿刺前应评估患者静脉情况，避免在瘢痕及静脉瓣处穿刺。

(4) 向患者做好解释工作及配合方法，使患者放松，确保穿刺时静脉的最佳状态。

(5) 穿刺时注意避免穿刺过深而损伤神经，避免穿刺进入动脉，避免损伤静脉内膜、外膜。

2. 穿刺后护理注意事项

(1) 做好心理护理，向患者说明注意事项，做好宣教工作。

(2) 穿刺后的第一个 24 小时更换一次敷料，以后每周至少更换敷料 1 次。发现贴膜被污染（或可疑污染）、潮湿、脱落或危及导管时，及时更换。换药时严格遵守无菌原则，禁止胶布直接贴于导管体上，换药时记录导管刻度，严禁导管体外部分移进体内。

(3) 更换敷料时，注意不要损伤导管。揭除敷料时，应顺导管的方向往上撕，以免拔出导管。

(4) 定期检查导管位置、性能及固定情况。

(5) 注意观察穿刺部位的情况，有无红肿及并发症的早期症状。发现异常时应及时处理。

(6) 输液前后冲洗导管：输入全血、血浆、蛋白等黏性较大的液体后，应当以等渗液体冲管；输入化疗药物前后均应冲管；须用脉冲式冲管，禁止用点滴的方式冲管。

(7) 可以使用 PICC 导管进行常规加压输液或者输液泵给药，但是不能用于高压注射泵推注对比剂等（耐高压导管除外）。

(8) 静脉推药时，速度不要过快。

(9) 冲管和封管应使用 10mL 及以上注射器或一次性专用冲洗装置。

(10) 输液完毕应用导管容积加延长管容积 1.2 倍的生理盐水或肝

素盐水正压封管。

（11）治疗间歇期每周对 PICC 导管进行冲洗、更换贴膜、正压接头或肝素帽。当导管发生堵塞时，可使用尿激酶溶解导管内的血凝块，严禁将血块推入血管。

（12）做好护理记录，记录导管的名称、编号、型号、长度及穿刺血管的名称、穿刺时的情况及导管的留置情况。

（13）尽量避免在置管侧肢体测量血压。

（14）告知患者保持局部清洁干燥，避免置管部位污染；不要擅自撕下贴膜。若贴膜有卷曲、松动、贴膜下有汗液时及时请护士更换。

（15）告知患者避免使用带有 PICC 一侧手臂过度活动，如提重物、过度上举、拖地等。

（16）对有出血倾向的患者要进行加压止血。

（17）若臂围较前次测量值＞2cm 考虑血栓或静脉炎。

（18）如导管部分脱出，可采用局部固定，切不可将脱出导管再送入血管中，以防感染。

一百二十五、中心静脉维护技术

（一）CVC 维护技术

项目	操作流程及要求	分值	评分细则	扣分及记录
操作前准备（10）	1. 护士要求：服装整洁、仪表端庄	5	1 项不符合要求扣 1 分	
	2. 用物准备：无针输液接头 2 个、中心静脉置管换药包、10mL 预冲式导管冲洗器 2 支、10mL 空针 2 支、肝素钠封管注射液 50U/5mL 2 支、利器盒、免洗手消毒剂、签字笔	5	缺 1 件扣 0.5 分	
操作步骤（80）	1. 核对医嘱，洗手，戴口罩。携用物至床旁，核对患者身份，询问并协助患者大小便，评估穿刺点、导管、贴膜情况及是否到期	5	未核对患者扣 2 分，评估缺 1 项扣 1 分	
	2. 摆放体位：取患者舒适卧位	3	未取合适体位扣 3 分	

续表

项目	操作流程及要求	分值	评分细则	扣分及记录
操作步骤（80）	3. 洗手,打开中心静脉置管换药包,无针输液接头、10mL预冲式导管冲洗器无菌置于换药包内。铺垫巾,充分暴露导管及周围皮肤	8	未洗手扣3分,未铺垫巾扣2分,穿刺部位暴露不充分扣1分	
	4. 固定导管,自下而上0°或180°角揭除原有透明敷料	5	揭除敷料方法不正确扣3分,导致导管脱出扣5分	
	5. 评估导管固定情况,穿刺点有无红肿、渗血、渗液,体外导管长度有无变化	3	未评估扣3分,缺1项扣1分	
	6. 洗手,戴手套,打开酒精棉棒包装,左手提起导管,右手持酒精棉棒,避开穿刺点直径1cm处,顺时针、逆时针、顺时针环形去脂、消毒3遍;放平导管,再用氯己定棉棒,以穿刺点为中心,顺时针、逆时针、顺时针环形消毒皮肤及导管3遍。消毒范围:大于贴膜范围	13	洗手扣3分,未提起导管、未避开穿刺点各扣2分,消毒方法不正确扣3分,去脂、消毒不彻底或消毒范围不够,1项不符合扣2分	
	7. 消毒剂充分待干	3	未充分待干扣3分	
	8. 脱手套,洗手,戴手套。调整导管位置,取无菌胶带无张力粘贴固定翼	6	未洗手扣3分,导管位置放置不合理扣2分,未用胶带粘贴固定翼扣1分	
	9. 无张力粘贴透明敷料:透明敷料中心对准穿刺点,贴膜上缘覆盖翼形部分,放置后先做好"塑形",再无张力粘贴其余部分	4	未塑形或未做到无张力粘贴敷料,1项不符合扣2分	
	10. 将第二条胶带打两折,蝶形交叉无张力固定连接器翼形部分与透明敷料下缘,将第三条胶带无张力贴于透明敷料下缘与皮肤交界处	5	胶带处理不合规范扣2分,固定方法不正确、不牢扣3分	
	11. 10mL预冲式导管冲洗器连接无针输液接头。卸下旧接头,全方位消毒导管接头横断面及外壁,并消毒导管头下皮肤	11	连接接头不合规范扣1分,未排气扣2分,未消毒或消毒方法不正确各扣5分,消毒时间不合规范扣3分	

续表

项目	操作流程及要求	分值	评分细则	扣分及记录
操作步骤(80)	12. 抽回血确定导管通畅性,10mL预冲脉冲式冲洗导管,10U/mL肝素钠正压封管	6	未回抽扣3分,冲管、封管方法不正确扣3分	
	13. 在胶带上标注导管名称、换药日期、外露长度;分类整理用物、脱手套,洗手	2	未记录扣2分	
	14. 再次核对患者身份,协助患者取舒适体位,做好宣教	6	未核对扣2分,未记录扣2分,未宣教扣2分	
效果评价(10)	1. 操作熟练,动作轻巧、准确;沟通有效,注重人文关怀;遵守无菌操作原则 2. 竞赛操作时间10分钟	10	操作不熟练扣1~4分,缺乏沟通技巧和人文关怀扣1~4分,污染1次扣5分,严重违反原则不及格超时10秒扣0.1分,以此类推	

1. 目的

(1) 保持导管通畅。

(2) 减少导管相关性感染发生。

(3) 提高患者舒适度。

2. 注意事项

(1) 冲管和封管应使用10mL及以上注射器或一次性专用冲洗装置,预冲式冲洗器可降低导管相关性血流感染风险,节省人工配制时间。

(2) 给药前后宜用生理盐水脉冲式冲洗导管,如果遇到阻力或者抽吸无回血,应进一步确定导管的通畅性,不应强行冲洗导管。

(3) 封管液浓度为10U/mL。

(4) 导管在治疗间歇期间应至少每周维护一次。

(5) 应每日观察穿刺点及周围皮肤的完整性。

(6) 无菌透明敷料应至少每7天更换一次,无菌纱布敷料应至少每2天更换一次;若穿刺部位发生渗液、渗血时应及时更换敷料;穿刺部位的敷料发生松动、污染等时应立即更换。

(二) PICC 维护技术

项目	操作流程及要求	分值	评分细则	扣分及记录
操作前准备(10)	1. 护士要求：着装整洁、仪表端庄	5	1项不符合要求扣1分	
	2. 用物准备：无针输液接头、中心静脉置管换药包、10mL预冲式导管冲洗器、免洗手消毒液、75%乙醇、棉签、测量尺、签字笔	5	缺1件扣1分	
操作步骤(80)	1. 核对医嘱，洗手，戴口罩。携用物至床旁，核对患者身份，询问并协助病人大小便，评估穿刺点、导管、贴膜情况及是否到期	5	未核对患者扣2分，评估缺1项扣1分	
	2. 摆放体位：患者取舒适卧位，充分暴露导管及周围皮肤。洗手，打开中心静脉置管换药包，无针输液接头、10mL预冲式导管冲洗器无菌置于换药包内。在穿刺肢体下铺垫巾，测量肘横纹上方10cm处臂围	10	未洗手扣3分，未铺垫巾扣2分，暴露不充分扣2分。未测量或方法不正确扣3分	
	3. 固定导管，自下而上0°或180°角揭除原有透明敷料	5	揭除敷料方法不正确扣3分，导致导管脱出扣5分	
	4. 评估穿刺点有无红肿、渗血、渗液，体外导管长度有无变化	3	未评估扣3分，缺1项扣1分	
	5. 洗手，戴手套，打开酒精棉棒包装，左手提起导管，右手持酒精棉棒，避开穿刺点直径1cm处，顺时针、逆时针、顺时针环形脱脂、消毒3遍；放平导管，再用氯己定棉棒，以穿刺点为中心，顺时针、逆时针、顺时针环形消毒皮肤及导管3遍，消毒范围：大于贴膜范围	13	未洗手扣3分，未提起导管、未避开穿刺点各扣2分，消毒方法不正确扣3分，脱脂、消毒不彻底或消毒范围不够，1项不符合扣3分	
	6. 消毒剂充分待干	3	未充分待干扣3分	

续表

项目	操作流程及要求	分值	评分细则	扣分及记录
操作步骤(80)	7. 脱手套,洗手,戴手套。调整导管位置,取无菌胶带无张力粘贴固定翼	6	未洗手扣3分,导管位置放置不合理扣2分,未用胶带粘贴固定翼扣1分	
	8. 无张力粘贴透明敷料;透明敷料中心对准穿刺点,贴膜上缘覆盖翼形部分,放置后先做好"塑形",再无张力粘贴余部分	4	未塑形或未做到无张力粘贴敷料,1项不符合扣2分	
	9. 第二条胶带打两折,蝶形交叉无张力固定连接器翼形部分与透明敷料下缘,将第三条胶带无张力贴于透明敷料下缘与皮肤交界处	5	胶带处理不合规范扣2分,固定方法不正确、不牢各扣3分	
	10. 10mL预冲式导管冲洗器连接无针输液接头。卸下旧接头,全方位消毒导管接头横断面及外壁,并消毒导管接头下皮肤	11	连接接头不合规范扣1分,未排气扣2分,未消毒或消毒方法不正确各扣5分,消毒时间不合规范扣3分	
	11. 抽回血确定导管通畅性,10mL预冲脉式冲洗导管,并正压封管或使用10U/mL肝素钠正压封管。胶带横向固定延长管	6	冲管方法不正确扣3分,封管方法不正确扣3分	
	12. 在胶带上标注导管名称、换药日期、外露长度;分类整理用物,脱手套,洗手	3	未标注扣3分,漏1项扣1分	
	13. 核对患者身份,协助患者取舒适卧位,做好宣教。在PICC维护记录本上填写相关内容并签名	6	未核对扣2分,未记录扣2分,未宣教扣2分	
效果评价(10)	1. 操作熟练,动作轻巧、准确;沟通有效,注重人文关怀;遵守无菌操作原则 2. 竞赛操作时间10分钟	10	操作不熟练扣1~4分,缺乏沟通技巧和人文关怀扣1~4分,污染1次扣5分,严重违反原则不及格超时10秒扣0.1分,以此类推	

1. 目的

(1) 保持导管通畅。

(2) 减少导管相关性感染发生。

(3) 提高患者舒适度。

2. 注意事项

(1) 冲管和封管应使用10mL及以上注射器或一次性专用冲洗装置，预冲式冲洗器可降低导管相关性血流感染风险，节省人工配制时间。

(2) 给药前后宜用生理盐水脉冲式冲洗导管，如果遇到阻力或者抽吸无回血，应进一步确定导管的通畅性，不应强行冲洗导管。

(3) 如需用肝素盐水封管，浓度为10U/mL。

(4) 导管在治疗间歇期间应至少每周维护一次。

(5) 应每日观察穿刺点及周围皮肤的完整性。

(6) 无菌透明敷料应至少每7天更换一次，无菌纱布敷料应至少每2天更换一次；若穿刺部位发生渗液、渗血时应及时更换敷料；穿刺部位的敷料发生松动、污染等时应立即更换。

（三）输液港维护技术

项目	操作流程及要求	分值	评分细则	扣分及记录
操作前准备（10）	1. 护士要求：服装整洁，仪表端庄，洗手，戴口罩	5	1项不符合要求扣1分	
	2. 用物准备：中心静脉置管换药包、10mL预冲式导管冲洗器、蝶形针、10mL空针2个、肝素钠封管液500U/5mL 1支、利器盒、免洗手消毒液、签字笔	5	缺1件扣1分	
操作步骤（80）	1. 核对医嘱，洗手，戴口罩。携用物至床旁，核对患者身份，评估病人病情、输液港底座、导管及周围皮肤情况及大小便，病人取平卧位，以取得合作	5	未核对患者扣2分，评估缺1项扣1分	

续表

项目	操作流程及要求	分值	评分细则	扣分及记录
操作步骤(80)	2. 充分暴露穿刺部位,洗手,打开中心静脉置管换药包,将预冲式导管冲洗器、蝶形针、10mL 空针 2 个无菌置于换药包内,打开肝素钠封管液备用,戴无菌手套,预冲蝶形针,抽吸肝素钠封管液,10mL 空针连接蝶形针备用	10	未洗手扣 3 分,穿刺部位暴露不充分扣 2 分,用物准备不全缺 1 件扣 1 分,未排气扣 2 分	
	3. 以输液港底座为中心,先用酒精棉棒顺时针、逆时针、顺时针环形脱脂、消毒 3 遍;再用氯己定棉棒顺时针、逆时针、顺时针环形消毒皮肤 3 遍,消毒范围:大于贴膜范围。消毒剂充分待干	10	消毒方法不正确扣 3 分,脱脂、消毒不彻底或消毒范围不够,1 项不符合扣 2 分,未充分待干扣 1 分	
	4. 脱手套,再次核对患者身份,洗手,戴无菌手套,铺无菌洞巾	8	未核对患者扣 2 分,未洗手扣 3 分,未铺洞巾扣 3 分	
	5. 左手触诊,找到输液港底座,确认底座边缘,定位(用左手的拇指、食指和中指做成三角形状固定注射座)	5	定位不正确扣 5 分	
	6. 绷紧输液港底座上皮肤,右手持蝶形针,使针尖斜面背对导管锁接口,从注射座中心垂直穿刺,有落空感后继续进针,有阻力时停止	10	插针方向不正确扣 5 分,手法不正确扣 5 分	
	7. 10mL 空针抽回血 2~3mL 并弃去(弃血视具体情况而定),10mL 预冲脉冲式冲管,500U/5mL 肝素钠封管液脉冲式冲管正压封管	10	未回抽扣 4 分,冲管、封管方法不正确各扣 3 分	
	8. 拔针:左手固定底座,右手拔针,检查拔出的针头是否完整	7	拔针方法不正确扣 4 分,未检查针头完整性扣 3 分	
	9. 压迫止血,无菌敷贴覆盖穿刺点至少 24 小时	4	未压迫、未交代敷料各扣 2 分	
	10. 在胶带上标注导管名称、换药日期;分类整理用物,脱手套,洗手	5	未标注扣 2 分,漏 1 项扣 1 分	
	11. 再次核对患者身份,协助患者取舒适体位,做好宣教	6	未核对扣 2 分,未取舒适体位扣 2 分,未做宣教扣 2 分	

续表

项目	操作流程及要求	分值	评分细则	扣分及记录
效果评价(10)	1. 操作熟练,动作轻巧、准确;沟通有效,注重人文关怀;遵守无菌操作原则 2. 竞赛操作时间 8 分钟	10	操作不熟练扣 1~4 分,缺乏沟通技巧和人文关怀扣 1~4 分,污染 1 次扣 5 分,严重违反原则不及格 超时 10 秒扣 0.1 分,以此类推	

1. 目的

(1) 保持导管通畅。

(2) 减少导管相关性感染发生。

(3) 提高患者舒适度。

2. 注意事项

(1) 冲管和封管应使用 10mL 及以上注射器或一次性专用冲洗装置,预冲式冲洗器可降低导管相关性血流感染风险,节省人工配制时间。

(2) 给药前后宜用生理盐水脉冲式冲洗导管,如果遇到阻力或者抽吸无回血,应进一步确定导管的通畅性,不应强行冲洗导管。

(3) 蝶形针插针期间,即使不输液,也要每日冲管、封管一次。需用浓度 100U/mL 肝素盐水封管。治疗间歇期至少每 4 周对输液港进行维护。

一百二十六、伤口造口护理技术

项目	操作流程及要求	分值	评分细则	扣分及记录
操作前准备(10)	1. 护士要求:着装整洁、仪表端庄	5	1 项不符合要求扣 1 分	
	2. 用物准备:换药盒(内有干棉球、无菌巾、消毒镊 2 把)、无菌溶药针头、一次性手套、弯盘、生理盐水、剪刀、抽纸、造口底盘、造口袋、造口测量尺、护肤粉、液体敷料(皮肤保护膜)、防漏膏/可塑防漏贴环、免洗手消毒液,必要时备屏风。按顺序合理放置	5	缺 1 件扣 0.5 分	

续表

项目	操作流程及要求	分值	评分细则	扣分及记录
操作步骤（80）	1. 核对医嘱,洗手,戴口罩。携用物至床旁,核对患者信息。评估患者造口的功能状态、心理接受程度、自理程度,观察及了解造口类型和造口情况,询问及了解患者对护理造口方法和知识掌握程度,向患者解释,取得合作	10	未评估扣7分,未解释扣3分,未查对扣2分,缺1项扣1分	
	2. 洗手,戴口罩。协助患者取舒适卧位,必要时使用屏风遮挡	3	卧位不舒适扣2分,1项不符合要求扣1分	
	3. 铺一次性防水中单,暴露造口。戴手套,一手按住腹部皮肤,另一手将已用的造口袋轻轻由上向下揭除,并观察内容物及底盘浸渍变白情况	11	手法不正确扣5分,缺1项扣2分,1项不符合要求扣1分	
	4. 评估造口及周围皮肤情况,有无发红、破溃等,有无并发症	5	未评估扣5分,漏1项扣3分	
	5. 手持镊子夹生理盐水棉球擦洗造口及周围皮肤,遵循由外到内原则,待干	4	未擦洗扣2分,1项不符合要求扣1分	
	6. 造口周围皮肤涂护肤粉、喷液体敷料（皮肤保护膜）保护皮肤,待干	7	1项不符合要求扣1分	
	7. 测量造口大小,正确裁剪造口底盘至合适大小（>造口根部1~2cm）	15	未测量扣5分,测量不准确扣3分。未做标记扣2分,未修剪扣3分,1项不符合要求扣2分	
	8. 使用防漏膏/可塑防漏贴环放置于造口根部皮肤并塑形。撕去底盘粘贴面上的保护纸,手勿触及底盘粘胶,按照造口位置由下而上将造口底盘贴上,轻压造口底盘内侧周围,再由内向外侧加压,戴好造口袋,夹闭造口袋下方开口,轻拉造口袋,检验是否牢固	10	手法不正确扣5分,1项不符合要求扣2分	
	9. 协助患者取舒适卧位,关爱患者,整理床单位	5	未关爱病人、卧位不适、未整理各扣2分	

续表

项目	操作流程及要求	分值	评分细则	扣分及记录
操作步骤(80)	10. 指导患者及家属：向患者解释造口管理的重要性，鼓励患者主动参与造口自我管理；指导患者如何观察造口血运及周围皮肤情况；教会患者及家属手扩造口的方法，并定期进行	5	未指导扣5分，缺1项扣1分	
	11. 分类整理用物，洗手，记录签字	5	未整理、未洗手、未记录各扣2分，1项不符合要求扣1分	
效果评价(10)	1. 操作熟练、规范；护患沟通有效，注重人文关怀；指导到位 2. 竞赛操作时间8分钟	10	操作不熟练扣1~4分，缺乏沟通技巧和人文关怀扣1~4分 超时10秒扣0.1分，以此类推	

（一）目的

（1）保持造口周围皮肤的清洁。

（2）帮助患者掌握正确护理造口的方法。

（二）注意事项

（1）向患者解释利用造口袋进行造口管理的重要性，强调患者学会操作的必要性。

（2）向患者介绍造口特点以减轻恐惧感，引导其尽快接受造口的现实而主动参与造口自我管理。

（3）护理过程中注意向患者详细讲解操作步骤。

（4）更换造口袋时应当防止袋内容物排出污染伤口。

（5）揭除造口袋时注意保护皮肤，防止皮肤损伤。

（6）注意造口与伤口距离，保护伤口，防止污染伤口。

（7）贴造口袋前应当保证造口周围皮肤干燥。

（8）造口袋裁剪时与实际造口方向相反，不规则造口要注意裁剪方向。

(9) 造口袋底盘与造口黏膜之间保持适当空隙（1～2mm），缝隙过大粪便刺激皮肤易引起皮炎，过小底盘边缘与黏膜摩擦将会导致不适甚至出血。

(10) 更换结束应当按压底盘15～20分钟。

(11) 教会患者观察造口周围皮肤的血运情况，并定期手扩造口，防止造口狭窄。

一百二十七、脑卒中患者吞咽功能评定技术

项目	操作流程及要求	分值	评分细则	扣分及记录
操作前准备(10)	1. 护士要求：着装整洁、仪表端庄、洗手、戴口罩	5	1项不符合要求扣2分；洗手少1步扣2分	
	2. 用物准备：温开水、30mL注射器、一次性纸杯、免洗手消毒液、治疗卡、笔、PDA	5	缺1件扣1分；未检查扣1分	
操作步骤(80)	1. 洗手，携用物至床旁，PDA扫描腕带核对患者信息，评估患者病情（意识状态、合作程度），做好解释工作	20	未核对医嘱、治疗卡、患者各扣2分，未使用PDA扣5分，未评估扣2分，未解释扣2分，1项不符合要求扣0.5分	
	2. 携用物至床旁，协助患者取端坐位，检查方法：嘱患者喝下30mL温开水，观察所需时间和呛咳情况 1级（优）：能顺利地1次将水咽下 2级（良）：分2次以上，能不呛咳地咽下 3级（中）：能1次咽下，但有呛咳 4级（可）：分2次以上咽下，但有呛咳 5级（差）：频繁呛咳，不能全部咽下 评定如下 正常：1级，5秒之内 可疑：1级，5秒以上或2级 异常：3～5级	50	姿势不正确扣10分，温开水量不正确扣10分，未观察饮水所需要时间扣10分，未观察呛咳情况扣10分，等级评估不正确扣10分	

续表

项目	操作流程及要求	分值	评分细则	扣分及记录
操作步骤(80)	3. 安置患者舒适卧位,爱护体贴患者,告知注意事项及饮食指导。分类整理用物,洗手,记录签字	10	缺1项扣2分,1项不符合要求扣1分	
效果评价(10)	1. 操作熟练;有效沟通,注重人文关怀 2. 竞赛操作时间5分钟	10	操作不熟练扣1~4分,缺乏沟通技巧和人文关怀扣1~4分 超时10秒扣0.1分,以此类推	

(一) 目的

(1) 明确不同程度的吞咽功能障碍。

(2) 根据评定结果给予相应的护理干预。

(二) 注意事项

(1) 无需告诉患者正在做测试,以防紧张。

(2) 饮水量要准确。

(3) 要求患者意识清楚并能够按指令完成实验。

一百二十八、脑卒中患者肌力评估技术

项目	操作流程及要求	分值	评分细则	扣分及记录
操作前准备(10)	1. 护士要求:着装整洁、仪表端庄	5	1项不符合要求扣1分	
	2. 用物准备:速干手消毒液、PDA	5	缺1件扣1分	
操作步骤(80)	1. 洗手,携用物至床旁,PDA扫描腕带核对患者信息,评估患者意识状态、合作程度,向患者及家属做好解释工作,病床准备适宜,选择合适的体位	10	未洗手扣2分,未使用PDA核对患者信息扣5分,未评估扣2分,未解释扣2分,1项不符合要求扣0.5分	

续表

项目	操作流程及要求	分值	评分细则	扣分及记录
操作步骤(80)	2. 患者仰卧位,检查者站于患者右侧,观察肌肉外形、有无萎缩,根据先上后下的原则,两侧对比进行肌力评估	3	缺1项扣1分,1项不符合要求扣0.5分	
	3. 上肢:患者将双上肢自然置于体侧 (1)上臂:检查者将双手置于患者两侧肘关节近心端外侧,嘱患者做外展动作,检查者施加阻力对抗;检查者将双手置于患者两侧肘关节近心端内侧,嘱患者做内收动作,检查者施加阻力对抗,评估完毕作判断 (2)前臂:嘱患者屈曲上肢,检查者一手固定患者肘关节,另一手握住患者腕关节近心端,患者向头侧用力,检查者施加阻力对抗;体位同上,患者向足侧用力,检查者施加阻力对抗,评估完毕作判断 (3)握力:患者握拳,紧握检查者手掌,检查者用力抽拔;同样方法,检查者交叉双手再次测试,评估完毕作判断	30	漏1项扣1分,1项不符合要求扣0.5分	
	4. 下肢 (1)患者仰卧位,检查者将双手置于患者双侧膝关节近心端,嘱其做屈髋的动作,检查者施加阻力向下对抗,评估完毕做判断 (2)患者仰卧位,维持膝部屈曲,检查者一手固定膝关节,另一手握住踝关节近心端,让患者做伸膝动作,检查者施加阻力,评估完毕作判断 (3)嘱患者仰卧位,足部背伸,检查者施加阻力;体位同上,嘱患者足部趾曲,检查者施加阻力,评估完毕作判断	30	缺1项扣1分,1项不符合要求扣0.5分	

续表

项目	操作流程及要求	分值	评分细则	扣分及记录
操作步骤 (80)	5. 轻瘫试验 (1)上肢平伸试验：双上肢平举，掌心向上，轻瘫侧上肢逐渐下垂和旋前(掌心向内) (2)小指征：双上肢平举，手心向下，轻瘫侧小指轻度外展 (3)下肢轻瘫试验：俯卧位，双膝关节均屈曲成直角，轻瘫小腿逐渐下落	5	缺1项扣1分，1项不符合要求扣0.5分	
	6. 协助患者整理衣裤，取舒适卧位，整理床单位，告知注意事项。分类整理用物，洗手，记录，签字	2	未洗手扣2分，缺1项扣0.5分，1项不符合要求扣0.5分	
效果评价 (10)	1. 操作熟练，动作轻巧；有效沟通，注重人文关怀 2. 竞赛操作时间8分钟	10	操作不熟练扣1~4分，缺乏沟通技巧和人文关怀扣1~4分 超时10秒扣0.1分，以此类推	

（一）目的

（1）判定有无肌力低下及低下的范围与程度。

（2）为制订康复治疗计划提供依据。

（二）注意事项

（1）与患者沟通语言通俗、易懂。

（2）操作过程密切关注患者表情、询问感受、及时测量生命体征。

（3）肌力检查手法娴熟，选择恰当的检查体位和姿势。

（4）减少肌力检查的干扰因素，防止其他肌肉的代偿出现的假现象。

（5）能正确评定肌力分级情况。

（三）肌力的六级记录法

0级：完全瘫痪，肌肉无收缩。

1级：肌肉可收缩，但不能产生动作。
2级：肢体能在床面上移动，但不能抵抗自身重力，即不能抬起。
3级：肢体能抵抗重力离开床面，但不能抵抗阻力。
4级：肢体能做抗阻力动作，但不完全。
5级：正常肌力。

（四）轻瘫试验适应证

不能确定的轻瘫可以使用此法判断。

一百二十九、成人机械辅助排痰技术

项目	操作流程及要求	分值	评分细则	扣分及记录
操作前准备(10)	1. 护士要求：着装整洁、仪表端庄	5	1项不符合要求扣1分	
	2. 用物准备：震动排痰仪、治疗盘内放纸杯（内有温开水、吸水管）、小毛巾或纸巾、弯盘、一次性纸杯或痰杯、听诊器、速干手消毒液、PDA、一次性叩击头保护套	5	缺1件扣0.5分	
操作步骤(80)	1. 评估患者病情、耐受能力、咳嗽反射、双肺呼吸音和痰鸣音、X线胸片、患者的心理状态、沟通理解及合作能力、有无禁忌，判断治疗的频率及重点治疗部位	5	未评估扣4分，1项不符合要求扣0.5分	
	2. 洗手、戴口罩，携用物至床旁，PDA扫描腕带核对患者信息。评估患者病情、卧位、有无输液、管路及约束等情况、床单洁污情况、室温、环境等，听诊双肺情况；向患者解释操作目的，询问进食时间及卧位需求。关门窗，将治疗盘放于床头桌上，松开盖被，妥善放置各种管路，确认操作面板上的控制旋钮处于关闭位置	10	未洗手扣2分，未评估患者扣3分，未核对患者扣2分，未解释、未询问各扣2分，1项不符合要求扣1分，缺1项扣0.5分	

续表

项目	操作流程及要求	分值	评分细则	扣分及记录
操作步骤(80)	3. 协助患者翻身 (1)患者仰卧,双手交叉放于腹部(输液侧手臂放于上面),双腿屈曲 (2)操作者站于病床右侧,一手放于患者肩下,另一手放于臀下,双手同时用力将患者抬起移向左侧,扫净操作者近侧床单上渣屑 (3)一手扶托肩部,另一手扶托髋部,协助患者翻向近侧,使患者面向操作者 (4)胸前及双膝之间放置软枕,下腿伸直,上腿稍弯曲 (5)观察患者背部皮肤受压情况,根据情况做皮肤护理	20	动作不轻柔扣3分,手法不正确扣3分,患者姿势不正确扣3分,移动位置不到位2分,患者卧位不舒适扣2分,背部、肢体未放枕头各扣1分,未观察扣2分,1项不符合要求扣1分	
	4. 打开设备背面的电源开关,顺时针旋转面板上的CPS控制旋钮至暂停(PAUSE)位置,电源指示灯亮,选择适当的叩击头,叩击头外罩一次性保护套,接上叩击接合器进行叩背。进行CPS速度设定(建议最初的设定为25CPS)和时间设定值(建议每次治疗时间以10～20分钟为宜),直接将叩击头作用于背部,一手轻轻握住叩击头手柄,另一手引导叩击头,压力适当,治疗时平稳握住叩击头,由下而上、由外向里叩击,每个部位叩击30秒左右,然后移到下一部位,直到整个胸廓,治疗时间5～15分钟,使用过程中观察患者的反应,取舒适卧位	20	卧位不正确扣3分,手法不正确扣5分,顺序不正确扣5分,力度过大过小扣2分,未观察扣2分,1项不符合要求扣1分	
	5. 有效咳痰:协助患者取坐位、半卧位或侧卧位,上身前倾,嘱患者数次深呼吸,深吸气后屏气3～5秒(有伤口者,将双手压在伤口的两侧,减轻伤口的压力,以减轻疼痛),然后让患者腹肌用力,进行2～3次短促而有力的咳嗽(先示范,后指导患者做);将痰液咳至痰杯或一次性纸杯中,观察患者反应、咳痰情况以及痰液的颜色、性质和量。协助患者漱口,擦净口唇,听诊双肺的情况	20	卧位不正确扣3分,未示范扣10分,示范不正确扣5分,未教会患者扣5分,未观察扣2分,1项不符合要求扣1分	

续表

项目	操作流程及要求	分值	评分细则	扣分及记录
操作步骤(80)	6. 将治疗盘放于治疗车上,整理床单位,打开门窗,关爱患者	2	1项不符合要求扣1分	
	7. 整理用物,洗手,记录振动排痰的效果、痰液的量、性质、患者背部皮肤情况及患者反应	3	未整理、未洗手各扣2分,1项不符合要求扣0.5分	
效果评价(10)	1. 操作熟练、规范;动作轻柔;符合操作节力原则;注重人文关怀 2. 竞赛操作时间8分钟	10	操作不熟练扣1~4分,缺乏人文关怀扣1~4分 超时10秒扣0.1分,以此类推	

（一）目的

对不能有效咳痰的患者进行排痰,促进痰液排出,保持呼吸道通畅,预防并发症。

（二）注意事项

（1）不同患者应选择不同的叩击头。

（2）为避免交叉感染,叩击头外罩应使用一次性保护套。

（3）基本治疗频率为10~35CPS,每日治疗2~4次,餐前1~2小时或餐后2小时进行,叩击排痰前最好进行20分钟雾化治疗,或配合体位引流效果更佳。

（4）禁用于无自主排痰能力、皮肤及皮下感染部位、出血部位（指叩击部位）、胸部肿瘤、严重房颤、室颤、急性心肌梗死、未经引流的气胸、不稳定的深静脉血栓或肺动脉血栓、不稳定脊椎、长骨骨折、不能耐受震动的患者。

（三）健康指导

（1）向患者及家属说明机械辅助排痰对预防并发症的重要性。

（2）介绍机械辅助排痰的方法及注意事项，教会患者及家属配合的正确方法，确保患者的安全。

（3）介绍机械辅助排痰及有效咳嗽的相关知识。

一百三十、经口至食管管饲技术

项目	操作流程及要求	分值	评分细则	扣分及记录
操作前准备（10）	1. 护士要求：着装整洁，仪表端庄	5	1项不符合要求扣1分	
	2. 用物准备：治疗碗1个（内放温开水）、纱布3块、无菌石蜡油棉球2个、压舌板、鼻饲饮食（200mL，温度38～40℃）、治疗巾、一次性胃管、50～100mL注射器、无菌手套、一次性手套、无菌棉签、弯盘、胶布、胃管标识、夹子、听诊器、手电筒、速干手消毒液、PDA，必要时备乙醇。按顺序放置	5	缺1件扣0.5分	
操作步骤（80）	1. 核对医嘱，洗手，戴口罩。遵医嘱准备鼻饲液，携用物至床旁，PDA扫描腕带核对患者信息，评估病情、意识状态、插管经历及合作程度、口腔情况，解释、指导，取得合作，协助取舒适卧位	10	未洗手扣2分，未评估扣6分，未查对、未解释各扣2分，1项不符合要求扣1分	
	2. 备胶布，颌下铺治疗巾，置弯盘	3	缺1项扣0.5分	
	3. 打开胃管、注射器	2	1项不符合要求扣1分	
	4. 戴无菌手套，检查胃管是否通畅，石蜡油棉球润滑胃管前端	9	缺1项扣2分，测量不准确或预计长度不准确各扣3分，一项不符合要求扣1分	

续表

项目	操作流程及要求	分值	评分细则	扣分及记录
操作步骤（80）	5. 一手托住胃管，另一手持胃管前端，嘱患者张口，沿一侧口角缓缓插入，至咽喉部14～16cm时，嘱患者做吞咽动作，在吞咽时顺势将胃管插入食道，检查胃管是否盘在口腔内。在插入过程中，如患者恶心，应暂停片刻，嘱患者深呼吸或做吞咽动作，随后迅速插入；如插入不畅，应检查胃管是否盘在口中；如发现患者呛咳、呼吸困难、发绀等，应立即拔出，休息片刻后重插，并安慰患者。昏迷患者插胃管前，应将头部后仰，当胃管插入至会厌部，左手将头部托起，使患者下颌靠近胸骨柄	20	插管方法不正确扣5分，插管位置不准确扣5分，插管动作不轻柔扣3分，插管一次不成功扣10分，未指导扣2分，未检查胃管是否盘在口腔内扣2分，未对症处理各扣1分，昏迷患者插管方法不正确扣5分	
	6. 插入预定长度30cm时，检查胃管是否在食管内，左右转动，上下提插胃管，观察患者有无不适；将胃管末端置于盛水的治疗碗内，观察有无气泡溢出；用注射器注入少量的温开水，不少于10mL，观察是否呛咳。3种方法证实胃管在食管内，胶布固定于口角	10	未证实扣6分，缺1种方法扣2分，未插入预定长度扣2分，未固定扣2分	
	7. 保持进食体位30～60分钟	3	未取合适卧位扣2分，不符合要求扣1分	
	8. 一手托胃管，另一手用注射器先抽吸20mL温开水注入胃管，再缓缓注入流质饮食，再注入20mL温开水冲洗胃管。操作中注意观察患者反应	7	注入方法不正确扣5分，注入速度过快扣2分，缺1项扣1分，1项不符合要求扣0.5分	
	9. 注食毕将胃管末端抬高并反折，拔出胃管(纱布包裹胃管，拔到咽喉处时嘱患者屏气，迅速拔出，以免液体滴入气管)。询问患者感受，告知注意事项	7	未嘱患者屏气扣2分，未询问患者感受、未交代注意事项各扣2分，1项不符合要求扣0.5分	

续表

项目	操作流程及要求	分值	评分细则	扣分及记录
操作步骤(80)	10. 清洁口、面部,协助取舒适卧位,整理床单位和用物。洗手后记录签字	9	未清洁、未整理、未洗手、未记录各扣2分,1项不符合要求扣0.5分	
效果评价(10)	1. 动作轻巧、稳重、准确、安全、清洁,注意节力原则 2. 竞赛操作时间30分钟	10	操作不熟练扣1~4分,缺乏沟通技巧和人文关怀扣1~4分 超时10秒扣0.1分,以此类推	

(一) 目的

对下列吞咽困难患者经口至食管管饲供给食物和药物,以维持营养和治疗的需要。

(1) 中枢神经系统疾病导致吞咽障碍者。

(2) 头颈部肿瘤放疗或手术前后吞咽困难者。

(3) 老年人器官衰退相关的吞咽困难者。

(4) 呼吸功能障碍行气管切开、气管插管或机械通气辅助呼吸,需长时间营养支持者。

(5) 吞咽功能正常但摄入不足,如烧伤、厌食症者。

(6) 认知障碍或意识障碍相关的吞咽困难者。

(7) 喂养困难的婴幼儿。

(二) 注意事项

(1) 用具要清洁,食物呈糊状,温度适宜(38~40℃)。

(2) 摆好体位:抬高床头30°~60°,为防止患者身体下滑,要将患者向床头移动,双小腿下垫枕头支撑。

(3) 口腔护理、雾化吸入、翻身拍背、吸痰等操作均要在喂饭前或者饭后2小时(即空腹时)进行。

（4）插管过程中患者出现呛咳、呼吸困难、发绀等，表示误入气管，应立即拔出，休息片刻再插，如患者不配合，应用筷子或压舌板压紧舌头，固定好头部，以免插管不成功，给患者带来痛苦。

（5）注食过程中，如发现食物从口角溢出，立即停止喂食并查找原因。

（6）发热、肺部感染、颅内压高等情况时，可适当减少喂食量或少量多餐，喂食量应由少至多，因人而定。

（7）给药时应先将药研碎，溶解后注入，注入前后均应用20mL水冲洗。

（8）喂食后，保持半卧位姿势30～60分钟，以免食物反流。

（9）脑梗死患者宜从患侧插入，以减轻插管刺激引起的不适。

一百三十一、脑室外引流管护理技术

项目	操作流程及要求	分值	评分细则	扣分及记录
操作前准备（10）	1. 护士要求：着装整洁、仪表端庄	5	1项不符合要求扣1分	
	2. 用物准备：治疗盘内放一次性治疗巾、无菌手套、无菌纱布、弯盘、胶布、引流管标识、手电筒、速干手消毒液、PDA。按顺序合理放置	5	缺1件扣0.5分	
操作步骤（80）	1. 患者术后回病房的护理 （1）核对医嘱，携用物至床旁，PDA扫描腕带核对患者信息。评估患者病情、意识、瞳孔、肢体活动及生命体征，询问有无头痛、恶心等主观感受。向患者（清醒者）及家属解释，以取得合作 （2）洗手，戴口罩。帮助患者取平卧位，铺一次性治疗巾于头部，将已连接好的引流袋悬挂于床头，挤压引流管观察引流情况，固定牢固，用无菌纱布包裹引流管连接处，胶布固定。引流管开口需高出侧脑室平面（外耳道）10～20cm，以维持正常颅内压	30	未评估扣3分，未解释扣2分，未查对扣2分，引流管固定位置不正确扣5分，固定不牢固2分，未挤压扣2分，未用纱布包裹扣1分，未标识扣2分，未注明日期扣1分，未讲解扣2分，未整理、未洗手、未记录各扣2分，未填写评估单扣1分，1项不符合要求扣0.5分	

续表

项目	操作流程及要求	分值	评分细则	扣分及记录
操作步骤(80)	(3)粘贴引流管标识,引流袋注明日期 (4)向陪护人员讲解引流的重要性及注意事项。整理用物,洗手后记录并评估非计划性拔管风险评估表			
	2.带管期间的护理 (1)携用物至床旁,核对患者信息。评估患者病情、意识、瞳孔及生命体征,询问有无头痛、恶心等。向患者(清醒者)及家属解释,以取得合作 (2)洗手,戴口罩。检查脑室引流管口与引流袋衔接处是否密闭良好、固定是否良好、引流管开口是否高出侧脑室平面(外耳道)10~20cm,挤压引流管,观察引流液的颜色、性质、量,更换一次性治疗巾 (3)告知患者有关注意事项,协助取舒适正确卧位,洗手后记录。引流期间注意保持整个引流装置及管道清洁和无菌;保持引流系统密闭,引流管通畅;保持穿刺部位敷料清洁干燥,如有渗血渗液及时更换;严密观察病情和脑脊液引流量、颜色、性质及引流速度,并及时记录;告知患者保持伤口敷料清洁,不可抓挠伤口,引流袋位置不能随意移动等有关注意事项。(结合口述)	30	未洗手扣2分,未评估扣3分,未解释扣2分,未查对扣2分,挤压不正确扣5分,污染1处扣5分,连接不严密扣3分,固定高度错误扣5分,固定不牢扣2分,未挤压、未更换治疗巾各扣2分,1项不符合扣0.5分,未交代注意事项扣5分,漏1项扣1分,卧位不正确扣2分,1项不符合要求扣0.5分	
	3.拔管的护理 (1)评估患者病情及引流情况,向患者及家属解释,携用物至床旁,协助医生拔管。观察引流管口处渗出情况及患者体温的变化、有无头痛、头晕、恶心、呕吐等情况。(结合口述) (2)协助取舒适卧位,整理床单位,关爱患者。分类整理用物,洗手,在非计划性拔管风险评估表上记录拔管日期并签字	20	未评估扣3分,未解释、未协助、未观察各扣2分,未整理、未关爱病人、未洗手、未记录各扣2分,1项不符合要求扣1分	

续表

项目	操作流程及要求	分值	评分细则	扣分及记录
效果评价(10)	1. 操作熟练、规范；严格无菌操作；沟通有效，注重人文关怀 2. 竞赛操作时间 5 分钟	10	操作不熟练扣 1～4 分，缺乏沟通技巧和人文关怀扣 1～4 分，严重污染不及格 超时 10 秒扣 0.1 分，以此类推	

（一）目的

（1）保持引流通畅及引流系统的密闭性。

（2）便于观察脑室引流液的颜色、性质、量。

（3）防止逆行感染。

（二）注意事项

（1）保持患者平卧位，如要抬高床头，需遵医嘱对应调整引流管高度。

（2）观察脑室引流管液面波动情况，注意检查管路是否堵塞。如发生引流不畅，应告知医师。

（3）引流早期特别注意引流速度，切忌引流过快、过多。

（4）帮助患者翻身时，避免引流管牵拉、滑脱、扭曲、受压；搬运时将引流管夹闭，妥善固定。

（5）脑室引流管拔管前遵医嘱先夹闭引流管 24～48 小时，观察患者有无头痛、呕吐等颅内压增高症状。

（6）如患者躁动，应适当约束。

一百三十二、鼻腔滴药技术

项目	操作流程及要求	分值	评分细则	扣分及记录
操作前准备(10)	1. 护士要求：着装整洁、仪表端庄	5	1 项不符合要求扣 1 分	
	2. 用物准备：滴鼻液、PDA、治疗卡、棉签、弯盘、速干手消毒液	5	缺 1 项扣 0.5 分，1 项不符合要求扣 0.5 分	

续表

项目	操作流程及要求	分值	评分细则	扣分及记录
操作步骤（80）	1. 核对医嘱、治疗卡及滴鼻液，洗手、戴口罩。携用物至床旁，PDA扫描治疗卡并检查滴鼻液、扫描腕带，核对患者信息，评估环境是否清洁，评估患者病情及合作程度，评估鼻腔状况，向患者讲解目的及注意事项以取得合作	20	未洗手扣2分，未核对、未使用PDA各扣2分，未评估环境扣1分，未评估鼻腔情况扣2分，未告知目的扣2分，未告知注意事项扣3分，1项不符合要求扣0.5分	
	2. 嘱患者将鼻涕轻轻擤出，用棉签清洁鼻腔，协助仰卧于床上，头向后仰悬于床沿下，使鼻部低于口和咽部的位置（鼻孔与地面垂直）	20	未清洁鼻腔扣5分，患者体位摆放不正确扣5分，1项不符合要求扣0.5分	
	3. 左手轻推患者鼻尖，充分暴露鼻腔，右手持滴鼻药物，在距患者鼻孔上方约2cm处，滴入药液2～3滴，避免滴鼻液瓶口触及鼻部污染药液。轻捏鼻翼两侧，使药液均匀分布于鼻腔和鼻窦黏膜，指导患者保持原位3～5min方能坐起，使药液充分与鼻腔黏膜接触	20	滴鼻方法不正确扣5分，药液污染扣5分，体位不正确扣5分，一项不符合要求扣1分	
	4. 再次核对，PDA点击提交，告知相关注意事项，整理用物	10	未核对扣2分，未告知注意事项扣3分，1项不符合要求扣0.5分	
	5. 协助患者取舒适体位，观察患者鼻腔有无不适，有无头痛、头晕等	5	未观察扣3分，体位不舒适扣2分	
	6. 洗手，必要时记录签字	5	未洗手扣2分，未记录签字扣2分	
效果评价（10）	1. 操作熟练；严格查对制度；沟通有效，注重人文关怀 2. 竞赛操作时间8分钟	10	操作不熟练扣1～4分，缺乏沟通技巧和人文关怀扣1～4分 超时10秒扣0.1分，以此类推	

（一）目的

（1）保持鼻腔通畅，达到治疗目的。

（2）保持鼻腔润滑，防止干燥结痂。

（3）收缩或湿润鼻腔黏膜，用于检查或治疗鼻腔、鼻窦和中耳的疾病。

（二）注意事项

（1）严格执行查对制度。

（2）给多位患者用药，操作中间应洗手或进行快速手消毒，防止交叉感染。

（3）动作要轻，勿压迫鼻腔，特别是鼻外伤、手术后患者。

（4）同时滴两种及以上的药物时应间隔 5 分钟，先滴刺激性弱的药。

（5）仰卧于床上，头向后仰，悬于床沿下，使鼻部低于口和咽部的位置（鼻孔与地面垂直），以防药液流入咽部，引起不适。

（6）高血压患者应半卧位，滴右侧鼻腔时，头向右肩倒，滴左侧鼻腔时向左肩倒，同时，高血压患者忌用血管收缩药如麻黄碱、肾上腺素类滴鼻等，因为此类药物可使血压升高。

（7）观察患者鼻腔滴药后是否有头痛、头晕等不良反应。

一百三十三、鼻腔冲洗技术

项目	操作流程及要求	分值	评分细则	扣分及记录
操作前准备（10）	1. 护士要求：着装整洁、仪表端庄	5	1 项不符合要求扣 1 分	
	2. 用物准备：鼻腔冲洗液、电动压力喷雾洗鼻器一个，鼻部冲洗器一个，酒精棉片，小毛巾或纸巾，PDA、速干手消毒液	5	缺 1 项扣 0.5 分，1 项不符合要求扣 0.5 分	

续表

项目	操作流程及要求	分值	评分细则	扣分及记录
操作步骤（80）	1. 双人核对医嘱，洗手、戴口罩。携用物至床旁，核对患者信息（反问式询问患者姓名，PDA扫描确认患者身份），评估环境是否清洁及鼻腔情况，告知患者鼻腔冲洗的目的及注意事项以取得合作	15	未核对扣2分，未评估环境扣1分，未评估鼻腔情况扣2分，未告知扣5分，缺1项扣2分，1项不符合要求扣0.5分	
	2. 嘱患者擤鼻涕，安置患者体位（身体略向前倾，用嘴呼吸，嘱患者避免吞咽或说笑以避免呛咳，咳嗽或打喷嚏时，应立即停止冲洗，以免污水进入咽鼓管）	10	未告知患者擤鼻涕扣2分，体位不正确扣5分，未告知注意事项扣5分，1项不符合要求扣0.5分	
	3. 正确组装鼻腔冲洗器	10	鼻腔冲洗器每部分组装不正确扣3分。1项不符合要求扣0.5分，动作粗暴扣2分	
	4. 加注鼻腔冲洗液（洗鼻盐水或遵医嘱药物等）不超过最大刻度。盖紧上盖，酒精棉片擦拭洗鼻头	15	1项不符合要求扣0.5分，洗鼻头未酒精消毒扣5分	
	5. 用连接管连接杯子和主机。核对患者信息，开启主机开关键按下洗鼻杯开关键，调整好姿势进行冲洗治疗（根据患者病情及年龄调节压力）	15	未再次核对扣5分，压力过大或过小扣5分，1项不符合要求扣0.5分	
	6. 核对患者信息及PDA点击医嘱执行，观察患者鼻腔冲洗有无不适，告知相关注意事项	5	未核对扣3分，未观察扣5分，观察不到位扣0.5分，未告知注意事项扣3分，1项不符合要求扣0.5分	
	7. 冲洗完毕关闭电源，擦干鼻面部，整理用物	5	未擦干鼻面部扣1分，未整理用物扣2分	
	8. 洗手，必要时记录，签字	5	未洗手扣2分，未记录签字扣1~4分	

续表

项目	操作流程及要求	分值	评分细则	扣分及记录
效果评价(10)	1. 操作熟练;严格查对制度;沟通有效,注重人文关怀 2. 竞赛操作时间8分钟	10	操作不熟练扣1~4分,缺乏沟通技巧和人文关怀扣1~4分 超时10秒扣0.1分,以此类推	

(一) 目的

(1) 清洁鼻腔,湿润黏膜,减轻臭味,促进黏膜功能恢复。
(2) 防止术后鼻腔粘连和窦口闭合。
(3) 防止鼻腔分泌物结痂,保持鼻腔清洁,减少感染机会。

(二) 注意事项

(1) 电动压力喷雾洗鼻器不用时,确认设备的电源插头已经拔出。
(2) 严密观察患者冲洗时的反应,如出现鼻腔出血、耳闷等反应时,应停止冲洗。
(3) 观察患者冲洗后有无头痛、鼻部刺痛、耳闷等不良反应。
(4) 鼻内镜术后的患者,一般于填塞敷料取出后的次日进行鼻腔冲洗,如行鼻中隔矫正的患者冲洗时间需要延后。
(5) 禁用于脑脊液鼻漏、鼻颅底开放术后、血液病、严重心脑血管疾病、哮喘发作期、重度中耳炎、鼻腔有急性炎症或出血的患者。

一百三十四、睡眠呼吸检查技术

项目	操作流程及要求	分值	评分细则	扣分及记录
操作前准备(10)	1. 护士要求:着装整洁、仪表端庄	5	1项不符合要求扣1分	
	2. 用物准备:PDA、多导睡眠监测仪、电极片2片、酒精棉片、纱布、弯盘、治疗卡、速干手消毒液、导电糊、磨砂膏、棉棒、鼻气流管	5	缺1件扣0.5分	

续表

项目	操作流程及要求	分值	评分细则	扣分及记录
操作步骤(80)	1. 查对医嘱,洗手,携用物至睡眠监测室,住院患者PDA扫描治疗卡及腕带核对患者住院号、姓名,门诊患者核对ID号和姓名,确认患者身份,评估病人病情、意识状态、皮肤及周围环境、光照情况及有无电磁波干扰。询问患者睡眠情况及是否需要大小便,协助患者更换睡衣,做好解释工作,取得合作	10	未洗手扣2分,未核对扣2分,未评估扣5分,未解释扣2分,缺1项扣1分,1项不符合要求扣0.5分	
	2. 连接电源,打开监护仪,检查监护仪性能及导线连接是否正常,录入患者信息	5	未连接好电源线、未检查仪器性能各扣2分,未录入患者信息扣1分,1项不符合要求扣0.5分	
	3. 协助病人取坐位,暴露胸部,选择电极片粘贴部位连接胸部导联。清洁患者皮肤(询问酒精过敏史),保证电极与皮肤表面接触良好	10	选择部位不正确1处扣2分,未清洁皮肤扣1分,1项不符合要求扣0.5分	
	4. 正确选择头面部、耳部连接点部位,用棉签蘸磨砂膏清理皮肤至微红,再用酒精棉片消毒待干。镀金头取足量导电糊按于已处理的连接部位至导电糊溢出,用胶带固定	6	未擦拭清洁皮肤扣3分,范围小扣2分,不符合要求扣0.5分,固定不妥当扣1分,连接粘贴错误1处扣3分	
	5. 接呼吸导联、血氧传感器:呼吸导联(蓝胸、黄腹),接鼻气流管。将所有导联线妥善固定	20	连接粘贴错误1处扣5分,导联线未妥善固定扣2分,缺1项扣1分,1项不符合要求扣0.5分	
	6. 连接完毕,协助患者平卧,按采集盒"Ω(阻抗)"按钮,所有点显示绿色即为正确,±1、±2、±3可为红色	5	未按阻抗按钮扣5分,显示红色未处理扣3分	
	7. 生物校准:嘱患者闭眼、眼球不动、张嘴、抬腿、憋气,观察各导联连接正确,电脑显示屏图形是否随患者活动而变化	5	未校准扣5分,电脑显示屏图形不正确扣5分	

续表

项目	操作流程及要求	分值	评分细则	扣分及记录
操作步骤(80)	8. 再次查对住院号(ID号)、姓名,PDA点击执行。告知病人或家属注意事项:不要自行移动或摘除电极片,不要在监护仪周围使用手机,若导联脱落应及时通知、及时处理	3	未查对扣1分,未告知注意事项各扣2分,1项不符合要求扣0.5分	
	9. 整理用物,洗手	4	未整理用物扣2分,未洗手扣2分	
	10. 监护过程中,严密观察病情变化和屏上的波形,注意观察电极片周围皮肤情况	2	未巡视扣2分,未观察皮肤情况扣1分,未观察波形扣1分	
	11. 患者睡醒后,给患者摘除导联,关睡眠呼吸检查仪,切断电源,分离导联线,取下电极片。观察局部皮肤情况,擦净电极片处皮肤。协助患者穿衣,整理床单位	5	未擦拭皮肤、未爱护病人分别扣1分,缺1项扣0.5分,1项不符合要求扣0.5分	
	12. 拔下电源线,整理用物,洗手	5	未整理用物扣2分,未洗手扣2分,1项不符合要求扣0.5分	
效果评价(10)	1. 操作熟练、规范;沟通有效,注重人文关怀;熟悉机器性能,导线连接正确,部位准确;熟悉常见故障排除方法 2. 竞赛操作时间20分钟	10	操作不熟练扣1～4分,缺乏沟通技巧和人文关怀扣1～4分,导线连接错误、严重影响监测结果不及格 超时10秒扣0.1分,以此类推	

(一) 目的

(1) 诊断睡眠呼吸暂停低通气综合征的金标准,并可以判断其类型和分度。

(2) 测定患者睡眠结构及睡眠紊乱指数。

(3) 判断是否有睡眠相关疾病,如发作性睡病、睡眠行为异常、睡眠期癫痫、不宁腿综合征和睡眠周期性肢体运动、伴有失眠症状的抑郁症等。

(二) 注意事项

(1) 监测过程中应严密观察患者呼吸、血氧饱和度的变化，避免因监测过程中出现过长呼吸事件，造成严重低氧引发的意外。

(2) 监测过程中应注意心电图的变化，对发现有严重心律失常时应立即请相关科室会诊，避免意外发生。

(3) 监测过程中应注意患者的睡眠情况，避免发生坠床等意外事件。

(4) 安装电极膜时要使皮肤脱脂干净，尽可能降低皮肤电阻，电极应与皮肤紧密接触，出汗及脱落时及时更换。为密切观察心电图波形，及时处理干扰和电极脱落。

(5) 监测过程中注意所有采集信号是否正常，如有异常随时进行调整以免影响结果分析。

一百三十五、滴耳技术

项目	操作流程及要求	分值	评分细则	扣分及记录
操作前准备 (10)	1. 护士要求：着装整洁，仪表端庄	5	1项不符合要求扣1分	
	2. 用物准备：PDA、手电筒、滴耳液、棉签、弯盘、速干手消毒液	5	缺1项扣1分，1项不符合要求扣0.5分	
操作步骤 (80)	1. 核对医嘱、治疗卡及滴耳药，洗手、戴口罩。携带物至床旁，PDA扫描治疗卡核对并检查药物，PDA扫描腕带信息确认患者身份及耳别，评估环境是否清洁，评估患者耳部情况及合作程度，告知患者目的及注意事项以取得合作	25	未洗手扣2分，未核对扣2分，未评估环境扣1分，未评估耳部情况扣2分，未告知扣5分，缺1项0.5分，1项不符合要求扣0.5分	

续表

项目	操作流程及要求	分值	评分细则	扣分及记录
操作步骤(80)	2. 协助患者保持健侧卧位，患耳朝上。棉签拭去耳部分泌物，核对患者信息，药物名称、浓度、用法，无误后，将耳郭向后上方轻轻牵拉（小儿向后下方牵拉），使耳道变直，将药液顺外耳道后壁滴入2～3滴后，反复按压耳屏几下。保持体位3～5分钟，棉签擦净外耳道口流出的药液	30	未再次核对扣5分，滴耳方法不正确扣5分，1项不符合要求扣0.5分，动作粗暴扣2分	
	3. 再次核对，PDA点击提交，告知相关注意事项，整理用物	15	未再次核对扣5分，未告知注意事项扣5分，未整理用物扣3分，1项不符合要求扣0.5分	
	4. 观察患者滴耳后有无不适	5	未观察扣5分，观察不到位扣0.5分	
	5. 洗手，必要时记录签字	5	未洗手扣2分，未记录签字扣2分	
效果评价(10)	1. 操作熟练；严格查对制度；沟通有效，注重人文关怀 2. 竞赛操作时间8分钟	10	操作不熟练，沟通不到位，未注重人文关怀分别扣1～5分 超时10秒扣0.1分，以此类推	

（一）目的

（1）预防、治疗耳部疾病。

（2）清除耵聍栓塞，清除耳道异物或脓液。

（二）注意事项

（1）有鼓膜穿孔者，最好用拇指按压耳屏封闭外耳口，一压一送，以促进药液进入中耳腔。

（2）给多位患者用药，操作中间应洗手或进行快速手消毒，防止交叉感染。

（3）动作要轻，勿压迫耳部，特别是耳部外伤、手术后患者。

（4）同时滴两种及以上的药物时应间隔5分钟，先滴刺激性弱的药。

（5）滴药前必须清理外耳道的脓液。

（6）禁止滴耳液瓶口接触耳朵，尤其病灶部位或渗出液体等，以免污染滴耳液。

（7）药液温度以接近体温为宜，冬天适当加温（用手握住药瓶或将药瓶放入37℃温水中），以免引起迷路反应如眩晕、恶心、呕吐。

（8）用易沉淀的滴耳液时，在使用前应充分摇匀。

一百三十六、耳浴技术

项目	操作流程及要求	分值	评分细则	扣分及记录
操作前准备（10）	1. 护士要求：着装整洁、仪表端庄	5	1项不符合要求扣1分	
	2. 用物准备：PDA、手电筒、滴耳液、棉签、弯盘、速干手消毒液、卷棉子、棉球	5	缺1项扣0.5分，1项不符合要求扣0.5分	
操作步骤（80）	1. 核对医嘱、治疗卡及滴耳药，洗手、戴口罩。携用物至床旁，PDA扫描治疗卡核对并检查药物，PDA扫描腕带信息确认患者身份及耳别，评估环境是否清洁，评估患者耳部情况及合作程度，告知患者目的及注意事项以取得合作	20	未洗手扣2分，未核对扣2分，未评估环境扣1分，未评估耳部情况扣2分，未告知扣5分，缺1项扣0.5分，1项不符合要求扣0.5分	
	2. 协助患者保持健侧卧位，患耳朝上。核对患者信息，药物名称、浓度、用法，无误后棉签拭去耳部分泌物，将耳郭向后上方轻轻牵拉（小儿向后下方牵拉），使耳道变直，遵医嘱向耳道滴入药物，使药物灌满外耳道。保持体位10分钟以上，棉签擦净外耳道口流出的药液	30	未核对扣2分，滴耳方法不正确扣5分，不符合要求1项扣0.5分，动作粗暴扣2分，外耳道未灌满扣5分	

续表

项目	操作流程及要求	分值	评分细则	扣分及记录
操作步骤(80)	3. 再次核对,PDA 点击提交,告知相关注意事项,整理用物	15	未核对扣 2 分,未告知注意事项扣 3 分,未整理用物,1 项不符合要求扣 0.5 分	
	4. 观察患者滴耳后有无不适	5	未观察扣 5 分,观察不到位扣 0.5 分	
	5. 协助患者头偏向患侧,将耳内药液控出,用棉签轻轻擦拭,保持干净	5	未将药液控出扣 5 分,未棉签擦拭扣 2 分	
	6. 洗手,必要时记录签字	5	未洗手扣 2 分,未记录签字扣 2 分	
效果评价(10)	1. 操作熟练;严格查对制度;沟通有效,注重人文关怀 2. 竞赛操作时间 8 分钟	10	操作不熟练、沟通不到位、未注重人文关怀分别扣 1~5 分;超时 10 秒扣 0.1 分,以此类推	

(一)目的

用于治疗中耳炎、耵聍栓塞、外耳道炎、鼓膜炎等。

(二)注意事项

(1)有鼓膜穿孔者,最好用拇指按压耳屏封闭外耳口,一压一送,以促进药液进入中耳腔。

(2)给多位患者用药,操作中间应洗手或进行快速手消毒,防止交叉感染。

(3)动作要轻,勿压迫耳部,特别是耳部外伤、手术后患者。

(4)同时滴两种及以上的药物时应间隔 5 分钟,先滴刺激性弱的药。

(5)滴药前必须清理外耳道的脓液。

(6)禁止滴耳液瓶口接触耳朵,尤其病灶部位或渗出液体等,以免污染滴耳液。

(7)药液温度以接近体温为宜,冬天适当加温(用手握住药瓶或将药瓶放入37℃温水中）以免引起迷路反应，如眩晕、恶心、呕吐。

（8）如滴软化液（如碳酸氢钠注射液），应事先告知病人滴入药液较多，滴药后可能有耳塞、闷胀感。

（9）用易沉淀的滴耳液时，在使用前应充分摇匀。

一百三十七、泪道冲洗技术

项目	操作流程及要求	分值	评分细则	扣分及记录
操作前准备（10）	1. 护士要求：着装整洁、仪表端庄	5	1项不符合要求扣1分	
	2. 用物准备：PDA、治疗卡、一次性使用无菌注射器、一次性冲洗针头、泪点扩张器、棉签、表面麻醉药、生理盐水、速干手消毒液	5	缺1项扣0.5分，1项不符合要求扣0.5分	
操作步骤（80）	1. 携物至床旁，洗手，PDA扫描治疗卡，核对信息并检查药物，PDA扫描腕带信息确认患者身份及眼别。评估患者眼部情况及合作程度，告知患者目的及注意事项以取得合作	20	未核对扣2分，未评估全身及眼部情况扣2分，未告知扣2分，缺1项扣0.5分，1项不符合要求扣0.5分	
	2. 协助患者保持仰卧位或坐位头后仰，核对患者及眼别无误后，必要时滴表面麻醉药2次，左手持棉签将下睑轻轻拉开，嘱患者眼睛向上注视	15	体位不正确扣5分，未核对扣2分，动作粗暴扣2分，1项不符合要求扣0.5分	
	3. 右手持已吸有冲洗液的注射器，将针尖垂直插入泪小点1~2mm再转水平方向，朝内眦部顺沿泪小管方向推进4~6mm或插入至骨壁再稍后退，此时将下睑朝颞侧方向拉，以免针头被泪小管皱褶所阻挡，询问患者有无不适，然后将冲洗液缓慢注入泪道（泪点狭小者使用泪点扩张器）	20	冲泪道方法不正确扣5分，1项不符合要求扣0.5分	
	4. 询问患者有无水流入鼻腔或口腔，同时观察泪点处有无分泌物反流以及分泌物的量、性质，推注冲洗液时有无阻力	10	未询问扣5分，未观察扣3分，观察不到位扣0.5分	

续表

项目	操作流程及要求	分值	评分细则	扣分及记录
操作步骤 (80)	5. 再次核对，PDA 点击提交，分类整理用物	10	未核对扣 2 分，PDA 未点击提交扣 2 分，未整理用物扣 2 分，1 项不符合要求扣 0.5 分	
	6. 洗手，必要时记录签字	5	未洗手扣 2 分，未记录签字扣 2 分	
效果评价 (10)	1. 操作熟练，严格查对制度；沟通有效，注重人文关怀 2. 竞赛操作时间 8 分钟	10	操作不熟练，沟通不到位，未注重人文关怀分别扣 1～5 分 超时 10 秒扣 0.1 分，以此类推	

（一）目的

（1）检查泪道是否通畅。

（2）判断泪道是否发生阻塞及阻塞的部位。

（3）术前清洁泪道。

（二）注意事项

（1）拿注射器的手，必须同时固定病人面部，防止病人突然移动而使针头碰伤眼球。

（2）泪小点太小者，先用泪点扩张器扩大泪点，再行冲洗。

（3）有慢性泪囊炎患者，冲洗前应先挤压泪囊部，排出分泌物后再冲洗。

（4）急性泪囊炎、急性泪囊周围炎病人禁止泪道冲洗、挤压泪囊部。

（5）操作中注意倾听病人主诉，操作动作要轻、稳、准，要顺泪小管方向进针，不可强行插入，以免刺破泪小管壁。

（6）注入冲洗液时，观察下睑是否肿胀，如出现肿胀则为误入皮下而成假道，应停止冲洗，酌情给予抗感染治疗，以免发生蜂窝织炎。

（7）婴幼儿冲洗时，必须将头部妥善固定，以保安全。

（三）健康指导

（1）详细为病人讲解泪道结构，让患者了解泪道冲洗在术前准备的重要性。

（2）向患者宣教泪道冲洗的目的及注意事项。

（3）向患者讲解泪道不通的临床表现，介绍相关疾病的知识。

一百三十八、点眼技术

项目	操作流程及要求	分值	评分细则	扣分及记录
操作前准备（10）	1. 护士要求：着装整洁、仪表端庄	5	1项不符合要求扣1分	
	2. 用物准备：PDA、眼药、棉签、弯盘、速干手消毒液	5	缺1项扣0.5分，1项不符合要求扣0.5分	
操作步骤（80）	1. 携用物至床旁，洗手，PDA扫描治疗卡，核对信息并检查药物，PDA扫描腕带信息确认患者身份及眼别。评估环境是否清洁，评估患者眼部情况及合作程度，告知患者用眼药的目的及注意事项以取得合作	25	未洗手扣2分，未核对扣2分，未评估环境扣1分，未评估眼部情况扣2分，未告知扣5分，1项不符合标准扣0.5分	
	2. 协助患者取平卧位或坐位头后仰，再次核对患者及药物，无误后嘱患者眼睛向上注视，下拉下睑（下睑外伤者除外），距离眼球2～3cm，倾斜45°角，避开角膜，将药液滴入下穹隆部，一次1～2滴，轻提上睑（上睑外伤者除外）使药液均匀分布，滴眼后嘱患者闭眼休息3～5分钟	30	未核对扣2分，点眼方法不正确扣5分，不符合要求1项扣1分，动作粗暴扣2分	
	3. 再次核对，PDA点击提交，告知相关注意事项	15	未核对扣2分，未提交扣2分，未交代注意事项扣5分	
	4. 观察患者点眼后有无不适	5	未观察扣2分，观察不到位扣0.5分	
	5. 整理用物，洗手，必要时记录签字	5	未洗手扣2分，未记录签字扣2分	

续表

项目	操作流程及要求	分值	评分细则	扣分及记录
效果评价（10）	1. 操作熟练；严格查对制度；沟通有效，注重人文关怀 2. 竞赛操作时间8分钟	10	操作不熟练，沟通不到位，未注重人文关怀分别扣1～5分 超时10秒扣0.1分，以此类推	

（一）目的

（1）预防、治疗眼部疾病。

（2）散瞳、缩瞳、眼部表面麻醉。

（二）注意事项

（1）给多位患者用药，操作中间应洗手或进行快速手消毒，防止交叉感染。

（2）严格执行查对制度，尤其是散瞳、缩瞳、腐蚀性药物。

（3）点眼前动作要轻，勿压迫眼球，特别是眼球外伤、手术后及角膜溃疡者。

（4）同时滴两种及以上的药物时应间隔5分钟，先滴刺激性弱的药物。

（5）滴眼时应滴在下方结膜囊内，勿滴在角膜上，因此处神经丰富，敏感性强。

（6）毒副作用强的药物滴眼后应压迫泪囊2～3分钟，以免药物流入鼻泪管被黏膜吸收引起毒副反应。

（7）滴管勿倒置，以免药物倒流而污染，滴管不可与睫毛、眼睑接触，以免污染或划伤。

（8）易沉淀的眼药水在使用前应充分摇匀。

（9）传染性眼病严格执行隔离制度，药物分开最后点，避免交叉感染。

（10）用眼药膏宜在晚间睡前或于手术后使用。

（三）健康指导

（1）向患者宣教点眼的目的及方法。

（2）教会患者点眼的正确方法，避免污染。

（3）告知患者开启的眼药水常温下保存1个月。

一百三十九、肛周护理技术

项目	操作流程及要求	分值	评分细则	扣分及记录
操作前准备（10）	1. 护士要求：着装整洁、仪表端庄	5	1项不符合要求扣1分	
	2. 用物准备：治疗盘、无菌棉球3个或一次性口腔护理包、碘伏、10mL生理盐水、5mL注射器、无菌手套、一次性治疗巾、速干手消毒液	5	缺1件扣0.5分	
操作步骤（80）	1. 携用物至床旁，PDA扫描患者腕带，识别患者身份，核对患者姓名、住院号，向患者解释肛周护理的目的、方法，评估患者病情、生活自理能力及肛周皮肤完整性	5	未核对扣2分，未识别患者身份扣2分，未评估扣2分，评估漏1项扣0.5分，1项不符合要求扣1分	
	2. 洗手，将物品用酒精消毒湿巾擦拭后放入治疗盘内，穿无菌隔离衣，戴无菌手套，更换拖鞋进入四室	10	未洗手扣2分，未擦拭扣2分，未穿隔离衣、未更换拖鞋各扣2分，1项不符合要求扣1分	
	3. 协助患者身体移向近护士侧，取侧卧位，对侧拉起床挡保护	5	未取侧卧位、未靠近护士侧扣1分，未拉床挡扣2分，1项不符合要求扣0.5分	
	4. 将无菌棉球放入治疗盘内，碘伏1:20配制，治疗巾置于患者臀下	10	碘伏配制不规范扣3分，卧位不正确扣3分，未放治疗巾扣2分，1项不符合要求扣0.5分	

续表

项目	操作流程及要求	分值	评分细则	扣分及记录
操作步骤（80）	5. 擦拭顺序：每一个棉球都以肛门为中心，第一个棉球顺时针擦拭，第二个棉球逆时针擦拭，第三个顺时针擦拭，逐次擦拭范围要小于第一个棉球的范围，擦拭范围大于10cm，充分待干。护理过程中注意观察患者的反应，出现寒战、面色苍白、呼吸急促等不适症状时应立即停止擦拭，及时通知医生，遵医嘱对症处理	30	擦拭顺序不正确扣10分，擦拭范围不正确扣5分，擦拭过程中未观察患者扣5分，观察内容漏1项扣1分	
	6. 擦拭后整理用物，注意患者保暖	5	未整理用物扣2分，未给予患者保暖扣3分	
	7. 擦拭结束后出四室，更换拖鞋、脱手套及无菌隔离衣	5	漏1项扣1分	
	8. 再次核对，PDA 点击提交。洗手，必要时记录签字	10	未核对扣2分，未洗手、未记录各扣2分，1项不符合要求扣0.5分	
效果评价（10）	1. 操作熟练、沟通有效，注重人文关怀；遵守查对制度和无菌操作原则 2. 竞赛操作时间10分钟	10	操作不熟练扣1~4分，缺乏沟通技巧和人文关怀扣1~4分，污染1次扣5分，严重违反原则不及格。超时10秒扣0.1分，以此类推	

（一）目的

肛门处皮肤属于黏膜组织，易损伤，且肛门括约肌处有皱褶，大便后不易完全清理干净，化疗药物可造成肠道黏膜脆性增加，肠道黏膜组织改变，致使肛周表面组织损伤，肛周护理可防止细菌的繁殖生长，避免感染。

（二）注意事项

操作过程中询问患者肛周局部有无异常，观察肛周皮肤颜色、完整性、清洁度及有无触痛，有异常表现及时通知医生并详细记录。

(三) 健康教育

(1) 向患者解释肛周护理的重要性。

(2) 介绍肛周护理的相关知识,并根据患者存在的问题进行针对性指导。

一百四十、无菌擦浴技术

项目	操作流程及要求	分值	评分细则	扣分及记录
操作前准备(10)	1. 护士要求:着装整洁,仪表端庄	5	1项不符合要求扣1分	
	2. 用物准备:治疗盘、2%葡萄糖酸氯己定医用卫生湿巾、患者无菌衣裤、无菌手套、速干手消毒液	5	缺1件扣0.5分	
操作步骤(80)	1. 将物品用酒精消毒湿巾擦拭后放入治疗盘内,穿无菌隔离衣、戴无菌手套,更换拖鞋,携带物至进入四室,洗手,PDA扫描腕带识别患者身份,核对患者姓名、住院号,向患者解释无菌擦浴的目的、方法,评估患者病情、自理能力及皮肤完整性等,询问患者大小便	15	未擦拭物品扣2分,未更换拖鞋、未穿隔离衣、未戴手套各扣2分,未洗手扣2分,未核对扣2分,未评估扣2分,未解释扣0.5分,未询问大小便扣1分	
	2. 协助患者将身体移向近护士侧,对侧拉起床挡保护	5	未将患者移向近侧扣2分,未拉床挡扣3分	
	3. 将无菌衣裤取出置于床尾以备更换,将2%葡萄糖酸氯己定医用卫生湿巾放入微波炉内加热15秒后取出(最适宜温度为40℃左右)	10	未将衣裤置于床尾扣2分,未将湿巾加热扣5分,1项不符合要求扣1分	
	4. 擦洗顺序:第一块擦洗颈部、双肩及胸部,第二块擦洗双臂、双手及腋下,第三块擦洗腹部及腹股沟,第四块擦洗右下肢及右足,第五块擦洗左下肢及左足,第六块擦洗背部及臀部。无菌擦浴过程中注意保护伤口和各种管路;观察患者的反应,若出现寒战、面色苍白、呼吸急促等不适症状时应立即停止擦浴,及时通知医生,遵医嘱对症处理	30	擦浴顺序不正确扣10分,未保护伤口、管路扣5分,擦浴过程中未观察患者扣5分,观察内容漏1项扣1分,1项不符合要求扣1分	

续表

项目	操作流程及要求	分值	评分细则	扣分及记录
操作步骤（80）	5. 擦浴后给予患者更换无菌衣服，观察患者的反应，检查和妥善固定各种管路，保持其通畅	10	未更换衣服扣5分，未观察患者反应扣2分，未固定管路扣2分	
	6. 无菌擦浴后出四室，更换拖鞋、脱无菌隔离衣	5	未更换拖鞋扣3分，漏1项扣1分	
	7. 正确处理用物，脱手套，PDA点击提交，洗手，必要时记录签字	5	用物处理1件不符合要求扣0.5分，未洗手、未记录各扣2分，1项不符合要求扣0.5分	
效果评价（10）	1. 操作熟练，沟通有效，注重人文关怀；遵守查对制度和无菌操作原则 2. 竞赛操作时间10分钟	10	操作不熟练扣1~4分，缺乏沟通技巧和人文关怀扣1~4分，污染1次扣5分，严重违反原则不及格超时10秒扣0.1分，以此类推	

（一）目的

保持皮肤的清洁无菌，降低患者在移植期间的感染风险。

（二）注意事项

（1）评估患者病情、生活自理能力及皮肤完整性等，选择适当时间进行无菌擦浴。

（2）准备用物，房间温度适宜，注意保暖。

（3）保持温度适宜，擦洗的方法和顺序正确。

（4）护理过程中注意保护伤口和各种管路；观察患者的反应，出现寒战、面色苍白、呼吸急促时应立即停止擦浴，给予恰当的处理。

（5）擦浴后观察患者的反应，检查和妥善固定各种管路，保持其通畅。

（6）保持床单位的清洁、干燥。

(三) 健康教育

(1) 向患者解释无菌擦浴的重要性。
(2) 交代无菌擦浴的相关知识，减轻紧张情绪。

一百四十一、全身无菌药浴技术

项目	操作流程及要求	分值	评分细则	扣分及记录
操作前准备(10)	1. 护士要求：着装整洁、仪表端庄	5	1项不符合要求扣1分	
	2. 用物准备：药浴包、一次性隔离衣、换药包、无菌透明敷料4个、PDA、尿垫3个、纱布22块、生理盐水10mL、酒精棉片、棉签、手套2副、氯己定消毒液、干净拖鞋、速干手消毒液	5	缺1件扣0.5分	
操作步骤(80)	1. 核对：携用物到患者身旁，PDA识别患者身份，核对患者姓名、住院号、药浴标签，向患者解释药浴的目的、方法，评估患者情况：病情、生命体征、血常规结果、中心静脉导管、有无过敏史、传染病史，取得患者合作，询问大小便	5	未PDA扫描腕带扣2分，未评估患者扣2分，评估漏1项扣0.5分	
	2. 洗手，戴口罩，穿一次性手术衣，戴无菌手套、帽子。打开浴霸等保暖设施	5	未洗手扣2分，漏1项扣1分	
	3. 用酒精棉片清洁外耳道，用无菌生理盐水清洁鼻腔，并用生理盐水漱口。将患者的外衣交给家属，根据患者病情及血常规结果，为防止滑倒，较虚弱的患者可以由家属陪同下进行药浴	10	未擦拭外耳道扣3分，未清洁鼻腔扣3分，未漱口扣3分	
	4. 保护导管和伤口，对于带有PICC和CVC的患者需用无菌贴膜保护不被水浸湿，对于有不超过3天的骨穿部位予以无菌贴膜保护。调节水温：使水温维持在35～38℃，以使患者感觉舒适为宜	10	未用贴膜保护扣3分，水温不符合要求扣3分	

437

续表

项目	操作流程及要求	分值	评分细则	扣分及记录
操作步骤(80)	5. 打开换药包,取出治疗盘,将纱布放在治疗盘内,并将纱布用温水浸湿倒上氯己定消毒液,开始周身擦拭,擦拭顺序:头面颈—双上肢—前胸—后背—双下肢—会阴—肛周—双足,第一遍擦拭待干后擦拭第二遍。擦拭上半身时患者可坐在放置尿垫的椅子上以防跌倒	30	擦拭顺序不正确扣10分,未保护伤口、管路各扣5分,未放置尿垫扣5分	
	6. 根据患者情况再次调节水温,同时观察患者有无头晕、心慌、面色苍白等不适,告知患者坐稳,手扶把手,以防滑倒。打开无菌药浴包,使用小毛巾将患者全身冲洗干净	5	未带药浴包扣3分,擦拭过程中未观察患者扣5分,观察内容漏1项扣1分	
	7. 摘手套、洗手,戴第二副无菌手套,使用无菌浴巾擦干患者周身皮肤,协助患者穿无菌贴身衣服、无菌隔离衣、戴无菌帽、穿无菌袜,搀扶患者入层流病房四室	10	未洗手扣2分,未更换手套扣5分,漏1项扣1分	
	8. 正确处理用物、脱手套、PDA点击提交,洗手,必要时记录签字,再次清洁药浴室,对有传染病患者给予彻底消毒	5	用物处理1件不符合要求扣1分,未提交扣1分,未洗手、未记录各扣2分,1项不符合要求扣0.5分	
效果评价(10)	1. 操作熟练、沟通有效、注重人文关怀;遵守查对制度和无菌操作原则 2. 竞赛操作时间30分钟	10	操作不熟练扣1~4分,缺乏沟通技巧和人文关怀扣1~4分,污染1次扣5分,严重违反原则不及格超时10秒扣0.1分,以此类推	

(一) 目的

将皮肤消毒剂涂抹到患者全身,进行全身的清洁消毒,可以有效地降低患者在移植期间的感染风险。

(二) 注意事项

（1）药浴室避免人员出入，保护患者隐私，保证室温适宜。

（2）严密观察患者的病情变化，如有无头晕、心慌、面色苍白；询问患者是否进食等，防止滑倒摔伤及低血糖发生。

（3）随时观察水温变化，调节水温以防止受凉。

（4）注意戴有导管的手臂的贴膜是否被水浸湿，应抬高上肢进行清洗。

（5）用棉签将耳郭部擦拭，对皮肤褶皱处（腋下、腹股沟、会阴部）反复擦拭。

（6）对有传染病患者给予彻底消毒。

(三) 健康教育

（1）向患者解释全身无菌药浴的重要性。

（2）药浴前协助患者口服糖水或口服糖块以免药浴中发生低血糖。

（3）交代全身无菌药浴的相关知识，并根据患者存在的问题进行针对性指导。

一百四十二、 ACT 监测技术

项目	操作流程及要求	分值	评分细则	扣分及记录
操作前准备（10）	1. 护士要求：着装整洁、仪表端庄	5	1项不符合要求扣1分	
	2. 用物准备：治疗盘内放5mL注射器2个、试剂卡2个、塑料离心管2个、棉棒、消毒液、弯盘、治疗卡、治疗巾、止血带、免洗手消毒液、笔	5	缺1件扣0.5分	
操作步骤（80）	1. 双人核对医嘱	5	未核对医嘱扣2分	
	2. 洗手、戴口罩。携用物至床旁，核对患者信息，使用PDA扫描腕带、治疗卡。了解病情，评估患者血管情况。解释采血目的、方法，以取得配合	15	未评估扣5分，未核对扣3分，未解释各扣2分，缺1项扣1分，1项不符合要求扣0.5分	
	3. 开机直接进入待测界面	8	未开机扣3分	

续表

项目	操作流程及要求	分值	评分细则	扣分及记录
操作步骤(80)	4. 协助患者取舒适体位,铺治疗巾,消毒,待干	8	消毒不符合要求扣3分,未取舒适卧位、未铺治疗巾各扣1分	
	5. 再次核对患者信息,检查注射器并取出	8	未核对、未检查、方法不正确各扣2分,1项不符合要求扣0.5分	
	6. 抽取静脉血液1~2mL,打入塑料离心管0.5mL	8	抽取血量不符合要求扣5分,方法不正确扣3分	
	7. 插入所需测试项目的试剂卡,条码朝下插入推到有阻力即可	8	插入方向、方法不正确各扣4分	
	8. 插入试剂卡,预热25秒	5	无预热扣5分	
	9. 用移液枪吸引20μL样本加至试剂卡绿色圆孔,等待检测结果并退卡	10	样本量不符合、方法不正确各扣5分	
	10. 核对患者信息,正确整理用物,洗手,记录	5	未核对扣2分,未整理、未洗手、未记录各扣1分	
效果评价(10)	1. 操作熟练,手法正确;沟通有效,注重人文关怀;遵守无菌操作原则;血标本符合要求 2. 竞赛操作时间10分钟	10	操作不熟练扣1~4分,缺乏沟通技巧和人文关怀扣1~4分,污染1次扣5分,严重违反原则不及格超时10秒扣0.1分,以此类推	

(一) 目的

ACT监测可以确定血液所需肝素抗凝及鱼精蛋白拮抗的剂量,是确保心脏手术安全和成功的有效手段。

(二) 注意事项

（1）ACT检测理论上采用不混有肝素的静脉血,但也可以用动脉血（不含肝素血样）,针对同一患者,最好采用同种血样,即第一次静脉血,以后的监测都采用静脉血,反之用动脉血,以便数据间的对比。

（2）摇动试管时保持匀速地摇动,避免产生气泡。

(3) 正常值 80~140 秒，肝素活化后，以 ACT 保持在 360~450 秒为宜。

一百四十三、气囊压力监测技术

项目	操作流程及要求	分值	评分细则	扣分及记录
操作前准备（10）	1. 护士要求：着装整洁，仪表端庄	5	1 项不符合要求扣 1 分	
	2. 用物准备：治疗盘、气囊压力表、三通、免洗手消毒液、一次吸痰管	5	缺 1 项扣 2 分，1 项不符合要求扣 1 分	
操作步骤（80）	1. 洗手，戴口罩，核对患者信息	8	未洗手扣 2 分，未核对扣 5 分，核对方式不正确扣 3 分	
	2. 评估患者：①病情、意识、合作程度；②了解患者所用导管的型号、插管深度及气囊充气情况	10	未评估扣 10 分，缺 1 项扣 2 分	
	3. 清醒患者做好解释工作，必要时吸痰	5	未解释扣 5 分	
	4. 检查气囊压力表完好，接一次性三通，将三通置至不通状态，挤压球囊使压力值达 120cmH$_2$O，保持 2~3 秒，压力值不降，说明性能完好	10	未检查扣 5 分，1 项不合格扣 2 分	
	5. 患者取仰卧位	7	卧位不正确扣 5 分	
	6. 第一步：①查看气囊压力表减压阀处于关闭状态。②气囊压力表接口与气囊连接	10	连接不正确扣 10 分	
	7. 第二步：测量压力，维持压力 25~30cmH$_2$O（绿色区域）。压力不足 25cmH$_2$O 时挤压球囊使压力值调整至 25~30cmH$_2$O。压力大于 30cmH$_2$O 时打开减压阀使压力值调至 25~30cmH$_2$O。手动测量充气压力宜高于理想值 2cmH$_2$O	10	测量不准确扣 10 分	

续表

项目	操作流程及要求	分值	评分细则	扣分及记录
操作步骤(80)	8. 第三步：测量结束，断开连接后观察气囊有无漏气	10	使用不正确扣5分，未观察扣5分	
	9. 整理床单元，协助患者取合适的卧位	5	未整理扣2分，卧位不舒适扣3分	
	10. 洗手，记录	5	未洗手扣2分，未记录扣3分	
效果评价(10)	1. 操作熟练，手法正确；沟通有效，注重人文关怀 2. 竞赛操作时间3分钟	10	操作不熟练扣1～5分，缺乏沟通技巧和人文关怀扣1～5分	

（一）目的

（1）防止机械通气时气囊漏气，保证有效通气量；避免口腔分泌物、胃内容物反流，误入气道；防止气囊压力过高，造成气道黏膜损伤。

（2）通过对气囊压的监测，可以判断患者气管导管固定情况，减少导管滑脱或非计划性拔管事件的发生。

（3）气囊压监测和管理，有效减少呼吸机相关性肺炎、肺通气不足等并发症。

（二）注意事项

（1）定时监测气囊压力，避免在患者咳嗽时测量。

（2）避免过多、过快地抽出和充入气囊气体。

（3）患者出现烦躁不安、心率加快、血氧饱和度下降，呼吸机出现或提示低压报警或低潮气量报警应重新检查气囊压力。

（4）呼吸机低压报警，在气管插管处可听到漏气或者用注射器从气囊内无限抽出气体时，可能气囊破裂，立即通知值班医生处理。

（5）放气前，先吸净气道内及气囊上滞留物。

（6）气囊压力维持在 $25\sim30cmH_2O$ 为宜，能有效避免误吸的发生和气管黏膜的损伤。

(7) 为预防呼吸机相关性肺炎发生,应定期清除气囊上滞留物,尤其是气囊放气前。

一百四十四、半导体激光治疗技术

项目	操作流程及要求	分值	评分细则	扣分及记录
操作前准备(10)	1. 护士要求:着装整洁、仪表端庄	5	1项不符合要求扣1分	
	2. 用物准备:半导体激光治疗机、PDA、治疗卡、速干手消毒液、电源插座(必要时备垫枕)	5	缺1件扣0.5分	
操作步骤(80)	1. 核对医嘱,洗手,携用物至床旁,核对患者信息,患者自报姓名,PDA扫描治疗卡,扫描腕带,核对信息正确,评估患者意识、病情、体位及合作程度,治疗部位皮肤情况,评估环境是否适宜。向患者讲解操作的目的、方法,取得合作,必要时为患者遮挡	10	未核对医嘱扣1分,未洗手扣1分,未核对患者或核对无效扣2分,未评估扣4分,未解释扣2分,缺1项扣1分,1项不符合要求扣0.5分	
	2. 接通电源,打开半导体激光治疗机(将主机钥匙旋至Ⅰ位置,控制面板启动),检查半导体激光治疗机性能及导线连接是否正常	5	未连接好电源线、未检查仪器性能各扣2分,主机钥匙旋至位置不正确扣1分	
	3. 按时间设置键,设定总时间(10~15分钟),按功率设置键设置输出功率(300~500mW)	10	设定时间不正确扣5分,设定参数不正确扣5分	
	4. 再次核对患者信息。协助患者取舒适体位(必要时垫垫枕),充分暴露皮肤,将激光探头对准治疗部位,保持探头垂直且与皮肤表面距离5~10cm	10	未核对或核对无效扣2分,卧位不舒适扣2分,暴露不充分扣2分,选择部位不正确扣2分,距离不适当扣2分,1项不符合要求扣0.5分	
	5. 按待机键,发出声音信号,待机指示灯亮,治疗进入待机状态	5	未启动待机键扣5分	
	6. 按启动键,发出声音信号,启动指示灯亮。探头激光窗口开始输出激光	10	未按启动键、激光探头不亮各扣5分	

续表

项目	操作流程及要求	分值	评分细则	扣分及记录
操作步骤（80）	7. 再次核对确认患者身份，点击提交。告知患者或家属注意事项	5	未核对或核对无效扣2分，未告知注意事项扣2分，未点击提交扣1分	
	8. 整理用物、洗手	4	未整理用物扣2分，未洗手扣2分	
	9. 治疗过程中，观察控制面板参数及患者周围皮肤情况，询问患者感受，如有不适（如局部过热、疼痛加剧等），应立即停止治疗并进行相应处理	8	未观察、未询问各扣3分，发现问题处理不正确扣2分，1项不符合要求扣0.5分	
	10. 定时结束，激光停止输出，发出断续声音信号后关机，将钥匙旋至O位置，观察患者有无头晕、恶心、皮肤过敏等不良反应	6	未关机、未将钥匙旋至O位置各扣2分，未观察扣2分，1项不符合要求扣0.5分	
	11. 关闭仪器电源，清洁和整理激光探头和仪器设备，妥善放置仪器备用，洗手	7	未关闭仪器电源、未清洁设备、未整理设备各扣2分，未洗手扣1分，1项不符合要求各扣0.5分	
效果评价（10）	1. 操作熟练、规范；沟通有效，注重人文关怀；熟悉机器性能，参数正确，部位准确；熟悉常见故障排除方法 2. 竞赛操作时间15分钟	10	操作不熟练扣1~4分，缺乏沟通技巧和人文关怀扣1~4分，参数、部位不准确影响治疗效果各扣5分 超时1分钟扣0.1分，以此类推	

（一）目的

消除或缓解疼痛症状，促进局部血液供应，改善血液循环，修复局部损伤组织，使局部炎症减轻。

（二）注意事项

（1）根据患者病情及治疗部位，选择正确的时间及输出功率。

（2）严禁照射眼睛、甲状腺、孕妇腹部及腰骶部等部位，恶性肿瘤、急性出血、癌症患者禁止行半导体激光治疗。

(3) 严禁照射皮肤黑色素，以免造成皮肤灼伤。

(4) 操作者必须佩戴防护眼镜。必须先将激光探头放置于治疗部位后再启动激光，以免误伤眼睛。需照射眼睛周围部位时，要求患者紧闭双眼，并在眼睛前加遮挡物。

(5) 治疗时，探头应距离患处皮肤 5~10cm，不要随意挪动肢体，以保证患处的治疗光均匀。

(6) 治疗机的供电电源必须有良好的接地保护。

(7) 在紧急状态下，应立即终止激光输出的手动装置。

(8) 治疗机机箱上不得放置任何物品。

(9) 光输出探头使用时应轻拿轻放，防止受机械振动，避免磕碰及跌落，防止探头受热、受潮。

(三) 健康指导

1. 治疗前

(1) 告知患者及家属半导体激光治疗是一种非侵入性或微创性的治疗方法，旨在缓解疾病症状或促进组织修复，但效果因个体差异有所不同。

(2) 向患者清晰描述在治疗时的体位要求、治疗时的感受（如轻微温热感）以及治疗时间，使患者有心理准备。

2. 治疗中

(1) 告知患者保持身体放松、不随意移动治疗部位，有需求先告知医护人员，确保激光准确照射和治疗顺利进行。

(2) 让患者了解治疗中可能出现的正常反应和异常情况，如皮肤微微发红或刺痛属正常，若疼痛加剧、出现瘙痒或水疱等异常需立即告知医护人员。

3. 治疗后

(1) 告知患者治疗后可能出现的皮肤轻度发红、发热等正常反应及处理方法，如适当冷敷，同时强调若出现肿胀、疼痛明显等异常情况及时联系医生。

（2）强调日常注意事项，包括保持治疗部位清洁干燥、避免用力揉搓、注意休息和合理饮食等，确保治疗效果。

（3）解释治疗效果需一定时间和疗程才能显现，鼓励患者密切观察症状变化并及时反馈，同时保持积极心态配合治疗。

一百四十五、蜡疗（蜡饼贴敷法）技术

项目	操作流程及要求	分值	评分细则	扣分及记录
操作前准备（10）	1. 护士要求：着装整洁、仪表端庄	5	1项不符合要求扣1分	
	2. 蜡疗设备一套（包括蜡疗机、熔蜡槽、蜡饼模具等）、蜡盘、蜡勺、塑料袋、治疗卡、PDA、速干手消毒液、防水布（或一次性治疗巾）、毛巾、纱布（1～2块）、测温仪等	5	缺1件扣0.5分	
操作步骤（80）	1. 核对医嘱，洗手，将适量石蜡放入熔蜡槽内，开启蜡疗机，设定熔蜡温度（一般为70～80℃）；当石蜡完全熔化后，将蜡液倒入预先准备好的蜡饼模具中（自粘性封口袋），蜡液厚度为2～3cm。倒蜡时要缓慢、均匀，避免产生气泡。自然冷却至50～55℃后（测温仪测量）使用	15	未核对医嘱、未洗手各扣1分，蜡饼制不均匀、厚度不适中各扣3分，倒蜡不正确扣2分，未测量温度扣2分，温度不合适扣2分，缺1项扣1分，1项不符合要求扣0.5分	
	2. 携用物至床旁，核对患者信息，患者自报姓名，PDA扫描治疗卡、扫描腕带，核对信息正确，评估者意识、病情、体位及合作程度，了解患者治疗部位皮肤情况。环境安静、整洁、温度适宜（22～26℃）。向患者解释蜡疗的目的、方法，取得合作，关闭门窗，必要时使用屏风遮挡，保护患者隐私	10	未核对患者或核对无效扣2分，未评估扣5分，未解释扣2分，未评估环境或环境不适宜扣1分，缺1项扣1分，1项不符合要求扣0.5分	
	3. 协助患者暴露治疗部位，将患者的治疗部位妥善放置在防水布上，注意保持患者的体位舒适和肢体的功能位	7	未充分暴露治疗部位扣2分，未取合适卧位扣2分，未将患者放置功能位扣3分，1项不符合要求扣0.5分	

续表

项目	操作流程及要求	分值	评分细则	扣分及记录
操作步骤（80）	4. 再次核对,将盛有液体蜡的塑料袋从盘中取出轻轻覆盖在治疗部位上,蜡饼应平整、无褶皱,边缘要整齐,使其与皮肤紧密贴合,松紧适宜,用毛巾或保温材料将蜡饼周围包裹好	10	未核对或核对无效扣2分,放置部位或放置不正确扣3分,未与皮肤紧密贴合扣3分,未包裹扣2分,1项不符合要求扣0.5分	
	5. 再次核对,确认患者身份,PDA点击提交,告知患者或家属注意事项,蜡饼贴敷治疗时间每次治疗20～30分钟,不要随意挪动肢体;感觉异常及时告知护士	7	未核对或核对无效扣2分,PDA未点击提交扣1分,未告知注意事项扣4分,告知注意事项不全扣2分,1项不符合要求扣0.5分	
	6. 整理用物,洗手	5	未整理用物、未洗手各扣2分,1项不符合要求扣0.5分	
	7. 治疗过程中,密切观察蜡饼温度变化,如温度下降过快,应及时更换蜡饼或采取保温措施,以保证治疗效果。同时,要随时询问患者的感受,若患者感觉过热或疼痛,应立即停止治疗,检查皮肤情况,防止烫伤	6	未观察、未询问各扣3分,不符合要求扣0.5分	
	8. 治疗完毕,取出冷却的蜡块,用纱布擦去患者皮肤的汗液,交代注意事项	15	治疗时间不够扣8分,未擦去患者皮肤上的汗液、未交代注意事项各扣3分,1项不符合要求扣0.5分	
	9. 正确处理蜡块,整理用物、洗手	5	蜡块处理不正确扣3分,未整理用物、未洗手各扣1分,1项不符合要求扣0.5分	
效果评价（10）	1. 操作熟练、规范;沟通有效,注重人文关怀;熟练掌握适应证、禁忌证。温度适宜,无烫伤 2. 竞赛操作时间40分钟	10	操作不熟练扣1～4分,缺乏沟通技巧和人文关怀扣1～4分,温度不适宜、有烫伤各扣5分 超时1分钟扣0.1分,以此类推	

(一) 目的

通过蜡饼贴敷于人体体表，利用温热作用和机械压迫作用，以达到缓解疼痛、改善局部血液循环、促进炎症吸收、减轻肿胀、软化瘢痕等治疗目的。

(二) 注意事项

（1）高热、昏迷、急性化脓性炎症早期、风湿性关节炎活动期、结核、恶性肿瘤、出血倾向开放性伤口、感染性皮肤病、孕妇腰腹部、对石蜡过敏者等禁用。

（2）蜡疗前治疗部位要清洗干净，如汗毛过旺应剃去。

（3）蜡疗过程中，患者不得随意活动治疗部位，防止模具破裂或开口，使蜡液流出导致烫伤。

（4）蜡疗过程中，患者如感觉过烫应及时中止治疗，检查原因并予以处理。

（5）感觉障碍或血液循环障碍部位蜡疗时蜡温宜稍低，骨隆突部位垫小块棉垫防止烫伤。

（6）蜡疗后治疗部位如出现皮疹、瘙痒等过敏反应，应立即停止蜡疗。

（7）石蜡治疗使用后过滤干净可反复使用，但应定时清洁、消毒，加新蜡。伤口用蜡应在治疗后妥善处理。

（8）石蜡易燃，应妥善保存，放于通风处；定期检查蜡槽的加热装置及电线，注意防火。

(三) 健康指导

（1）治疗前向患者详细介绍蜡饼贴敷治疗的目的、方法、注意事项及可能出现的感觉及不适，让患者有充分的心理准备，积极配合治疗。告知患者在治疗过程中如有任何不适，应及时告知医护人员。

（2）治疗后嘱患者保持皮肤清洁干燥，避免搔抓，防止感染。如出现异常情况，如皮肤红肿加重、水疱、疼痛剧烈等，应及时就医。

一百四十六、软式内镜手工清洗消毒技术

项目	操作流程及要求	分值	评分细则	扣分及记录
操作前准备(10)	1. 人员准备:操作人员规范着装,防护用品包括口罩、无菌手套、圆帽、护目镜或防护面罩、防水手术衣或防水围裙、防水鞋,防护用品应符合国家相关标准,且在有效期内	5	缺1项扣1分,1项不符合要求扣0.5分	
	2. 用物准备:内镜、手工清洗装置、测漏仪、医用清洗剂、管道刷、软毛刷、50mL注射器、擦拭布、无菌垫巾、酒精、洗手液、消毒液等用品,按顺序合理放置	5	缺1项扣0.5分	
操作步骤(83)	一、床旁预处理			
	1. 内镜检查完毕,护士从医师手中接过内镜,用含有清洗液的湿巾或纱布擦去外表面污物,擦净为止	4	未使用酶液湿巾擦拭内镜外表面扣2分,有黏液滴落扣2分	
	2. 反复送气送水至少10秒,将内镜的先端放入装有清洗液的容器中,启动吸引功能,抽取清洗液至吸引管,见到清洗液注入为止	4	未送气送水扣2分,未吸引扣2分	
	3. 取下内镜盖好防水盖,放入运送容器,送至清洗消毒室	2	未盖防水盖扣1分,未放入转运车扣1分	
	二、测漏			
	1. 确认防水帽已旋紧,监测测漏装置功能正常,连接好测漏装置,将内镜放入水槽中,取下各按钮,水面没过镜身	4	未监测测漏仪扣1分,未取下各按钮扣1分,水面未没过镜身扣2分	
	2. 用水枪将镜身各孔道气体排出	2	未排出气体扣2分	
	3. 旋转操作部大小旋钮,向个方向弯曲内镜插入端,观察有无漏气	3	未旋转大小旋钮扣3分,未观察漏气情况扣1分	

449

续表

项目	操作流程及要求	分值	评分细则	扣分及记录
操作步骤(83)	4. 检测内镜无漏气,排空水槽	3	测漏完毕未排水扣3分	
	5. 将气体放出,分离检测装置,并记录	3	测漏完毕未排气扣2分,未记录扣1分	
	三、清洗			
	1. 在清洗槽内配制好清洗液,拆下内镜先端帽,将内镜按钮、先端帽和阀门完全浸没于清洗液中,用擦拭布反复擦洗镜身,应重点擦洗插入部和操作部,擦拭布应一用一换	5	未拆卸先端帽扣2分,内镜未完全浸没扣1分,未擦洗镜身扣1分,擦拭布用后未弃用扣1分	
	2. 用毛刷刷洗所有管道,刷洗时应两头见刷头,并洗净刷头上的污物,反复刷洗至没有可见污染物	4	未刷洗扣4分,刷洗不符合要求扣2分	
	3. 连接全管道灌流器,启动开始按钮,将各管道内充满清洗液,循环冲洗2分钟	3	未循环灌流扣3分,时间不够扣2分	
	4. 刷洗按钮和阀门,适合超声清洗的按钮和阀门进行超声清洗	2	未刷洗按钮和阀门扣2分,刷洗不彻底扣1分	
	5. 每清洗1条内镜后清洗液应更换	2	未更换清洗液扣2分	
	6. 将清洗刷清洗干净,高水平消毒后备用,若为一次性使用时,使用后弃用	2	清洗刷未清洗消毒扣2分	
	四、漂洗			
	1. 将清洗后的内镜连同全管道灌流器、按钮、阀门移入漂洗槽内	3	1个管腔未冲洗扣1分	
	2. 用水枪充分冲洗内镜各管道至无清洗液残留	4	未冲洗内镜内管道扣4分,冲洗不彻底扣2分	
	3. 用流动水冲洗内镜的外表面、按钮和阀门	2	未冲洗内镜外表面扣1分,未冲洗按钮和阀门扣1分	
	4. 用压力气枪向各管道充气至少30秒,去除管道内的水分	1	未充气或充气少于30秒扣1分	

续表

项目	操作流程及要求	分值	评分细则	扣分及记录
操作步骤(83)	5.用擦拭布擦干内镜外表面、按钮和阀门,擦拭布应一用一更换	2	未擦拭扣2分,擦拭不彻底扣1分,擦拭布未更换扣1分	
	五、消毒(灭菌)			
	1.将内镜连同全管道灌流器以及按钮和阀门移入消毒槽并全部没入消毒液中	2	未浸没于消毒液中扣2分	
	2.各管道用动力泵灌满消毒液,消毒时间应遵循产品说明时间	3	消毒时间不够扣3分	
	3.消毒完毕,更换手套,待动力泵自动向各管道充气至少30秒,去除管道内的消毒液	3	未更换手套扣1分,未充气去除管道内的消毒液扣2分	
	六、终末漂洗			
	1.更换手套,将内镜连同全管道灌流器以及按钮和阀门移入终末漂洗槽	3	未更换手套扣1分,灌流器管路连接不正确扣3分	
	2.使用动力泵或压力水枪,用纯化水或无菌水冲洗内镜各管道至少2分钟,使用注射器充分冲洗抬钳器,直至无消毒剂残留	4	冲洗管道少于2分钟扣2分,有消毒剂残留扣2分	
	3.用纯化水或无菌水冲洗内镜的外表面、按钮和阀门(采用浸泡灭菌的内镜应在专用终末漂洗槽内使用无菌水进行终末漂洗)	3	表面未冲洗扣2分,按钮和阀门未冲洗扣1分	
	七、干燥			
	1.将内镜、按钮和阀门置于铺设无菌巾的专用干燥台上(无菌巾应每4小时更换1次),用75%~95%乙醇或异丙醇灌注所有管道	2	无菌巾潮湿污染或4小时未更换扣2分,未用酒精灌注扣2分	

续表

项目	操作流程及要求	分值	评分细则	扣分及记录
操作步骤（83）	2. 使用压力气枪,用洁净压缩空气向所有管道充气至少30秒,至其完全干燥	2	充气少于30秒扣2分	
	3. 用无菌擦拭布或压力气枪干燥内镜外表面、按钮和阀门	2	未干燥镜身外表面扣1分,未干燥按钮和阀门扣1分	
	4. 安装按钮、先端帽和阀门以备下一位患者使用	2	未安装扣2分,安装不全扣1分	
	5. 整理台面及用物,正确处理医疗废物,洗手,记录签字,有问题及时汇报	2	未洗手扣1分,未处理用物扣0.5分,未记录签字扣0.5分	
效果评价（7）	1. 操作规范、熟练,动作轻巧,无菌观念强 2. 竞赛操作时间30分钟	7	操作不规范扣1～4分,无菌观念差扣1～5分 　超时1分钟扣0.1分,以此类推	

（一）目的

（1）清洗消毒使用后的内镜。

（2）排查内镜有无损坏。

（3）合理保存内镜。

（二）注意事项

（1）内镜切勿磕碰。

（2）内镜测漏洗消前扣好防水盖。

（3）内镜切勿小角度弯折,保护先端部。

（4）内镜运输过程中注意保护。

（5）要有院感防护意识。

一百四十七、软式内镜洗消机清洗消毒技术

项目	操作流程及要求	分值	评分细则	扣分及记录
操作前准备（10）	1. 人员准备：操作人员规范着装，防护用品包括口罩、无菌手套、圆帽、护目镜或防护面罩、防水手术衣或防水围裙、防水鞋，防护用品应符合国家相关标准，且在有效期内	5	缺1项扣1分，1项不符合要求扣0.5分	
	2. 用物准备：全自动清洗消毒机、内镜、测漏仪、医用清洗剂、管道刷、软毛刷、50mL注射器、擦拭布、无菌垫巾、酒精、洗手液、消毒液等用品	5	缺1项扣0.5分	
操作步骤（80）	一、床旁预处理			
	1. 内镜检查完毕，护士从医师手中接过内镜，用含有清洗液的湿巾或纱布擦去外表面污物，擦净为止	6	未使用酶液湿巾擦拭内镜外表面扣3分，有黏液滴落扣3分	
	2. 反复送气送水至少10秒，将内镜的先端放入装有清洗液的容器中，启动吸引功能，抽取清洗液至吸引管，见到清洗液注入为止	6	未送气送水扣3分，未吸引扣3分	
	3. 取下内镜盖好防水盖，放入运送容器，送至清洗消毒间	3	未盖防水盖扣1分，未放入转运车扣2分	
	二、测漏			
	1. 确认防水帽已旋紧，监测测漏装置功能正常，连接好测漏装置，将内镜放入水槽中，取下各按钮，水面没过镜身	6	未监测测漏仪扣2分，未取下各按钮扣2分，水面未没过镜身扣2分	
	2. 用水枪将镜身各孔道气体排出	3	未排出气体扣3分，气体排出不净扣2分	

续表

项目	操作流程及要求	分值	评分细则	扣分及记录
操作步骤(80)	3. 旋转操作部大小旋钮,向各个方向弯曲内镜插入端,观察有无漏气	4	未旋转大小旋钮扣4分,未观察漏气情况扣2分	
	4. 检测内镜无漏气,排空水槽	2	测漏完毕未排水扣2分	
	5. 将气体放出,分离检测装置,并记录	3	测漏完毕未排气扣2分,未记录扣1分	
	三、清洗			
	1. 在清洗槽内配制好清洗液,拆下内镜先端帽,将内镜按钮、先端帽和阀门完全浸于清洗液中,用擦拭布反复擦洗镜身,应重点擦洗插入部和操作部,擦拭布应一用一更换	6	未拆卸先端帽扣2分,内镜未完全浸没扣2分,未擦洗镜身扣1分,擦拭布用后未弃用扣1分	
	2. 用毛刷刷洗所有管道,刷洗时应两头见刷头,并洗净刷头上的污物,反复刷洗至没有可见污染物	6	未刷洗扣6分,刷洗不干净扣3分	
	3. 连接全管道灌流器,启动开始按钮,使各管道内充满清洗液,循环冲洗2分钟	4	未循环灌流扣2分,时间不够扣2分	
	4. 刷洗按钮和阀门,适合超声清洗的按钮和阀门进行超声清洗	2	未刷洗按钮和阀门扣2分	
	5. 每清洗1条内镜后清洗液应更换	2	未更换清洗液扣2分	
	四、高水平消毒或灭菌			
	1. 将刷洗干净的内镜放入洗消机内,选择相应程序进行高水平消毒或灭菌	10	消毒程序选择错误扣10分	
	2. 清洗消毒机清洗遵循规范或厂家指导说明书进行操作	5	清洗消毒机未按说明书操作扣5分	

续表

项目	操作流程及要求	分值	评分细则	扣分及记录
操作步骤(80)	五、干燥			
	1. 消毒完毕后,将内镜、按钮和阀门置于铺设无菌巾的专用干燥台(无菌巾应 4 小时更换 1 次),用 75%～95%乙醇或异丙醇灌注所有管道	4	无菌巾潮湿污染或未 4 小时更换扣 2 分,未用酒精灌注干燥扣 2 分	
	2. 使用压力气枪,用洁净压缩空气向所有管道充气至少 30 秒,至其完全干燥	2	充气少于 30 秒扣 2 分	
	3. 用无菌擦拭布或压力气枪干燥内镜外表面、按钮和阀门	2	未干燥镜身外表面扣 1 分,未干燥按钮和阀门扣 1 分	
	4. 安装按钮、先端帽和阀门以备下一病人使用	2	未安装扣 2 分,安装不全扣 1 分	
	5. 整理台面及用物,正确处理医疗废物,洗手,记录签字,有问题及时汇报	2	未洗手扣 1 分,未处理用物扣 0.5 分,未记录签字扣 0.5 分	
效果评价(10)	1. 操作规范、熟练、动作轻巧,无菌观念强 2. 竞赛操作时间 30 分钟	10	操作不规范扣 1～4 分,无菌观念差扣 1～5 分 超时 1 分钟扣 0.1 分,以此类推	

(一) 目的

(1) 清洗消毒使用后的内镜。

(2) 排查内镜有无损坏。

(3) 合理保存内镜。

(二) 注意事项

(1) 内镜切勿磕碰。

(2) 内镜测漏、清洗消毒前扣好防水盖。

(3) 内镜切勿小角度弯折,保护先端部。

(4) 内镜运输过程中注意保护。

(5) 要有院感防护意识。

一百四十八、器械、器具和物品分类技术

项目	操作流程及要求	分值	评分细则	扣分及记录
操作前准备（10）	1. 人员准备：戴圆帽、口罩、手套，穿防水鞋、防水服/防水围裙、护目镜/防护面罩，符合CSSD人员防护及着装要求，防护用品符合国家相关标准，且在有效期内。操作前洗手	5	缺1项扣1分，1项不符合要求扣0.5分	
	2. 用物准备：器械篮筐、器械保护套、撑开器、分类标识牌等	3	缺1项扣0.5分	
	3. 环境准备：温湿度、通风换气次数及照明符合要求	2	未评估扣2分，缺1项扣1分	
操作流程（80）	1. 评估器械的污染性质和污染程度	5	未评估扣5分，评估不全扣2分	
	2. 按照配置清单清点器械数量、规格	5	未清点扣5分，清点不正确扣3分	
	3. 检查器械性能，对器械完好性进行评估，根据器械物品材质、精密程度等进行分类处理，有问题的及时与科室沟通	15	未检查性能扣5分，未评估扣3分，未正确分类扣3分，有问题未沟通扣2分，1项不符合要求扣0.5分	
	4. 轴节器械完全打开，进行器械的预处理后（污染严重的放于酶液中浸泡，有锈迹的放于除锈剂中浸泡，特殊感染的放于消毒液中浸泡），放置专用架上	20	1件器械未完全打开扣0.5分，器械未预处理扣5分，有锈迹的未除锈扣5分，特殊感染的器械未消毒扣10分	
	5. 管腔类器械等暂存于篮筐内，待清洗	5	未分类放置扣5分	
	6. 可拆卸器械拆卸至最小单位，精密、贵重器械妥善保护放置于精密网篮	10	未拆卸至最小单位扣5分，精密、贵重器械未妥善放置扣5分	

续表

项目	操作流程及要求	分值	评分细则	扣分及记录
操作流程(80)	7. 碗、盘放置专用清洗架	5	1件器械放置不符合要求扣0.5分	
	8. 湿化瓶、呼吸管路及其他管路连接于专用清洗架	5	1件器械放置不符合要求扣0.5分	
	9. 同一类器械放入同一清洗篮筐内清洗,根据器械数量及规格选择不同型号的篮筐,器械不叠放	5	1件器械放置不符合要求扣0.5分	
	10. 整理分类台面及用物,正确处理医疗废物,洗手,记录,签字,有问题及时汇报	5	未洗手扣1分,未整理用物扣1分,未记录签字扣1分,医疗废物处理不正确扣1分,有问题未汇报扣1分	
效果评价(10)	1. 操作熟练,动作轻巧;沟通有效,遵守规范要求 2. 竞赛操作时间7分钟	10	操作不熟练扣1~4分,缺乏沟通技巧扣1~4分,污染1次扣5分 超时10秒扣0.1分。以此类推	

(一) 目的

在清洗前,将可重复使用的诊疗器械、器具和物品根据其材质、结构、精密程度、污染类型及污染程度等进行分类,以便有针对性地选取相应的清洗消毒方法。

(二) 注意事项

(1) 应在CSSD的去污区进行诊疗器械、器具和物品的清点、核查。

(2) 应根据器械物品材质、精密程度等进行分类处理。

(3) 耐热耐湿器械、不耐热不耐湿器械、精密器械、重度污染器械、急用器械应分开放置,做好标识,标识牌上根据需要注明相关信息。

(4) 标识牌为耐湿耐热材质,妥善放置,避免对器械造成遮挡。

（5）特殊污染的诊疗器械、器具和物品应与其他物品分开处理。

（6）分类用具每次使用后应进行清洗、消毒，干燥备用，并按要求摆放整齐。

（7）做好职业防护，避免发生职业暴露。

一百四十九、器械、器具和物品清洗消毒技术

项目	操作流程及要求	分值	评分细则	扣分及记录
操作前准备（10）	1. 人员准备：操作人员规范着装，防护用品包括口罩、手套、防水服/防水围裙、圆帽、防水鞋，必要时可使用护目镜/防护面罩，防护用品符合国家相关标准，且在有效期内。操作前洗手	5	缺1项扣1分，1项不符合要求扣0.5分	
	2. 清洗用物准备：医用清洗剂、管道刷、软毛刷、海绵刷、低纤维絮擦布、压力水枪、清洗篮筐等用具	3	缺1项扣0.5分	
	3. 消毒用品准备：湿热消毒机、化学消毒剂、器械清洗篮筐、标识牌等物品	2	缺1项扣0.5分	
操作流程（80）	1. 评估清洗台面及清洗槽、清洗机清洁整齐、功能完好；水处理系统运转正常，水源充足。高压水枪、气枪性能良好	10	未评估扣10分，评估少1项扣1分	
	2. 按照标准配制酶洗液、除锈剂、消毒剂等	5	配制错误扣5分，1项不符合要求扣1分	
	3. 根据器械材质和精密程度选择有效的清洗方式	10	清洗方式选择错误扣10分	
	4. 器械的预处理：污染严重的放于酶洗液中浸泡5~10分钟，刷洗、擦拭；有锈迹的放于除锈剂中浸泡2小时；特殊感染的按相关要求处理；管腔等器械放于超声波清洗机清洗	20	器械未进行预处理扣5分，预处理不到位扣3分，未除锈扣5分，特殊感染的器械未按规范要求处理扣5分，管腔等器械未超声扣5分	

续表

项目	操作流程及要求	分值	评分细则	扣分及记录
操作流程（80）	5. 选择清洗程序	5	清洗程序选择错误扣5分	
	6. 手工清洗（适用于精密复杂器械的清洗，水温15～30℃，步骤包括冲洗、洗涤、漂洗、终末漂洗）	10	水温不符合要求扣2分，手工清洗流程缺1项扣2分	
	7. 超声波清洗（水温<45℃，时间宜3～5分钟，不宜超过10分钟）	5	超声波未按说明书操作扣3分，水温不正确扣1分，清洗时间不正确扣1分	
	8. 清洗消毒机清洗遵循规范或厂家指导说明书进行操作（适用于大部分常规器械的清洗）	5	清洗消毒机未按说明书操作扣5分	
	9. 根据器械的性能、材质或厂家指导说明书选择合适的消毒方式	5	消毒方式选择错误扣5分	
	10. 整理台面及用物，正确处理医疗废物，洗手，记录签字，有问题及时汇报	5	未洗手、未整理用物、未记录各扣1分，处理医疗废物不正确扣1分，有问题未汇报扣1分	
效果评价（10）	1. 操作熟练，动作轻巧；沟通有效，遵守规范要求 2. 竞赛操作时间8分钟	10	操作不熟练扣1～4分，缺乏沟通技巧扣1～4分，操作不规范扣1～4分，简化流程扣5分，污染1次扣5分 超时10秒，扣0.1分，以此类推	

（一）目的

彻底清洗和去除可见或不可见的污染物，降低器械微生物负荷；正确选择消毒水平及方法，清除或杀灭器械上的致病菌，以达到无害化处理，保证患者、工作人员及环境安全。

(二) 注意事项

1. 手工清洗注意事项

（1）清洗时水温宜为 15~30℃。

（2）去除干涸的污渍应先用医用清洗剂浸泡，再刷洗或擦洗；有锈迹时应先除锈。

（3）刷洗操作应在水面下进行，防止产生气溶胶。

（4）器械可拆卸的部分应拆开后清洗。

（5）管腔器械宜先选用合适的清洗刷清洗内腔，再用压力水枪冲洗。

（6）不应使用研磨型清洗材料和用具用于器械处理，应选用与器械材质相匹配的刷洗用具和用品。

2. 清洗消毒器清洗注意事项

（1）冲洗、洗涤、漂洗时应使用软水，冲洗阶段水温应＜45℃。

（2）终末漂洗、消毒用水电导率应≤15μS/cm（25℃）。

（3）终末漂洗程序中宜对需要润滑的器械使用医用润滑剂。

（4）应根据清洗需要选择适宜的医用清洗剂，定期检查清洗剂用量是否准确。

（5）每日清洗结束时，应清理舱内杂物，并做清洁处理；应定期做好清洗消毒器的保养。

3. 超声清洗器清洗注意事项

（1）超声清洗可作为手工清洗或机械清洗的预清洗手段。

（2）清洗时应盖好超声清洗机盖子，防止产生气溶胶。

（3）应根据器械的不同材质选择相匹配的超声频率。

（4）清洗时间不宜超过 10 分钟。

4. 消毒注意事项

（1）清洗后的器械、器具和物品应进行消毒处理。方法首选机械湿热消毒，也可采用 75% 乙醇、酸氧化电位水或其他消毒剂进行消毒。

（2）湿热消毒应采用经纯化的水，电导率≤15μS/cm（25℃）。

（3）湿热消毒方法的温度、时间应符合要求。消毒后直接使用的诊疗器械、器具和物品，湿热消毒温度应≥90℃，时间≥5分钟或A_0值≥3000；消毒后继续灭菌处理的，其湿热消毒温度应≥90℃，时间≥1分钟或A_0值≥600。

（4）酸性氧化电位水应用注意事项

① 应先彻底清除器械、器具和物品上的有机物，再进行消毒处理。

② 酸性氧化电位水对光敏感，有效氯浓度随时间延长而下降，宜现制备现用。

③ 储存应选用避光、密闭、硬质聚氯乙烯材质制成的容器，室温下贮存不超过3天。

④ 每次使用前，应在使用现场酸性氧化电位水出水口处，分别检测 pH 值和有效氯浓度，检测数值应符合指标要求。

⑤ 对铜、铝等非不锈钢的金属器械、器具和物品有一定的腐蚀作用，应慎用。

⑥ 不得将酸性氧化电位水和其他药剂混合使用。

⑦ 皮肤过敏人员操作时应佩戴手套。

⑧ 酸性氧化电位水长时间排放可造成排水管路的腐蚀，故应每次排放后再排放少量碱性水或自来水。

一百五十、包装技术

项目	操作流程与标准	分值	评分细则	扣分及记录
操作前准备（10）	1. 人员准备：戴圆帽，穿工作服及工作鞋，符合 CSSD 人员防护及着装要求，洗手	3	缺1项扣1分，1项不符合要求扣0.5分	
	2. 用物准备：带光源的放大镜、器械、篮筐、纱布、包装材料、包内化学指示卡、封包胶带、灭菌标识、保护用具、配置清单等	5	缺1项扣0.5分	
	3. 环境准备：清洁工作台面，环境温湿度、通风换气次数及照明符合要求	2	未评估扣2分，缺1项扣1分	

续表

项目	操作流程与标准	分值	评分细则	扣分及记录
操作步骤(80)	1. 自清洗机取出手术器械置于包装区	2	不符合要求扣2分	
	2. 逐一检查器械、物品的干燥程度、性能、清洗质量等(目测或借助于放大镜)	10	未检查干燥程度、性能、清洗质量各扣3分,1件器械、物品未检查扣0.5分	
	3. 不合格的通知科室后给予更换	2	未及时沟通扣1分,未更换扣1分	
	4. 带关节器械不完全锁扣	2	1件器械不符合要求扣0.5分	
	5. 锐利器械进行保护	7	未保护扣7分,保护不到位或方法不正确扣2分	
	6. 根据器械包清单核对无误	10	未核对扣10分,核对不正确扣5分	
	7. 选择合适篮筐,内置无纺布保护	2	不符合要求扣2分	
	8. 将分类整合的器械摆放在篮筐内	2	1项不符合要求扣0.5分	
	9. 放置包内指示卡	8	未放置指示卡扣8分	
	10. 选择合适的包装材料,对光检查	3	包装材料选择不正确扣1分,未对光检查扣2分	
	11. 包装前再次确认已放置包内指示卡	5	未再次查对扣5分	
	12. 内层选择平行包装或信封式包装,外层选择信封式包装。平行包装(近身端—远身端—左侧—右侧);信封式包装(近身端—左侧—右侧—远身端)	7	包装步骤错误1次扣1分	
	13. 专用胶带封包,保持闭合完好性	5	封包不规范扣1分,包外胶带选择错误扣1分,闭合完整性差扣3分	
	14. 核对六项信息正确,粘贴包外六项信息标签	7	未粘贴扣5分,未核对扣2分	

续表

项目	操作流程与标准	分值	评分细则	扣分及记录
操作步骤(80)	15. 置器械包于装载区域	2	不符合要求扣1~2分	
	16. 单个器械选用纸塑包装,遵循纸塑包装的操作流程	2	不符合要求扣1~2分	
	17. 整理包装台面、用物,整洁有序,洗手记录签字,有问题及时汇报	4	未洗手、未整理用物、未记录各扣1分,有问题未及时汇报扣1分	
效果评价(10)	1. 操作熟练、规范。器械包美观、符合标准 2. 竞赛操作时间8分钟	10	操作不熟练扣1~4分,器械包不标准、不美观酌情扣1~2分,遗漏重要器械、物品扣10分 超时10秒扣0.1分,以此类推	

(一) 目的

选择适宜的包装材料和包装方式,通过装配、包装、封包、注明标识等步骤进行包装,确保灭菌后无菌屏障功能完好。

(二) 注意事项

(1) 包装应符合 GB/T 19633 的要求。

(2) 包装包括装配、包装、封包、注明标识等步骤。器械与敷料应分室包装。

(3) 包装前应依据器械装配的技术规程或图示,核对器械的种类、规格和数量。

(4) 手术器械应摆放在篮筐或有孔的托盘中进行配套包装。

(5) 手术所用盘、盆、碗等器皿,宜与手术器械分开包装。

(6) 剪刀和血管钳等轴节类器械不应完全锁扣。有盖的器皿应开盖,摞放的器皿间应用吸湿布、纱布或医用吸水纸隔开,包内容器开口朝向一致;管腔类物品应盘绕放置,保持管腔通畅;精细器械、锐器等应采取保护措施。

(7) 压力蒸汽灭菌包体积要求:下排气压力蒸汽灭菌器不宜超过

30cm×30cm×25cm；预真空压力蒸汽灭菌器不宜超过 30cm×30cm×50cm。

（8）压力蒸汽灭菌包重量要求：器械包重量不宜超过 7kg，敷料包重量不宜超过 5kg。

（9）硬质容器的使用与操作应遵循生产厂家的使用说明或指导手册。每次使用后应清洗、消毒和干燥。